普通高等教育中医药类"十三五"规划教材
全国普通高等教育中医药类精编教材

推拿治疗学

（第 2 版）

（供针灸推拿学专业用）

U0188538

主 编

周运峰

副主编

姚 斐 郭现辉 杨 硕 冯 跃
王春林 吴云川 林丽莉 薛卫国

上海科学技术出版社

图书在版编目（ＣＩＰ）数据

推拿治疗学 / 周运峰主编. -- 2版. -- 上海 ：上
海科学技术出版社，2020.11（2024.7重印）
普通高等教育中医药类"十三五"规划教材　全国普
通高等教育中医药类精编教材
ISBN 978-7-5478-5086-2

Ⅰ. ①推… Ⅱ. ①周… Ⅲ. ①推拿－高等学院－教材
Ⅳ. ①R244.1

中国版本图书馆CIP数据核字（2020）第167118号

推拿治疗学（第2版）

主编　周运峰

上海世纪出版（集团）有限公司
上 海 科 学 技 术 出 版 社　　出版、发行
（上海市闵行区号景路159弄 A座 9F–10F）
邮政编码 201101　www.sstp.cn
常熟市华顺印刷有限公司印刷
开本 787×1092　1/16　印张 14.5
字数 320 千字
2011 年 7 月第 1 版
2020 年 11 月第 2 版　2024 年 7 月第 4 次印刷
ISBN 978 - 7 - 5478 - 5086 - 2/R·2186
定价：45.00 元

普通高等教育中医药类"十三五"规划教材
全国普通高等教育中医药类精编教材

普通高等教育中医药类"十三五"规划教材
全国普通高等教育中医药类精编教材

普通高等教育中医药类"十三五"规划教材
全国普通高等教育中医药类精编教材

前言

　　新中国高等中医药教育开创至今历六十年。一甲子朝花夕拾,六十年砥砺前行,实现了长足发展,不仅健全了中医药高等教育体系,创新了中医药高等教育模式,也培养了一大批中医药人才,履行了人才培养、科技创新、社会服务、文化传承的职能和使命。高等中医药院校的教材作为中医药知识传播的重要载体,也伴随着中医药高等教育改革发展的进程,从少到多,从粗到精,一纲多本,形式多样,始终发挥着至关重要的作用。

　　上海科学技术出版社于 1964 年受国家卫生部委托出版全国中医院校试用教材迄今,肩负了半个多世纪的中医院校教材建设和出版的重任,产生了一大批学术深厚、内涵丰富、文辞隽永、具有重要影响力的优秀教材。尤其是 1985 年出版的全国统编高等医学院校中医教材(第五版),至今仍被誉为中医教材之经典而蜚声海内外。

　　2006 年,上海科学技术出版社在全国中医药高等教育学会教学管理研究会的精心指导下,在全国各中医药院校的积极参与下,组织出版了供中医药院校本科生使用的"全国普通高等教育中医药类精编教材"(以下简称"精编教材"),并于 2011 年进行了修订和完善。这套教材融汇了历版优秀教材之精华,遵循"三基""五性""三特定"的教材编写原则,同时高度契合国家执业医师考核制度改革和国家创新型人才培养战略的要求,在组织策划、编写和出版过程中,反复论证,层层把关,使"精编教材"在内容编写、版式设计和质量控制等方面均达到了预期的要求,凸显了"精炼、创新、适用"的编写初衷,获得了全国中医药院校师生的一致好评。

　　2016 年 8 月,党中央、国务院召开了新世纪以来第一次全国卫生与健康大会,印发实施《"健康中国 2030"规划纲要》,并颁布了《中医药法》和《〈中国的中医药〉白皮书》,把发展中医药事业作为打造健康中国的重要内容。实施创新驱动发展、文化强国、"走出去"战略以及"一带一路"倡议,推动经济转型升级,都需要中医药发挥资源优势和核心作用。面对新时期中医药"创造性转化,创新性发展"的总体要求,中医药高等教育必须牢牢把握经济社会发展的大势,更加主动地服务和融入国家发展战略。为此,精编教材的编写将继续秉持"为院校提供服务、为行业打造精品"的工作要旨,在全国中医院校中广泛征求意见，多方听取要求，全面汲取经验，经过近一年的精心准备工作，在"十三五"开局之年启动了教材的修订工作。

本次修订和完善将在保持"精编教材"原有特色和优势的基础上，进一步突出"经典、精炼、新颖、实用"的特点，并将贯彻习近平总书记在全国卫生与健康大会、全国高校思想政治工作会议等系列讲话精神，以及《国家中长期教育改革和发展规划纲要(2010—2020)》《中医药发展战略规划纲要(2016—2030年)》和《关于医教协同深化中医药教育改革与发展的指导意见》等文件要求，坚持高等教育立德树人这一根本任务，立足中医药教育改革发展要求，遵循我国中医药事业发展规律和中医药教育规律，深化中医药特色的人文素养和思想情操教育，从而达到以文化人、以文育人的效果。

同时，全国中医药高等教育学会教学管理研究会和上海科学技术出版社将不断深化高等中医药教材研究，在新版精编教材的编写组织中，努力将教材的编写出版工作与中医药发展的现实目标及未来方向紧密联系在一起，促进中医药人才培养与"健康中国"战略紧密结合起来，实现全程育人、全方位育人，不断完善高等中医药教材体系和丰富教材品种，创新、拓展相关课程教材，以更好地适应"十三五"时期及今后高等中医药院校的教学实践要求，从而进一步地提高我国高等中医药人才的培养能力，为建设健康中国贡献力量！

教材的编写出版需要在实践检验中不断完善，诚恳地希望广大中医药院校师生和读者在教学实践或使用中对本套教材提出宝贵意见，以敦促我们不断提高。

全国中医药高等教育学会常务理事、教学管理研究会理事长

谢建群

2016年12月

推拿治疗学是研究和运用推拿手法治疗各科疾病的一门临床学科，是推拿医学的重要组成部分，也是对中医基础理论、中医诊断学、经络腧穴学、推拿手法学等课程基本理论、基本知识、基本技能以及临床各科相关知识的综合运用，在针灸推拿学专业临床学科中占有重要地位。因此，学好本课程对于步入推拿临床实践具有重要的意义。

本教材第一版于 2011 年 7 月出版，经过多年教学实践，反响良好。本次教材编写是在第一版教材基础上进行修订，由河南中医药大学组织全国高校教学、临床一线老师联合编写，汇集了各院校多年来推拿临床教学的经验和推拿学科的最新研究成果。

本教材的指导思想：贯彻精编教材系列"经典、精炼、新颖、实用"的特点，坚持继承与创新相结合，强调推拿治疗的实用性和可操作性，对于每一个病证的辨证要点、治疗方案进行了优化总结，重点突出，层次分明。教材内容符合推拿治疗学教学大纲的知识点，突出教学重点和难点，既使学生易读易学，又方便教师授课。

本教材分 3 篇。上篇为基础篇，是对推拿治疗学理论的总体论述；下篇是临床篇，介绍了各科疾病的推拿治疗方法；附篇是推拿流派研究、推拿保健、推拿专科病历书写三部分。其中，上篇基础篇绪论由周运峰、姚斐、李洁负责编写，第一章推拿治疗作用由周运峰、郭现辉、李武负责编写，第二章推拿治疗治则治法由吴云川、韩国伟负责编写，第三章推拿临床常用诊断方法由冯跃、牛坤负责编写，第四章小儿推拿特定穴位由林丽莉负责编写，第五章临床须知由薛卫国、林丽莉、胡兴旺负责编写；下篇临床篇第六章骨伤科疾病由王春林、薛卫国、李勇涛、吕子萌、陈军、初晓负责编写，第七章内科疾病由杨硕、吴兴全、范青、张静负责编写，第八章妇科疾病由郭现辉、李洁负责编写，第九章儿科疾病由林丽莉负责编写，第十章五官科疾病由冯跃、李武负责编写；附篇推拿流派研究由杨良兵负责编写，推拿保健由周斌、牛坤负责编写，推拿专科病历书写由吴淼负责编写。全书由周运峰、郭现辉、姚斐统稿。

本教材适用于全国普通中医药院校五年制、七年制针灸推拿学专业,以及骨伤、康复、运动医学专业(或方向)的本科生,也可作为中医学专业或针灸推拿、康复治疗技术专科、高职的参考教材。

感谢第一版教材全体编写人员,为本教材的修订奠定了坚实的基础。本教材的编写得到了河南中医药大学、针灸推拿学院领导的大力支持,同时也得到了各参编院校领导、专家的支持和帮助,在此一并致谢!

在编写过程中,我们虽然一直尽心尽力、精雕细琢,但由于水平有限,难免存在疏漏和不当之处,敬请各院校师生对本教材使用中发现的问题和缺点,能及时反馈给我们,以便今后进一步修订和完善。

《推拿治疗学》编委会

2020 年 8 月

下篇　临床篇

第六章　骨伤科疾病 ⋯⋯⋯⋯⋯⋯⋯⋯⋯ 77

附 篇

上 篇

基 础 篇

绪　论

导学

　　通过本章的学习,应掌握推拿发展的起源、历代专著、各时期推拿发展的特点,熟悉推拿治疗学的学习方法。

第一节　概　述

　　推拿,古称按摩、按蹻、乔摩、挢引、案扤等,是指在人体一定的部位或穴位上,通过各种手法及特定的肢体活动来防治疾病的一种医疗方法,属于中医外治疗法范畴,是中医学的重要组成部分。推拿治疗学是在中医学和现代科学理论指导下,研究推拿防治疾病的具体方法、规律、作用原理的一门医学学科,是针灸推拿学专业的核心课程。

　　推拿作为人类最古老的医术之一,在其漫长的历史发展长河中,逐渐形成了自己鲜明的特点。首先,推拿治疗疾病包括手法治疗和功法训练,手法即术者以手或肢体其他部位或器械在受术者体表所做的规范化的技巧性动作,以达到防治疾病的目的,是推拿治疗的核心手段;功法训练是指一方面医者通过练功可提高自我身心素质并增强手法操作内力,另一方面通过指导患者练功以巩固、延伸推拿的治疗效果,临床工作中两者均应得到重视,不可偏废。其次,理论内涵方面,推拿治疗以中医基础理论及现代科学理论为依据,中医基础理论包括阴阳五行、脏腑经络、气血津液等,其中尤以经络学说为重要理论基础;现代科学理论主要涉及现代解剖学、生理学、病理学、康复医学等。随着推拿学科的发展,临床应用的指导理论愈发多元化,充分掌握传统及现代科学理论,对于疾病的诊断、治疗及康复均具有重要意义。再者,推拿具有广泛的适应证和严格的禁忌证,推拿治疗的常见疾病达百余种,涵盖骨伤科、内科、妇科、儿科、神经科、康复科等多个临床医学分科,同时也可用于美容、减肥及日常保健等,广泛的适应证对于推拿的应用普及和推拿学科的发展起到了积极的作用。当然,有些病证和特殊人群不适合进行推拿治疗,在临床工作中应严格把握推拿的适应证和禁忌证。

　　推拿伴随中华文明史的出现而诞生,数千年来,为中华民族的繁衍和健康做出了重要贡献。推拿作为人类最早利用物理原理防治疾病的方法之一,具有适应证广、应用方便、疗效显著、经济安全、消耗社会资源少、无痛苦、易于接受等中医特色优势,这使得推拿受到越来越广泛的重视。随着中医事业的蓬勃发展及传统和现代各学科的相互渗透,推拿迎来了更多的机遇和发展空间,在当前的新时代背景下,推拿对于维护人类健康将发挥越来越重要的作用,中医推拿事业也必将进入一个崭新的时期。

第二节　推拿治疗学的发展简史

推拿是我国传统医学中独特的治疗方法之一,其历史悠久,源远流长。早在远古时代,人类在与大自然斗争中难免会遭到损伤而发生疾病,人类本能地运用抚摩来消痛,正是这些简单的动作,经过反复实践逐步孕育了推拿疗法。我国推拿最早的文字记载可追溯到 3 000 多年以前的殷商时期的甲骨文。甲骨卜辞中多次出现一个象形文字"付",为"拊"字的初文,用来表达一个人用手在另一人腹部或身上抚摩。

一、先秦时期

春秋战国时期,推拿已成为主要的治疗和养生保健手段之一。成书于春秋战国时期的《引书》是一本导引术专著,该书除记载了大量的主动运动手法外,还描绘了被动导引推拿法,如治疗颞下颌关节脱位的口内复位法、治疗颈椎不适的仰卧位颈椎拔伸法、治疗痢疾的腰部踩踏法、治疗喉痹的颈椎后伸扳法等,开创了中国脊柱推拿历史的先河。

1973 年于湖南长沙马王堆汉墓出土的《五十二病方》是我国现存最早的医学著作,该书记载了 10 余种按摩手法,有按、摩、摹、靡(磨)、蚤挈、中指蚤(搔)、括(刮)、捏、抚、循(揗)、揗等,其中摩法运用记载最多;治疗的疾病包括腹股沟疝、白癜风、疣、虫咬伤、皮肤瘙痒、冻疮、外伤出血、癃闭等;推拿所用的器具有木槌、铁锥、筑、钱匕、羽毛等。马王堆帛画《导引图》描绘了 44 种导引姿势,其中有捶背、抚胸、按压等动作,并注明了各种动作所防治的疾病,这些动作就是自我推拿的方法。

先秦时期,推拿还用于临床急救。《周礼注疏》载:"扁鹊治虢太子暴疾尸厥之病,使子明炊汤,子仪脉神,子术按摩。"记述了战国时期名医扁鹊运用推拿方法成功抢救了尸厥患者一事。

二、秦汉时期

秦汉时期,已有完整记载推拿防治疾病的专著,据《汉书·艺文志》所载,当时有推拿专著《黄帝岐伯按摩》10 卷(已佚),是我国最早的推拿医学专著。

我国的古典医学巨著《黄帝内经》共 36 卷 162 篇,其中《素问》9 篇、《灵枢》5 篇论及按摩。《素问·异法方宜论篇》记载:"中央者,其地平以湿,天地所以生万物也众,其民食杂而不劳,故其病多痿厥寒热,其治宜导引按蹻。"明确指出我国中原地区是按摩和导引的发源地。《素问·血气形志篇》云:"形数惊恐,经络不通,病生于不仁,治之以按摩醪药。"这里首次明确地将按摩作为一种疗法提出。自《内经》以后,按摩成为正式的学科名称。《素问·举痛论篇》云:"寒气客于背俞之脉则脉泣,脉泣则血虚,血虚则痛,其俞注于心,故相引而痛,按之则热气至,热气至则痛止矣。"这段文字首次论述了推拿的温补效应,即通过推拿的温通经络作用,可以治疗因局部血虚所致的疼痛等症状。

《灵枢·官能》提出了对推拿按摩人员的选才与考核标准。此外，《内经》还记载了马膏膏摩治疗口眼㖞斜，以及推拿治疗痹证、痿证、胃痛等多种病证。《内经》的问世，是我国推拿医学体系建立的标志，在理论和实践两方面为我国推拿医学体系奠定了基础。

东汉张仲景名著《金匮要略》主要叙述内科杂病的治疗，其中诸多章节描述了推拿疗法，如对抢救自缢死的全过程做了详细介绍："徐徐抱解，不得截绳。上下安被卧之，一人以脚踏其两肩，手少挽其发，常弦弦勿纵之；一人以手按据胸上，数动之；一人摩捋臂胫屈伸之；若已僵，但渐渐强屈之，并按其腹。如此一炊顷，气从口出，呼吸眼开，而犹引按莫置，亦勿若劳之。"其急救手法较为科学，包括胸外心脏按压术、按腹人工呼吸法、颈椎牵引、四肢关节屈伸法等，这是世界医学史上救治自缢死的最早记载，体现了我国汉代推拿医学已有较高水平。《金匮要略》还首次提到了"膏摩"一词，是将药物外用与推拿手法相结合的外治方法，并将其与针灸、导引等法并列，用于防治疾病。其曰："若人能养慎，不令邪风干忤经络。适中经络，未流传脏腑，即医治之。四肢才觉重滞，即导引、吐纳、针灸、膏摩，勿令九窍闭塞。"《金匮要略·中风历节病脉证并治第五》中载有"头风摩散"膏摩方治疗头痛，并把方寸匕用作按摩工具。该"头风摩散"方为后世"摩顶膏"之滥觞。

三、魏晋南北朝时期

魏晋南北朝时期，推拿治疗手法进一步丰富。葛洪在《肘后备急方》介绍了治疗卒腹痛的推拿方法，即手指相对用力且双手协同操作的捏脊法和作用力向上的腹部抄举法："使患者伏卧，一人跨上，两手抄举其腹，令患者自纵，重轻举抄之。令去床三尺许，便放之。如此二七度止。拈取其脊骨皮，深取痛引之，从龟尾至顶乃止。未愈更为之。"这里的拈脊骨皮法，后世被冠以捏脊法之名而在小儿推拿领域得到了重用。《肘后备急方》还介绍了一种面部美容推拿："每夜先以暖浆水洗面，软帛拭之。以白蜜涂面，以手拍，使蜜尽，手指不粘为尽。然后涂药，平旦还，以暖浆水洗，二三七日，颜色惊人。"洗面清洁、润肤涂面、手法按摩、睡前敷面、早晨清洗这一全套程序，与现代美容法有惊人的相似性。种种迹象表明，推拿治疗从简单的按压、摩擦手法向形态多样化、操作成熟化方向发展。

这一时期，自我养生按摩法也进入了全盛期。葛洪《抱朴子·遐览》所存道经目录记载的《按摩经》，很可能是自我养生按摩专著。当时自我按摩称为"自按摩"，其名除见《养性延命录》外，还见于南朝著作《上清修行经诀》和《上清修身要事经》等。《太清道林摄生论》除推崇自我按摩外，也重视被动性全身保健按摩的作用。书中强调："小有不好，即须按摩按捺，令百节通利，泄其邪气也。"同时也记载了足部推拿操作方法，称为踏法，又称躏法，是指一种以垂直加压的踩踏动作为主，配合弹压、拧、揉、滑推、足跟叩击等技法，适宜于脊柱部和下肢部等，现代多用于保健按摩，以及腰背部软组织损伤疼痛、胸腰椎小关节紊乱等症的治疗。

四、隋唐时期

隋唐时期，推拿医学发展为一门专业的治疗方法，得到了政府的认可，医学分科设置中按摩科占据了重要位置。隋代所设置的全国最高医学教育机构——太医署，有按摩博士的职务。唐承隋制，建有医科学校，由太医署管理，内分医师、针师、按摩师等，但对过于庞大的按摩科设置予以裁减，同时增加了"按摩工"这一职称。《新唐书·百官志·第三十八》记载："按摩博士一人，按摩师四人，并从九品下；掌教按摩导引之法，以除疾病，损伤折跌者正之。"按摩科培养的按摩人才，不仅承担临床医疗任务，还负有宫廷保健与指导导引养生的责任。

这个时期的推拿学术发展有如下特点:一是推拿已成为骨伤科疾病的普遍治疗方法,对于软组织伤和骨折、脱位均有一定疗效。我国现存最早的骨伤科专著《仙授理伤续断秘方》正是在此背景下形成的,第一次系统地将手法运用到骨伤科治疗之中,提出治疗闭合性骨折的四大手法"揣摸、拔伸、撙捺、捺正"。二是推拿适应证广泛,除了骨伤科,还渗透到内、外、儿诸科。《唐六典》记载按摩可除风、寒、暑、湿、饥、饱、劳、逸八疾。三是推拿广泛应用于防病养生。导引是一种自我推拿,伸缩手足,自摩自捏,谓之导引,是一种通过呼吸运动与肢体运动相结合而达到强身治病目的的养生保健方法,主要依靠内功、内动,注重防病于未然。隋代的《诸病源候论》全书50卷中几乎每卷都附有导引按摩法。四是膏摩盛行。《千金要方》《外台秘要》收录了大量的膏摩方,膏剂种类很多,有莽草膏、丹参膏、乌头膏、野葛膏、苍梧道士陈元膏、木防己膏等,可根据不同病情选择应用。孙思邈还在《千金要方》中指出:"小儿虽无病,早起常以膏摩囟上及手足心,甚辟寒风。"五是对外交流比较活跃。医史界一般认为,我国推拿在唐代开始传到日本。同时,国外的推拿方法也流入到我国,如《千金要方》中介绍"婆罗门按摩法","婆罗门"即是古印度,说明与我国同样具有古代文明的印度,很早就与我国有推拿学术交流活动。

五、宋金元时期

宋金元时期,政府对医学教育和临床医学做了多次改革,对推拿医学的政策发生了逆向转变,太医局取消了按摩科,推拿医学在经历了隋唐时期的高潮后暂时走入低谷。《宋史》载有按摩专著《按摩法》和《按摩要法》,惜均失而不传。尽管如此,我们仍然可以从此时期的一些医学著作中,找到大量散在的推拿内容,这一时期对推拿继承与发展做出较大贡献的有《太平圣惠方》《圣济总录》《古今医统大全》等。

宋代大型医学著作《圣济总录》对推拿做了理论和应用上的发挥,书中"大补益膏摩"摩腰补肾,就是其推拿补虚理论的大胆实践。《圣济总录·卷第四·治法》明确提出:对按摩手法要进行具体分析,才能正确认识按摩的作用和临床应用。如"可按可摩,时兼而用,通谓之按摩。按之弗摩,摩之弗按。按止以手,摩或兼以药。曰按曰摩,适所用也。大抵按摩法,每以开达、抑遏为义。开达则壅蔽者以之发散,抑遏则慓悍者有所归宿"。《圣济总录》指出"凡坠堕颠仆,骨节闪脱,不得入臼,遂致蹉跌者",用按摩手法复位;对骨折者"急须以手揣搦,复还枢纽",最后"加以封裹膏摩"。《太平圣惠方》收集了大量的膏摩、药摩方,是对宋代以前膏摩疗法的总结,还首次载有摩腰方,后世摩腰膏、摩腰丹都是在此基础上发展而来的。

宋代太医局单独设立产科,手法助产在宋代有了发展。《十产论》首创的矫正胎位异常之难产的转胎手法,扩大了推拿医学的应用范围,开手法助产之先河,至今仍有实用价值。

金代医家张从正将按摩与针灸等归入"汗法"。在《儒门事亲》中记载的推拿应用有木梳梳乳治妇科乳痈,以推揉法配合泻下药治疗妇人腹中有块,自我揉腹催吐治疗伤食、伤酒,揉目配合针刺治疗眼周疾病,按摩腹部治疗小儿腹内痞块等。

六、明代

明代是推拿医学转向发展的时期,主要表现在以下几个方面。一是明初按摩科重新合法化,重设按摩为医学十三科之一。但在兴旺了200年后,至明隆庆五年(1571年)医学机构又改为十一科,按摩科从此被政府取消,其原因除了封建礼教对以手法接触的推拿医学限制以外,手法意外对推拿医学的负面影响也不可忽视。二是"推拿"一词的出现。据现有资料,"推拿"一词最早记载于

1576 年张四维的《医门秘旨》，此书国内已失传，今日本宫内厅书陵部藏有万历同安张氏恒德堂刊本。明代钱汝明在《秘传推拿妙诀·序》中指出："推拿一道，古曰按摩，上世活婴赤，以指代针之法也。""推拿"的出现也许与按摩科被官方取消有一定关系。三是小儿推拿体系形成。明代后期，小儿推拿开始在南方地区流行。现存最早的小儿推拿专题文献是庄应琪于 1574 年补辑的《补要袖珍小儿方论》卷十中的"秘传看惊掐筋口授手法论"，首次论述了三关、六腑等小儿推拿特定穴位的定位、操作和主治，手法以推、擦为主称为掐筋，主要治疗的疾病为小儿惊风。现存最早的推拿专著《小儿按摩经》收录于杨继洲 1601 年刊行的《针灸大成》，该书全面论述了小儿推拿的诊断方法，后人总结的小儿推拿八法在书中均已出现，有小儿推拿特定穴道图谱，以各种惊风为主治病证。此外，《小儿推拿方脉活婴秘旨全书》《小儿推拿秘诀》等多部重要的小儿推拿专著相继问世。《小儿按摩经》及一系列小儿推拿著作的诞生标志着小儿推拿体系的形成。四是保健按摩和自我养生按摩进一步发展。如王廷相《摄生要义》设有"按摩篇"，除了论述自我养生按摩外，还记载了一套全身保健按摩程序"大度关法"。其他如《古今医统大全》《寿世保元》《古今医鉴》《遵生八笺》等记载了大量推拿与自我保健推拿的内容。

七、清代

清代太医院将医学分科归并为九科，不设按摩科。除了正骨科采用手法治疗和一些医家在医疗活动中主动地结合运用推拿手法外，推拿基本上是在民间生存和发展。清代推拿的成就主要体现在两个方面：一是以"正骨八法"为代表的骨伤类手法在正骨科中确立了地位，二是小儿推拿疗法向全国辐射，治疗病种扩大，治疗手法渐多并日趋完善。

《医宗金鉴·正骨心法要旨》对正骨手法做了全面总结，提出"摸、接、端、提、按、摩、推、拿"的正骨八法，并强调手法选择不可盲目，当根据不同情况辨证施治："一旦临症，机触于外，巧生于内，手随心转，法从手出。或拽之离而复合，或推之就而复位，或正其斜，或完其阙，则骨之截断、碎断、斜断、筋之驰纵、卷挛、翻转、离合，虽在肉里，以手扪之，自悉其情。"书中也提出了"法之所施，使患者不知其苦，方称为手法也"的手法要求以及"手法亦不可乱施"的告诫。《医宗金鉴》对正骨手法理论和方法的总结，对清代以后的正骨推拿流派的形成有重要意义。

小儿推拿在清代得到了很好的继承与发扬，《小儿推拿广意》在详细介绍推拿疗法的同时，收录了不少小儿病证的内服方剂，具有较大的实用价值；《厘正按摩要术》介绍的"胸腹按诊法"为其他医书所少见。此外，还有不少小儿推拿专著，如《幼科推拿秘书》《幼科铁镜》《保赤推拿法》《推拿小儿全书》《推拿三字经》等，都是小儿推拿理论和实践的总结。

八、民国时期

1911 年辛亥革命至 1949 年，由于历史原因，推拿只能在民间寻求发展。推拿流派的形成是这一时期的推拿特色，主要的流派有一指禅推拿流派、㨰法推拿流派、内功推拿流派、脏腑推拿流派、腹诊推拿流派、正骨推拿流派、点穴推拿流派、儿科推拿流派等，出版的主要著作有《一指禅推拿说明书》(1913 年)、《小儿推拿补正》(1916 年)、《推拿抉微》(1930 年)、《推拿捷径》(1930 年)、《按摩十法》(1934 年)、《推拿全书》(1936 年)。

西方手法治疗方法开始传入中国。1928 年，丁福保编译《西洋按摩术》，系统介绍了西方按摩术，从轻擦法、重擦法、揉捏法和叩打法四类基本手法以及关节运动法、分部手法，到全身各部的按摩操作法与操作程序，皆详为论述。同时全书有大量手法插图，首次向中国展示了西方手法医学。

1934 年,杨华亭撰写《华氏按摩术》,这是一部将近代东西方医学科学知识与中国传统推拿手法相汇通的推拿专著。1935 年,谢剑新著《按脊术专刊》,全面介绍西方按脊疗法。

九、中华人民共和国成立后

中华人民共和国成立后,推拿学专业建设逐步推进,推拿的临床、教学、科研、专业教材及著作的出版和推拿人才队伍的建设,都出现了空前的繁荣景象。

1956 年上海卫生学校开办推拿训练班,后改名为上海中医学院附属推拿学校,为中国第一所推拿专科学校;1958 年上海建立了国内第一所中医推拿门诊部。通过设科办校,使推拿专业人才的培养除了"师带徒"的形式外,还有课堂集体教育的方式,培养了一大批推拿专业的后继人才,继承和整理了推拿的学术经验。20 世纪 60 年代整理出版了推拿专业教材和专著,开展了推拿的实验观察和文献研究。推拿不仅应用于骨伤科、内科、儿科、神经科、妇科等比较广泛的疾病范围,而且其他临床学科的专业工作者,也应用推拿疗法治疗其本学科的疾病,他们以自身学科的理论和临床思维,指导手法的具体应用。70～80 年代期间,推拿的基础性研究也在不断探索之中,临床和基础理论的丰富和充实,以及应用手法时目的性和针对性的增强,标志着推拿疗法日趋形成一门独立的学科。

1978 年春上海中医学院招收针灸、推拿、伤科专业的本科生,培养五年制大学本科学生;1979 年成立针灸推拿系,1982 年又招收五年制推拿专业本科生;1986 年成立推拿系,并招收了全国第一批推拿硕士研究生,培养中医推拿高学历人才。全国的医疗机构、康复(保健)机构,普遍设立推拿(按摩)科,推拿被更为广泛地应用到临床各科。1987 年成立中华中医药学会推拿学会,有了全国性的推拿学术团体。1991 年上海市中医药研究院推拿研究所成立,推拿学科有了专门的推拿科研机构。全国多数中医院校的推拿专业从专科教育发展到本科教育。1997 年在上海首次招收推拿学专业博士研究生,2000 年前后还有南京、成都、长春等中医院校招收推拿学专业博士研究生,不断为推拿教学、临床、科研输送高学历的专业人才。2000 年以后,推拿学科已成为上海、南京、成都、长春等中医院校及其附属医院的国家级或省市级重点学科(专科)。

当前,推拿的独特医疗作用已经引起国内外医学界的重视。针对不同系统的疾病,推拿所运用的临床思维方法和诊断、治疗理论,出现了多元现象。生物医学模式已转向生物—心理—社会医学模式,人们治疗疾病的方法不仅是手术和合成药物,根据疾病谱的变化,正在偏重于自然疗法和非药物治疗。中国推拿与国外的交流日益广泛,一方面学者出国讲学、医疗,赢得了国外好评,另一方面许多国家和地区的推拿专业人员来中国学习中医推拿,并对推拿医学开始进行研究。推拿具有的有效、安全、舒适、简便的独特医疗作用正被国内外医者日益重视,学科之间相互渗透以及对推拿的认识,为推拿医学的发展提供了新的机遇和空间,推拿学科发展将进入一个崭新的时期。

第三节　推拿治疗学的学习方法

推拿治疗学是一门理论性和实践性都比较强的中医临床学科,推拿医师不仅要掌握中西医基础知识、诊断及辨证论治方法和推拿专业理论知识,而且还要具备能适应推拿临床工作的身体素质和熟练的手法操作技能。所以，推拿学专业学生，除了要学习中西医基础理论课程外，还要系统学习专业课，并要进行严格的身体素质锻炼和手法操作技能的训练。

在医学基础理论方面，要特别强调中医学的阴阳五行、脏腑经络、营卫气血、病因病机、四诊八纲、辨证论治和西医学的解剖、生理、病理生理、病理解剖、物理诊断等内容的学习。尤其要熟知人体的解剖结构、运动生理、神经节段和经脉的循行，以及常用穴的位置和作用等，这些是推拿临床的主要基础。

在专业技能方面，首先要重视推拿功法训练。推拿功法不仅是一种推拿治疗手段，而且练功对推拿手法疗效也起着至关重要的作用。推拿工作者通过长期练功可具备充沛的精力和体力，以及良好的身心素质；其次，练功过程也是不断增加内力的过程，内力的加强可大大提高手法的持久度，增强手法的力量，保证手法的均匀、柔和性，加强手法的渗透性，从而显著提升治疗效果。故推拿练功应贯穿于推拿学习及工作始终。

推拿手法是推拿治疗疾病的核心方法，是推拿疗效的决定性因素，因此手法的学习和训练尤为重要，需要潜心练习，切忌浮躁。学习的方法首先是临摹，仔细观察老师的示范，反复临摹老师的动作，并体会领悟其中的要领，初期先掌握基本动作形态，达到形似的标准，此谓之"初与师合"。其次，将手法和功法结合起来进行练习。一般先摆好一定的姿势，然后进行手法练习，并持续一定的时间。在练习过程中，注意保持身体协调一致，用力自然、持久，动作灵活、连贯，避免局部僵硬、过分用力，造成自我损伤。以上练习达到要求后，可以开始人体操作训练，它与体外练习的最大区别是人体表面的肌肉具有一定的弹性，会对手法产生反作用力，故要求练习者要时刻注意体会手下的力量变化，不断提高自己的手感，逐步做到根据手下肌肉的反应而及时调整施力的大小。由于每个学习者的身体条件和力量大小不同，此阶段往往会形成一些独具特点的操作方法，这些都是允许的，此谓之"终与师离"。

总之，掌握了一定医学基础知识的人，经过一段时间的认真训练，推拿是可以在短期内入门的，但是要达到推拿专业医师的水平，特别是要熟练掌握一指禅推法、滚法等技术难度较高的手法并能得心应手地运用于临床，则必须经过长时间的专业训练，才能达到《医宗金鉴》所说"一旦临症，机触于外，巧生于内，手随心转，法从手出"的境界。

第一章 推拿治疗作用

> **导学**
>
> 通过本章的学习,应掌握推拿治疗的基本作用,了解推拿对人体各个系统的作用机制。

第一节 推拿的基本作用

一、平衡阴阳

《素问·生气通天论篇》指出"阴平阳秘,精神乃治",人体的阴阳相对平衡,就是一种健康状态。中医学认为,疾病的发生发展,根本原因就是阴阳的相对平衡和阴阳的正常消长遭到破坏,推拿治疗疾病可针对机体阴阳偏盛偏衰的变化,采取损其有余,补其不足的治疗原则,使阴阳重新恢复平衡。遵循《素问·至真要大论篇》"谨察阴阳所在而调之,以平为期"的原则。根据辨证分型,采用各种不同的手法以达到补虚泻实、退热散寒、通滞散结等功效,从而调整人体阴阳,使之恢复相对平衡的状态。例如,对阴寒虚冷的病证,用较慢柔和而有节律性的手法在治疗部位上进行较长时间的操作,使患者产生深层的温热感,则有温阳益气的作用,以调节人体阴阳平衡。此外,阴阳是辨证的总纲,疾病的各种病机变化也均可用阴阳失调加以概括。表里出入、上下升降、寒热进退、邪正虚实,以及营卫不调、气血不和等,无不属于阴阳失调的具体表现。因此,从广义上讲,解表攻里、升清降浊、清热散寒、补虚泻实以及调和营卫等治疗方法,也皆属于平衡阴阳之法。

二、疏通经络

经络"内属于腑脏,外络于肢节",将人体的五脏六腑、四肢百骸联络成一个有机的整体,以调节全身脏腑气血的功能,完成正常的生理活动。推拿可以应用各种手法直接作用于穴位或经络,激发和推动经气运行,起到疏通经络的作用。《素问·血气形志篇》最早提出了按摩的疏通经络的作用,"形数惊恐,经络不通,病生于不仁,治之以按摩醪药"。推拿在经络腧穴的理论指导下,通过经络辨证,在人体体表"推穴道,走经络",从而达到疏通经络的作用。循经取穴,应用指压、按揉、推法等,都可达到疏通经络的治疗作用。通过手法对人体经络腧穴的刺激,直接促进了经络气血的运行,手法在对机体体表做功,产生热效应,加速经脉气血流动的同时,还扩张机体组织器官的脉络,阻止并祛除寒邪、湿气所致的凝阻、收引、黏滞之性的危害,从而有力地保障了经络气血的通畅。

三、行气活血

《素问·调经论篇》曰:"气血不和,百病乃变化而生。"一旦外邪入侵,经络不通,气血不和,不通则痛就会产生疼痛、肿胀、麻木等一系列症状。若经络功能失常,气血运行受阻,则会影响人体正常生理功能,产生病理变化而引发疾病。推拿的行气活血作用,一方面通过手法直接刺激体表特定部位或腧穴,激发人体经气或温热效应,以调整局部气血运行;另一方面通过经络系统调整心肺等脏腑功能,推动全身的气血运行。《素问·举痛论篇》就有按压背俞穴以活血通脉的记载:"寒气客于背俞之脉则脉泣,脉泣则血虚,血虚则痛,其俞注于心,故相引而痛,按之则热气至,热气至则痛止矣。"推拿亦有活血化瘀之效,跌仆损伤形成皮下瘀血时,通过按揉的手法可促进瘀血消散。

四、理筋整复

中医学所说的"筋"主要指骨骼肌、肌腱等。肌肉软组织受到伤害性刺激后,在发出疼痛信号的同时,还会引起保护性的肌肉收缩、紧张、痉挛,日久不愈,会造成挛缩。推拿有明显的舒筋缓急作用,一方面是通过拔伸的手法直接缓解肌痉挛,另一方面是通过刺激压痛点消除痛源而解除肌紧张。理筋整复作用还体现在纠正关节脱位、骨错缝及其功能失衡上。《医宗金鉴·正骨心法要旨》论述了正骨合缝的机制:"先受风寒,后被跌打损伤,瘀聚凝结,若脊筋陇(隆)起,骨缝必错,则成伛偻之形。当先揉筋,令其和软;再按其骨,徐徐合缝,背脊始直。"故推拿在调利关节之前必先舒筋,才能有更好的整复效果。

第二节　推拿的现代医学作用

一、对运动系统的作用

狭义的运动系统由骨、关节和肌肉组成,骨构成为人体的基本框架,肌肉附着在骨骼上,在神经支配下,肌肉收缩,产生关节运动。运动系统的肌肉和骨关节损伤是推拿临床的常见疾病。推拿可通过促进损伤组织修复、恢复力学平衡和纠正关节错位,对运动系统疾病有很好的治疗作用。

(一)促进损伤肌肉和软组织的修复

软组织损伤在急性期可出现组织水肿、充血、渗出,缓解期可出现增生、粘连,反复的损伤会继发钙化与骨化。临床及动物实验研究证明,推拿可明显改善局部的血液循环,增加局部供氧与供血,增强其新陈代谢,促进损伤部位的肉芽组织成熟、修复,减轻肌纤维之间的增生,松解粘连,恢复正常形态结构和功能。

推拿能促进血液、淋巴等体液的循环,使肌肉得到充分的氧及营养物质;促进代谢产物的排放,减少自由基的生成,提高肌肉的活力和耐受力;将断裂的组织抚顺理直,使断面吻合,有利于减轻疼痛;可减轻局部肿胀,降低组织间的压力,消除神经末梢的刺激,使疼痛消失,有利于水肿、血肿的吸收和促进肌肉功能恢复。研究表明,推拿可以促进损伤部位新生毛细血管的形成和肉芽组织成熟,松解组织粘连,减轻增生,修复肌肉的组织和恢复功能。推拿治疗后,肌球蛋白重链明显升高,说明推拿手法可早期促进肌纤维恢复,以改善失神经支配后骨骼肌的结构形态,促进骨骼肌再生修复。

推拿的治疗效应与手法作用力的大小、方向、压强以及产生的得气感有关。如对损伤肌肉施以向心性揉、弹拨、推、搓等手法后可消除损伤后延迟性肌肉疼痛,减轻血管扩张、瘀血、血栓形成及水肿等病理性损害。对轻度软组织扭挫伤、韧带损伤施以平面方向轻柔用力的手法,可以改善肌紧张、痉挛等症状。对中度软组织损伤,特别是肌肉、筋膜增粗、变硬、挛缩、粘连时,手法则应以垂直用力为主,还可配合与组织走向呈垂直方向的推按、弹拨等手法,能起到松解粘连、软坚散结、恢复弹性功能的作用。

(二) 恢复力学平衡和纠正关节错位

肌肉软组织的生物力学主要表现在静态平衡系统和动态平衡系统两方面。以脊柱的腰部为例,腰部之所以能保持正常形态和功能,与腰部的生物力学密切相关。腰部的静态平衡系统主要是由椎骨、椎间盘、关节囊、韧带及周围的软组织附件等组成,该系统使腰椎处在一个稳定的内源性状态。如静态平衡失调,维持腰椎骨关节稳定的关节突、关节囊、韧带等为保持自身和周围组织的正常代谢,就会以挛缩、增生、瘢痕等病理形式来代偿失衡后所产生的异常应力,而这种病理产物又会加重动态平衡失调。动态平衡系统包括腰部的皮肤、软组织、筋膜韧带等,目的在于维持腰部的正常活动。其平衡主要依靠各组织拉力的正常作用。当受到外力的影响、肌肉的过度劳损或者长期处于不良体位时,会使动态平衡系统失调,日久也会影响到静态平衡系统,产生腰椎间盘突出症。在腰椎间盘突出症产生后,动态平衡系统的失调又会进一步导致神经根周围软组织的水肿、渗出、粘连等而产生炎症,炎症的反复会加速软组织形成瘢痕、挛缩,从而加重动态平衡系统失调。如此反复,形成恶性循环。推拿手法依据生物力学平衡理论,针对引起平衡失调的各项因素来调整,从而恢复其力学平衡。如通过手法可以增强肌力,激活降低的肌力来调整动态中软组织的应力情况,恢复动态平衡;又可改变软组织的挛缩、增生、瘢痕等病理状态使静态平衡得到恢复,以改善局部血液循环,消除软组织痉挛,使各组织恢复正常的新陈代谢,这同样有助于动态平衡系统的恢复,使腰部功能恢复正常。

又如腰椎整复手法利用旋转力,使椎体间的空间位置产生变化,关节突关节张开,关节囊受到牵伸,小关节得到松动,使错位的小关节复位,调整了神经根管的容积,同时可以改善神经根和突出物之间的关系,达到减轻对神经根压迫的目的。如由于某种原因导致椎间盘髓核突出,压迫神经和(或)脊髓引起的颈椎间盘突出症,通过整复微调手法,纠正关节错位,改善和恢复颈椎生理弧度和脊髓颈段曲度,使突出节段前后柱应力分布重新分配,以减少前柱压缩负荷和颈椎间盘突出的程度。

二、对神经系统的作用

推拿以机械力作用于局部时,激活皮肤及深层组织的感受器,继而将力信号转化为电信号,通过神经反射途径来调节中枢神经系统的兴奋和抑制。也可通过促进循环而改善局部神经的营养状况,利于神经细胞和神经功能的恢复,从而更好地调节神经支配的内脏和组织功能活动。此外,推拿手法还具有调节神经递质水平及促进神经再生和修复的作用。

(一)促进周围神经的再生和修复

推拿对周围神经损伤有很好的疗效,尤其是对神经根、神经干受压引起的损伤。神经损伤后,主要依赖于周围神经系统所特有的施万细胞提供的微环境再生,促进周围神经修复所需营养物质的分泌,从而对神经及其支配的组织器官产生调节作用。如临床上常见的神经根型颈椎病、腰椎间盘突出症、梨状肌综合征、腕管综合征等,都有不同程度的周围神经损伤。推拿手法可一定程度地缓解肌肉痉挛,减轻水肿、渗出,并调整解剖位置,从而激活神经因子,最终实现神经修复和功能改善。其作用机制主要体现在以下几个方面:① 减轻细胞的水肿,促进分泌神经修复因子,提高神经髓鞘的再生能力及超微结构的修复能力。② 加速损伤部位的微循环,提高神经元对修复因子的利用率,加速修复。③ 加速血液循环,松解组织粘连,提高局部温度及痛阈,从而减轻组织水肿,帮助组织及损伤神经的修复及再生。

(二)调节中枢神经系统的功能

推拿作用于体表时,刺激周围神经,将机械力转化为电信号上传至脊髓后角,并通过脊髓丘脑束上传至中枢神经系统。相关研究表明,推拿手法可改善脑血流,影响大脑皮层感觉、运动整合功能。轻手法能镇静安神,减少神经兴奋的效应;重手法不仅可兴奋神经,改善神经所支配的肌肉、血管、分泌腺的功能,还可抑制大脑皮层,引起脑电图的改变。如予以中等力量按压,可降低患者的心率,使脑电图记录的 δ 波活动增加,α 及 β 波活动减少;轻度的力量按压则使脑电图 δ 波活动减少,β 波活动增加,从而使心率加快,产生觉醒反应;当予以重而快的手法作用于手三里、合谷穴时,脑电图则出现 α 波增强现象,证实推拿手法在特定条件下可以引起大脑皮层的抑制,具有相当的镇静作用,可缓解大脑紧张疲劳状态。有学者通过体感诱发电位探讨推拿手法对于大脑皮层感觉、运动整合能力的影响,利用脊柱推拿手法干预反复颈痛发作的患者,推拿后检测发现 N20 与额叶 N30 的诱发电位波幅明显降低,该现象可持续 20 分钟,表明推拿手法可大幅改善大脑皮层的感觉、运动整合功能。

三、对循环系统的作用

循环系统疾病也是推拿治疗的优势病种,推拿能扩张血管,增强血液循环,降低血液黏稠度,影响血液成分比例,改善心肌供氧,从而对人体的心率、体温、脉搏、血压等产生一系列的调节作用。

(一)通过神经系统来改善心功能

推拿的机械刺激,可通过自主神经的双相调节作用,直接或间接地调整心血管功能。如心肌缺血缺氧时表现的疼痛区在左胸前第 1～5 胸神经的皮节范围和左上肢的内侧,而心俞穴所在的第 5 胸椎的棘旁为第 5 胸神经后支内侧皮支,深层为第 5 胸神经后支外侧支及上位 2～3 个胸神经后支外侧支。两者在脊髓第 4～6 胸段有交叉,而脊髓第 4～6 胸段所含的一氧化氮合成酶(NOS)神经元又与心肌缺血相关。当推拿手法作用于背部的膀胱经时,可以通过神经支配改善心血管中枢系统的活动功能,而心血管中枢又可通过改变交感与副交感神经的活动进而改善冠状动脉的血流,也可以通过对 NOS 的调节改善心脏缺血状态,增加冠状动脉血供,加强心脏的功能。通过揉按心俞、厥阴俞、膈俞等腰背部腧穴和巨阙、膻中等胸部腧穴,以及内关、大陵、神门等上肢腧穴,可以调节自主神经系统活动,使心脏做功减少,耗氧量也随之降低,提高左心室收缩力,延长心肌舒张期,保证冠状动脉的血液供应,为心肌提供充分血氧并形成良性循环,使心电逐渐趋于正常而房性早搏消失,及时缓解心绞痛、缺血性心力衰竭等症状。同时,推拿手法操作于相关穴位,能够提高心肌 NA^+-K^+-ATP 酶活性,以保证能量的生成及提高 ATP 的利用率,维持心肌细胞的稳定。另外,可以提高心肌乳酸脱氢酶(LDH)的活性,减少缺氧造成的乳酸堆积及其对机体所带来的损害,在舒张期延长的同时,收缩期也随之延长,血液灌注量也随之增多。

(二) 调节血管内皮功能

血管内皮细胞是一个能合成内皮素(ET)、一氧化氮(NO)等血管活性物质的高度活跃的代谢库,对血管调节起着极其重要的作用。特别是血管内皮舒张因子,在发挥生物学作用时具有强大的舒张血管、抑制血管平滑肌增生和抗血栓形成等重要生理作用,是调节血管基础张力、维持血管压力稳定的生理性缓冲剂。

推拿手法作用于体表,产生的压力和摩擦力传递到皮下血管壁,使血管壁有节奏地收缩、舒张,清除血管壁上的脂类物质,恢复血管壁弹性,减缓血管硬化速度。同时,血管内皮细胞本身就是复杂的酶系统,能合成分泌多种生物活性物质,通过推拿能促使血管部分细胞释放组胺、类组胺等血管活性物质引起血管扩张。有研究证实,对椎动脉型颈椎病患者进行推拿治疗后,可使患者血流流变学的部分指标,以及血管的 ET 下降、NO 上升,有效调节血管内皮细胞的内分泌功能。如在药物的基础上辅以传统推拿手法,可以明显改善症状,增强降压效果,且安全性能良好。此外,推拿过程中的入静调息和头面部柔和手法本身对神经内分泌的调节也具有重要的作用。

(三) 改善血液中的细胞功能

推拿在加快血流速度的同时能够加快细胞流动速度,可使白细胞、红细胞及血小板总数增加,淋巴细胞比例增高,血清中补体效价及白细胞对细胞吞噬能力明显增高。推拿治疗还可使血清中 β-内啡肽升高,前列腺素 E_2 降低。另外,推拿后血浆中儿茶酚胺、多巴胺含量均明显升高,对于疼痛有较好的镇痛治疗作用。如小儿推拿的捏脊疗法,能升高疳积患儿血清铁蛋白及尿淀粉酶,D-木糖水平,升高血锌含量,改善肠道吸收功能。在整脊推拿治疗亚健康状态者的临床观察中发现,整脊推拿有降低血黏度、改善血液循环的作用。

四、对呼吸系统的作用

推拿对呼吸系统功能具有良好的调整和显著的增强作用,如改善肺的通气功能,增加肺泡通气量。研究表明,对胸部实施振法和拍法后能使肺的终末潮气量显著增加,按揉胸部相关穴位可增加肺活量、需氧量和二氧化碳排出量。

(一) 提升肺功能

推拿治疗(如揉颈项、揉肺俞、拿肩井、搓摩胁肋)可有效调节斜角肌、肋间内肌、肋间外肌、膈肌和肋间神经功能,增强呼吸作用,提高胸腔内容量。有研究数据显示,推拿对肺活量变动绝对值超过 5% 者有显著改善,说明推拿可加强呼吸的收缩舒张功能,使肺活量增高,从而改善肺功能。推拿治疗对慢性阻塞性肺疾病缓解期患者的呼吸困难、肺功能、运动耐力的改善有积极作用。通过对局部及相关腧穴的刺激,增加内外呼吸肌的激活,改善了肺部通气情况。

（二）抑制变态反应

推拿在治疗支气管哮喘方面有一定的优势。支气管哮喘是一种气道慢性变异性炎症,有多种炎性细胞,炎性介质和细胞因子参与炎性过程,免疫功能紊乱在哮喘发病机制中起着重要的作用。研究证实,推拿在防治小儿哮喘上发挥了重要作用,可有效提高 CD3$^+$、CD4$^+$、CD8$^+$、CD25$^+$ 和免疫球蛋白 IgA、IgG、IgM,降低 IgE,加强免疫应答、控制慢性感染、改善哮喘症状和活动受限及对刺激原的反应,还能改善患儿的体质状况,在炎性介质的合成、介导、激活、释放等多方面能起到调控作用。

五、对消化系统的作用

推拿可通过直接力量的刺激方式使胃肠脏器形态和位置发生变化,亦可通过神经调节的间接方式,调节胃肠蠕动和消化液的分泌,加强消化系统的功能。消化系统主要器官多分布在腹腔,位置相对比较浅,运用揉法、摩法等手法刺激脏器的体表投影区和相关治疗部位,可以直接调节胃肠功能,使胃肠蠕动加快,促进血液循环,提高自主神经支配敏感程度,增强胃肠自身平滑肌能动性,使松弛的软组织恢复功能,及时纠正脏器错乱位置,发挥"升阳举陷""调整复位"的作用,有效治疗胃下垂、疝气肠梗阻等。此外,还可降低胆囊张力,抑制胆道平滑肌的痉挛而缓解胆绞痛,促进胆汁分泌和排空能力而减少胆结石的形成。

（一）促进胃肠蠕动

运用揉法、运法、按摩法等常规手法,可直接作用于胃及相关部位,改善肠胃各部位的位置关系,促进胃肠蠕动,加强腹肌收缩力,调节交感神经和副交感神经。在功能性消化不良的患者中,胃痉挛时刺激传递到脊髓第6～12胸段侧角发出的节前纤维,引起周围肌肉的痉挛收缩,导致胸椎小关节紊乱,又可加重胃痉挛状态。推拿可通过刺激产生的冲动传递到脊髓第6～12胸段,反射性引起交感神经兴奋,使胃蠕动功能减弱,同时引起副交感神经兴奋,使胃肠道括约肌舒张,从而迅速缓解痉挛状态,改善胃肠功能。研究表明,推拿足三里、上巨虚、内关等穴位能使胃大部切除术后患者的肛门排气时间缩短,说明推拿可促进术后胃肠蠕动的恢复,防止肠粘连。另外,对健康人的足三里穴做推拿刺激,可使胫前神经兴奋,产生冲动,并向上传至延髓网状结构,兴奋迷走神经而产生一系列变化,使胃的活动功能得到调整。

（二）促进消化腺分泌

推拿对消化腺和消化道内分泌功能有良好的双相调节作用,可提高营养物质的消化、吸收和利用。如推拿直接作用于面部(揉按颊车、下关、廉泉等穴)通过三叉神经感应调节,对腮腺、下颌下腺、舌下腺起到双向良性调节,既能抑制流涎过多,又能改善唾液分泌不足,促进功能恢复正常。如揉按足三里和摩腹,可调节自主神经平衡,增加胃液和胃蛋白酶的分泌,有效促进胃肠分泌吸收功能。如捏脊可加强胃窦部胃泌素的分泌,增进食欲,改善脾虚等症状;亦可促进脊神经传导,使胰腺分泌的尿淀粉酶升高。如腹部推拿及穴位的点按,可使腹部肌肉产生运动,增加肝细胞的通透性和改善微循环障碍,消耗肝内脂肪,促进肝脏脂肪的转运,减少肝内脂肪的堆积,从而达到促进消化的目的,可反射性地引起胆总管括约肌松弛,促进胆道收缩,有利于胆汁的排泄、抑制胆道平滑肌痉挛,有效缓解胆绞痛;促进胆汁分泌,补充胆汁不足,有助于脂肪的消化与吸收;并通过交感神经的作用,反射性地舒张胃肠括约肌,并促进肠液分泌。

（三）促进消化道吸收功能

推拿可促进脊神经传导,调节胃肠神经反射,促进胃游离酸、胃总酸度、胃蛋白酶含量和肠中胰蛋白酶、脂肪酶、胰淀粉酶等消化液的分泌,加强蛋白质、淀粉的消化吸收能力,促进食欲。尤其在小儿推拿中,通过腹部天枢、中脘等穴位的推拿,可有效地增强胃肠运动,增加食欲,使大便次数增多,有利于肠内结合胆红素的排泄,从而减轻黄疸。按揉足三里、脾俞和胃俞,以及补脾经,可刺激神经反射性引起排便中枢兴奋,增强胃肠运动,加快粪便的排出。

六、对泌尿系统的作用

推拿可调节膀胱功能,增加膀胱壁的牵拉感觉器功能,增加交感神经支配膀胱括约肌的兴奋性,减低副交感神经支配膀胱逼尿肌的兴奋性,提高膀胱排尿阈。此外,推拿有利于促进膀胱和尿道消肿,并可松弛尿道括约肌,减少泌尿系感染的发生。

（一）促进泌尿系统功能恢复

推拿通过机械力直接作用于膀胱等组织器官可改善局部的血液循环,调节膀胱功能;也可加强膀胱的本体感觉,影响膀胱内压,改善膀胱动力。亦可通过刺激膀胱及周围的组织,反向调节支配该部位的交感、副交感、躯体神经,从而更好地控制排尿。脑桥是重要的调控排尿和储尿的神经结构,当推拿作用于膀胱等组织时,机械刺激的信号可以传输至排尿中枢,排尿中枢产生反馈使其功能活动增强,从而改善排尿功能。推拿作用于督脉及足太阳膀胱经,通过神经系统,可有效提高大脑皮层对排尿反射的敏感性,加强与自主神经和周围神经的联系,使功能协调,同时引起逼尿肌收缩,使膀胱内压升高,从而起到调节膀胱的功能。背俞穴和夹脊穴是位于各脊髓节段的脊神经节或神经根的出口,因此推拿可通过刺激背俞穴和夹脊穴来调控脊髓节段和脊神经的交感、副交感神经支等,间接地刺激内脏,从而达到促进泌尿系疾病康复的目的。此外,脊髓第2～4骶段是排尿和储尿的中枢,点按或搓擦八髎穴可改善局部血液循环、营养神经,促进损伤的神经元修复和再生,从而恢复神经功能以控制排尿。

（二）止痛利尿排石

急性泌尿系结石引起绞痛发作,用推拿按揉敏感点,由轻到重,3～5分钟,可缓解疼痛。用强刺激按压腰背部阿是穴能疏通气血、改善血液循环、消除肌肉痉挛,达到缓解疼痛的目的。任何炎症异物作用于输尿管都可以诱发神经冲动,通过内脏自主神经在各级中枢进行整合,引起疼痛感觉信号。推拿一定区域形成深浅不同的感觉刺激,其传入信息与结石痛觉传入信息在旁中央上行系统的水平相互影响,使痛觉传入信息受到抑制,产生镇痛效应。同时,推拿可通过抑制 $Na^+ - H^+$ 交换,使肾小管细胞分泌 H^+ 减少,从而使尿液中 H^+ 浓度降低,pH 升高,酸性尿液中性化趋势对减少酸性结石的形成具有积极意义。

（三）改善小儿遗尿

遗尿症是由于大脑皮层及皮层下中枢功能失调引起。一是小儿尚未建立起排尿反射,功能发育尚不成熟(如膀胱内控制排尿功能差,膀胱容量较小等);二是由于情绪及体质上的影响,如紧张、受惊、病后体虚、白天劳累过度等造成。临床资料显示,推拿治疗小儿遗尿及尿潴留有良好的疗效。如捏法、按法、揉法、摩法、点法等刺激小儿三阴交、百会、丹田、肾俞、补肾经、脾经、推三关,捏脊,摩腹,按揉气海、中极、关元、外劳宫,擦腰骶部等部位,可治疗遗尿。揉丹田、补肾经、按揉肾俞、擦腰骶部等可温补肾气、壮命门之火,固涩下元;补脾经、肺经和推三关可补肺脾气虚;按揉百会、外劳宫可温阳升提;按揉三阴交有通调水道之功;捏脊可调阴阳、理气血、和脏腑、通经络、培元气、舒血脉。通过各种手法,作用于督脉及足太阳膀胱经,调整脏腑功能及气血运行,有效提高大脑皮层对排尿反射的敏感性,从而调节膀胱功能。

七、对免疫系统的作用

推拿可增强人体的自身抗病能力和提高机体的免疫能力,有利于新陈代谢,使白细胞的数量增加,并能增强白细胞的吞噬能力;对血清免疫球蛋白 IgA、IgG、IgM 及补体 C_3 有双向调节作用,使血清中补体效价提高;增加 T 淋巴细胞及亚群的含量,从而发挥体液和细胞免疫功能作用。交感神经末梢分泌的神经递质 NE 对免疫细胞具有抑制作用,皮肤作为"神经-内分泌-免疫"网络的重要器官之一,在接受推拿刺激后产生相应的应激反应,导致交感神经兴奋性改变,减少交感神经末梢对于 NE 的释放,改善对免疫细胞的抑制作用,增强机体的免疫功能。

(一) 增强免疫系统的调节作用

通过对神经系统、免疫系统的作用来调节机体的免疫功能。推拿作用体表,对体表游离神经末梢感受器产生一定的刺激,并将手法信号通过神经系统的反射功能反作用于机体,从而对免疫功能起到双向调节的作用。大脑皮层的中央后回、下丘脑和网状系为调节人体免疫系统的中枢所在,可根据所接受到的良性手法信息对免疫系统进行调节。推拿亦可作用于中枢神经,影响自主神经的兴奋性而调节免疫功能。交感神经具有抑制免疫的效应,副交感神经具有增强免疫的效应,推拿可以通过兴奋自主神经而增强或抑制免疫反应。此外,推拿可调节神经内分泌系统活动的平衡使其发挥正常功能,释放机体所需递质,从而调节机体免疫功能。其一方面通过释放递质作用于淋巴细胞表面的受体,另一方面通过改变血液中神经肽含量而影响淋巴细胞的活动。

(二) 调节体液免疫

推拿可以增加机体血液中的免疫分子,增加血清免疫球蛋白及其复合物的含量,使之更好地介导各种免疫细胞之间的协作,充分发挥体液免疫功能的作用。推拿亦广泛运用于支气管哮喘、反复呼吸道感染、银屑病、类风湿关节炎等免疫相关的疾病。推拿治疗小儿哮喘,能有效提高 $CD3^+$、$CD4^+$、$CD25^+$、$CD25^+$、$Foxp3^+$、$TGF-\beta$ 和免疫球蛋白 IgA、IgG、IgM,降低 IgE,加强免疫应答,控制慢性感染,改善活动受限、哮喘症状。在腰部双侧施以由轻到重的滚法 10 分钟和按揉双侧肾俞穴后,血清中 IgG、IgM 和 T 淋巴细胞等含量均明显升高。对寻常型银屑病患者的风池、神道、灵台、腰阳关等穴位推拿,可明显改善其体液免疫。疏经通督推拿法能改善患者体液免疫水平,纠正患者异常的补体水平,并能有效改善患者细胞免疫含量。β-内啡肽属神经肽是较强免疫调节活性肽,背部推拿既可以促进机体 β-内啡肽的合成、分泌,又可以有效调节其分布情况,加速血液中β-内啡肽进入淋巴组织中以发挥免疫作用。动物研究证实,对"足三里""肾俞"穴行量化推拿法可使其外周血 T 淋巴细胞亚群中 CD4 百分比和 CD4/ CD8 比值均升高,而 CD8 百分比下降。表明推拿能够对免疫细胞的调节产生良性效应,推拿后机体血液中免疫细胞总数增加、吞噬功能加强,从而发挥细胞免疫功能的作用。

八、对内分泌系统的作用

推拿对内分泌系统有一定的调节作用。如轻柔而有节律的推拿手法能兴奋副交感神经,使血管扩张,消化道蠕动增强,括约肌松弛,腺体分泌增加,糖的利用与代谢加快,血糖的含量降低。而副交感神经兴奋,还可直接促进胰岛素的分泌,使血糖下降。推拿能纠正低血钙,可治疗因血钙过低引起的痉挛。此外,推拿能加快血液和淋巴液的循环,提高皮肤和皮下组织的温度,从而改善皮肤组织的新陈代谢,起到美容的功效。

(一)调节胰岛的分泌功能

推拿可调节胰岛功能,促进胰岛素分泌,特别是振腹能对胰岛产生一定的作用,可增加机体的血糖代谢。推拿能加快机体脂肪组织代谢,减轻肥胖型糖尿病患者体重、改善症状并能增加胰岛细胞活性,减少胰岛素抵抗,防止并发症出现。摩腹、一指禅推法、揉法等手法通过对靶器官的良性刺激,可发挥调整胰岛素水平的作用。腹部是全身脂肪堆积之处,手法作用于中脘、关元、气海、梁门、天枢等穴,可以增强脂肪内靶器官的敏感性。对胰俞的擦法刺激可通过经络传导于脏器对胰岛素产生良性调节作用。推拿可扩张血管,促进血液流动,改善微循环,促进和改善胰岛素的分泌;还可改善中枢神经系统和自主神经系统调节功能,加强机体内新陈代谢,使肌肉组织内葡萄糖得到充分利用,从而达到降低血糖的目的。此外,推拿通过整体治疗延缓胰岛细胞衰老,防止并发症的出现,可改善糖脂代谢及胰岛素抵抗。

(二)调节甲状腺的分泌功能

在甲状腺上推拿,可使甲状腺组织细胞产生信息反馈,刺激产生的冲动信号通过感受器传入神经,再至丘脑、垂体,从而阻断丘脑、垂体异常分泌促甲状腺素,调节甲状腺功能平衡,使之代谢趋于正常。对于甲状腺功能亢进症患者,在其第3～5颈椎棘突旁敏感点采用一指禅推法治疗,可减慢心率,改善相应症状和体征。按摩肾上腺、心、脾、小肠、甲状腺、甲状旁腺等反射区,能够降低血清甲状腺素(T3、T4),使血中促甲状腺激素水平升高。

(三)对其他激素的调节作用

推拿手法的适度刺激,经内侧感觉传导系统,将上行冲动传至下丘脑和边缘系统,使人体处于一种良性应激状态中,促进机体 β-内啡肽及促激素的合成与释放,如促肾上腺皮质激素(ACTH)。通过下丘垂体肾上腺皮质轴,或通过下丘脑-垂体-性腺轴和下丘脑-交感-肾上腺髓质及其他内分泌调节轴,对全身各种靶细胞的功能进行广泛的调整。通过调节内分泌功能影响生长发育、消化吸收、损伤康复和免疫应激,其机制可能是推拿的良性刺激通过感觉传入系统,作用于中枢神经有关部位,进而影响下丘脑的内分泌中枢,最终影响下丘脑-垂体-肾上腺皮质调节轴或下丘脑-垂体-性腺调节轴和交感-肾上腺髓质系统。有研究证实,推拿可提高生长激素、促肾上腺皮质激素、甲状腺素、胰岛素、胃泌素水平。一般认为,推拿刺激通过皮肤的触觉及压力感受器沿脊髓传至大脑,反射性地引起副交感神经系统兴奋,使机体处于更好的生理平衡状态,提高激素分泌水平。

九、对皮肤及皮下组织系统的作用

人体的皮肤组织经常接受紫外线、风吹、烟雾、化学物质等有害刺激,容易出现皮肤粗糙、皱纹加深、色素沉着、血管扩张等衰老改变。在多种因素的作用下,机体产生过多的自由基,对机体内的蛋白质、核酸、脂质等产生氧化损伤导致机体衰老。MDA 是脂质过氧化最重要的产物之一,可直接损伤生物大分子及细胞膜,是导致机体衰老的重要因素,体内 MDA 的含量可以直接反映自由基对机体损伤的程度。SOD是体内重要的氧化自由基清除剂,具有重要的抗氧化作用,SOD的表达水平可以间接反映机体清除氧化自由基的能力。推拿可明显提高SOD水平,明显降低MDA水平,具有良好的延缓皮肤衰老能力。软组织疾病是指各种急性外伤或慢性劳损以及自身疾病病理等原因造成人体的皮肤、皮下深浅筋膜、肌肉、肌腱、韧带、关节囊、滑膜囊、椎间盘、周围神经血管等组织的病理损害,继发炎症反应或其他病变。众多研究证实,推拿通过扩张局部毛细血管,对体内酶活性与生化功能改善,加快受伤部位新陈代谢,缓解痉挛。

(一) 调节软组织局部神经递质

研究表明,推拿手法能明显降低家兔血清中5-HT、DA和NE的表达水平,而升高家兔血清中的β-内啡肽的表达水平;可使急性软组织损伤外周血清中镇痛物质β-内啡肽含量升高,致痛物质5-HT、DA和NE的含量降低,从而起到缓解、减轻疼痛的作用。在疼痛患者相应穴或阿是穴进行按压后获得镇痛效应时,患者血浆和脑脊液中的内啡肽含量升高,其镇痛效应与升高幅度呈正相关。推拿还可以降低血浆中5-HT的含量,降低疼痛。通过对腰椎间盘突出症患者的推拿治疗,降低患者外周血浆P物质含量而发挥镇痛效果。

(二) 控制局部炎症水平

推拿可有效地降低局部的炎症水平,达到消炎效果,通过对自体免疫反应等的调节而发挥作用。有研究采用放射免疫分析法(RIA)测定推拿治疗膝滑膜炎后关节液中细胞因子IL-1β和肿瘤坏死因子(TNF-α)的含量,均降低。国外研究证实,推拿可以减少TNF-α和IL-1β,降低热休克蛋白(HSP27)磷酸化,从而减轻细胞的压力,促进肌肉损伤修复。

(三) 促进软组织的修复

推拿给予皮肤下层感受器适宜的节律性刺激,会引起多处感受器兴奋,通过上行传导,借助于神经-内分泌-免疫系统发挥治疗作用。病理学研究发现,推拿能加快家兔损伤局部纤维组织增生,促进局部肌间中性粒细胞及单核细胞浸润,减少肌间炎性细胞浸润,从而促进肌肉组织修复达到治疗急性软组织损伤的作用。

十、镇痛的作用

推拿镇痛机制包括镇静止痛、解痉止痛、消肿止痛和活血止痛等。研究表明,推拿可以改善疼痛部位的微环境,发挥消炎镇痛作用;提高痛阈而减轻或消除机体疼痛。此外,推拿的信号输入,可影响疼痛冲动传递的“闸门”控制效应,还可在疼痛信号的传递环节上产生心理调控。

(一) 外周水平的镇痛调节作用

推拿镇痛机制的研究大多集中在与疼痛有关的神经递质和镇痛物质上。在外周水平上,普遍认为存在于外周组织的5-HT、DA等均是有强烈致痛作用的外周生物活性物质。游离的5-HT是一种致痛物质,它能够激活外周感觉末梢上的组胺H_1受体和5-HT_2受体而产生痛反应。调节疼痛的兴奋性神经递质主要有5-HT、ACH及CA等,抑制性神经递质主要有β-内啡肽与γ-氨基丁酸等。人体受到伤害性刺激时,兴奋性神经递质水平升高,则痛敏增加;相反,抑制性神经递质含量下降,则疼痛加剧。动物实验发现,推拿可有效抑制急性痛风性关节炎大鼠的外周疼痛介质K^+、DA与NE的释放。

（二）脊髓水平的镇痛调节作用

脊髓是中枢神经系统的低级中枢，作为痛觉信息加工、处理和传递的第一站。疼痛信息或伤害性信息经脊髓后根传入到脊髓，再经脊髓的初步整理与分析，一方面继续上升至脑的不同节段，另一方面则经传出神经到肌肉、腺体等效应器，完成简单的初级反应。同时，大量的特异性伤害性神经元存在于脊髓背角Ⅴ层。脊髓节段性抑制的研究表明，脊髓水平的 γ-氨基丁酸、阿片肽与P物质，皆不同程度地参与突触前抑制和突触后抑制，继而产生镇痛效应。临床上运用华佗夹脊穴、局部取穴、邻近取穴和背俞穴治疗内脏痛，这可能是其神经生物学机制。

根据经典的闸门镇痛学说，脊髓水平的推拿镇痛机制可能是通过兴奋较粗的A类纤维，并使其传入的信息部分抑制A类与C类纤维共同投射的感觉传递纤维，就像关闭了痛觉传递的闸门，在脊髓水平就直接抑制疼痛信号传导，起到镇痛作用。当伤害性刺激输入，驱动"痛通路"时，传导痛觉的传入纤维将痛信号经脊外侧索传入脊髓后角，转而上行入脑进行第一级痛活动。这时的痛活动不但要受到脊髓后角神经元节段的控制，而且受到脑的各级水平和不同部位的有效下行控制。这两种控制主要起到关闭和打开通路的作用。脊髓后角是疼痛信号传入最重要的整合中枢，也是推拿镇痛的重要环节。脊髓对痛觉的调制遵循闸门控制学说，伤害性刺激信号是否由脊髓背角投射神经元（T细胞）投射到上层感觉中枢，取决于脊髓后角胶状区抑制性中间神经元（SG细胞）的调节。外周伤害性刺激主要由较细的C类无髓神经纤维传入，激活T细胞而将疼痛上传；但脊髓后角同时接受诸如轻揉皮肤或肌肉所产生的刺激，这类刺激所兴奋的是较粗的A类有髓神经纤维，其传入冲动可兴奋SG细胞，从而对T细胞活动产生抑制，减缓疼痛的上传。目前认为推拿所产生的非伤害性的一系列机械性刺激，可广泛地激发皮肤下的各种感受器，它所产生的信号作为非伤害性的感觉沿着粗纤维传入后角。按照闸门控制学说，由于粗纤维的输入可兴奋SG细胞，从而加强粗纤维末梢同T细胞突触联系的抑制，使T细胞活动减弱。正是由于兴奋A类传入纤维，通过兴奋SG细胞去抑制T细胞，从而抑制了疼痛经脊髓水平的上传。可见强大持续推拿信号的输入，能使脊髓痛冲动传递的闸门关闭，这种镇痛作用是通过脊髓内环路本身来完成，而不需要脊髓中枢的参与，从而达到镇痛的效果。因此，推拿所产生的良性刺激与伤害性刺激在脊髓水平的交汇及影响是推拿镇痛的主要机制之一。

（三）脊髓上中枢的镇痛调节作用

疼痛信号在由痛觉纤维传入脊髓后，从其后角交换神经元并发出纤维交叉到对侧新脊丘束、脊髓传导束、脊颈束，上升抵达丘脑的某些核团（主要有内侧核群、束旁核、中央核等），转而向大脑皮层体表感觉区投射。此外，痛觉信号还在脊髓内弥散上升，沿着脊髓网状纤维、脊髓中脑纤维、旧脊丘束，抵达脑干网状结构、丘脑内侧部和边缘系统，这一痛传导通路统称为旁中央系统。推拿所产生的信号，正是沿这一条痛传导通路传递的，既然推拿信号和痛信号抵达中枢的同一部位，那么，就有可能发生两种信号的相互作用，疼痛冲动被推拿的信息所抑制，经由这条通路上行的推拿信号沿途就可能激活痛的调制系统而导致疼痛减轻。经研究证实，γ-氨基丁酸在脊髓上水平可以激活抑制性中间神经元，脑啡肽能神经元在脊髓和脊髓上水平都能激活伤害感受抑制系统，对疼痛信号的传递进行抑制。而推拿干预可以提高 γ-氨基丁酸水平，促进脑啡肽能神经元的释放，对伤害感受兴奋性神经元产生抑制作用，使伤害刺激的神经传导被抑制，从而缓解疼痛。

现阶段脑中枢水平的研究多为动物实验研究，研究表明推拿刺激机体后，其产生的信息传导到脑部，刺激脑组织产生内源性阿片肽，然后再作用于阿片受体而缓解疼痛。有学者认为，腰椎管内疾病当有伤害性冲动,其信息持续地输入脊髓、脑干并向皮层发放,如在这期间用点穴刺激,它所激惹的冲动信息也会向皮层发放,并在上行的某些突触结构处发生互相影响。机械刺激皮肤可兴奋脑干中缝核群神经元,再循下行 5 - HT 能纤维抑制脊髓后角对痛信号的上传。人体实验表明,刺激华佗夹脊穴可对疼痛感受区束旁核神经元的激活起抑制作用,进而调节脊髓以上痛觉传导通路。推拿可使人和动物血清中内啡肽含量升高,这表明推拿镇痛作用可能是内啡肽和阿片受体共同作用的结果。

(四) 心理的镇痛调节作用

心理因素始终伴随着疼痛的全过程。研究表明,推拿可以使人放松心情,减少焦虑和抑郁,产生良好的心理状态,同时也可以增加患者的满意度和接受程度。目前较为普遍的认识是,推拿可在疼痛信号的传递环节上通过心理因素给予调控,其中中枢调控效应最为显著。当人体处于忧郁、悲哀等情绪时,可促使脑内分泌的致痛物质 NE、5 - HT 的含量上升,从而使患者痛阈急剧下降。当患者在一个安静、清静的环境里接受推拿治疗,柔和的手法通过作用脑的边缘系统来影响网状结构,加强下行抑制系统,使脑内致痛物质(如 5 - HT)含量下降,从而缓解疼痛。根据相关研究发现,脑内可能存在着一个评价疼痛刺激和愉悦刺激的共享神经体系,推拿镇痛的心理性机制可能与推拿激活脑内的愉悦环路与镇痛环路,降低致痛性神经递质含量,提高抑痛性神经递质含量,阻滞疼痛信号的传导,从而产生舒适感有关。但是,这种舒适感通常需要依靠推拿治疗加以维持,并随着推拿治疗次数的增加,心理依赖感逐渐增强。也有学者研究表明,慢性疼痛既可激活疼痛中枢,也可显著激活认知和情感脑区。痛觉系统分内外两侧,内侧痛觉系统包括岛叶及扣带回前部,主要传递伤害性刺激的情绪成分;外侧痛觉系统包括中脑导水管周围灰质(PAG)与右侧中央后回,主要传导伤害性刺激的感觉信息。两个系统不完全独立,情绪反应依赖于感觉特性,受到的疼痛刺激强度越大、时间越长,则情绪反应就越强烈。推拿作用于机体后所产生的刺激信息与伤害性刺激信息可在 PAG 上会聚,两者可产生相互作用,经 PAG 整合后,伤害性信息的上行传导可被推拿刺激信息抑制,从而达到镇痛效应,同时推拿产生的刺激作用于 PAG 又产生镇痛物质内源性阿片肽,可减轻机体疼痛,间接性地降低伤害性刺激的情绪影响。而内侧痛觉系统中的岛叶主要参与疼痛的期望、逃避、不愉快的编码,同时也在某种程度上参与感觉信息的编码,在痛觉调控网络中发挥重要作用。

第二章　推拿治疗治则治法

导学

　　通过本章的学习,应掌握推拿治疗原则,了解推拿基本治法的种类、要点和临床应用。

　　推拿治疗原则是在中医整体观念和辨证论治的指导原则下,在推拿治疗疾病时所制订的具有普遍指导意义的治疗规律,如急则治其标、缓则治其本、标本兼治和扶正、祛邪等。推拿治疗方法则是在治疗原则的指导下所制订的针对某一类型疾病的具体治疗大法(如汗法、吐法、下法等)和针对某一证候的具体治疗方法(益气活血、理气止痛等)。可见,治疗原则是与治疗方法不同的。治疗原则决定治疗方法,治疗方法从属于治疗原则。例如,扶正祛邪作为一条重要的治疗原则,在此原则指导下所采用的补肾、健脾、温阳、益气等法就是扶正的具体治疗方法,而发汗、泻下、化湿等法就属于祛邪的具体治疗方法。整体观念与辨证论治是中医临床的两大特点。中医在治疗慢性疾病及疑难杂症时所显示的独特优势,是中医整体思维与辨证论治熟练运用的结果。因此,在推拿临床中诊断和治疗疾病时,首先要着眼于整体,即重视人体某一部分的病变可能源于其他部位的病变或对其他部位产生影响,不能"重局部而轻全身"。其次,对疾病的治疗要建立在"辨证求因,审因论治"的整体观念基础上,必须在注重局部的同时仍应强调整体的调节,同时应注意具体情况具体分析,才能收到满意效果。

第一节　推拿治疗原则

　　一般来说,推拿的治疗原则主要包括未病先防、治病求本、扶正祛邪、调整阴阳和因时、因地、因人制宜等几个方面。

一、治未病

　　《灵枢·逆顺》云:"上工治未病,不治已病。"《素问·四气调神大论篇》曰:"是故圣人不治已病治未病,不治已乱治未乱,此之谓也。夫病已成而后药之,乱已成而后治之,譬犹渴而穿井,斗而铸锥,不亦晚乎!"当今医学界的热门话题之一"亚健康",就是属于治未病领域里的一个方面。推拿在中医治未病中的运用自古就占有非常重要的地位,有"每日必须调气补泻、按摩、导引为佳,勿以康健,便为常然,常须安不忘危,预防诸病也"之说,在防治某些疾病中起到举足轻重的作用。中医推拿治未病的思想主要涵盖以下三大方面。

(一) 未病先防

在疾病发生之前进行预防性治疗,这主要体现在自我导引和保健推拿两个方面。

1. 自我导引 《三国志·华佗传》记载:"……人体欲得劳动,但不当使极尔。动摇则谷气得消,血脉流通,病不得生,譬犹户枢不朽是也。是以古之仙者为导引之事,熊颈鸱顾,引挽腰体,动诸关节,以求难老。"由此创立五禽戏,并作为日常保健导引。此外,几千年来还流传下诸如八段锦、十二段锦、练功十八法、十二段动功、延年九转法等自我导引功法。

2. 保健推拿 晋代葛洪《抱朴子》中提出了"固齿聪耳"的局部保健之法;《肘后备急方》中载有"拈取其脊骨皮,深取痛引之,从龟尾至顶乃止,未愈更为之",即现代的捏脊疗法;《千金要方》论述小儿"早起常以膏摩囟上及手足心,甚辟寒风",首倡小儿保健推拿等。

(二) 既病防变

已经得病之后,除了针对性地及时治疗以外,还应预见到疾病可能发展转移的方向,积极采取预防性措施,防止病情进一步发展。如推拿治疗骶髂关节损伤,应该预见到病情发展下去可能导致关节周围肌筋、韧带松弛,弹性下降,使关节稳定性降低,负重或活动时可加重损伤,诱发坐骨神经痛。因此,在对症治疗的同时,可用拔法、拿法、揉法等手法松解周围肌筋韧带,维持关节稳定性,减轻活动带来的损伤。

(三) 瘥后防复

疾病刚康复时人体属于阴阳未和、正虚邪恋的阶段,如果调养护理不当,病邪随时可能死灰复燃;有些疾病恢复了,却往往给患者留下后遗症,如中风后遗症、严重的关节损伤造成其他关节代偿性损伤等。因此,在邪气初去、正气未复时,应继续进行一段时间的推拿康复,达到彻底治愈或减轻后遗症的目的。推拿作为治未病不可或缺的疗法,具有独特的优势。首先,推拿的理论和临床经验运用了几千年,有可靠的疗效保证。研究显示,推拿能够有效地防治多种疾病,或者缓解疾病带来的不良症状反应,如颈椎病、肩周炎、腕管综合征、腰椎间盘突出症等。其次,推拿"治未病"是通过手法激发和引导经络系统来实现调整脏腑、疏通经络、行气活血、理筋整复等作用,将机体各脏腑组织器官的功能调节到或接近于最佳生理状态,使机体内部正气旺盛,免疫功能增强,从而起到预防疾病、强身健体的作用。因而推拿是一种绿色疗法,具有无药物毒副作用性和机体损伤性的优点,因而更容易被患者所接受。再者,在推拿治疗过程中,医师和患者会进行一定时间的肢体接触,也会与患者进行交流和沟通,以了解患者的思想和感受,从而达到"形神兼治"的效果。这种模式非常符合现代医学界肯定的生物—心理—社会医学模式,具有科学发展性。

二、治病求本

治病求本是指治疗疾病时,针对疾病的本质和主要矛盾,也就是针对疾病最根本的病因病机而进行治疗的原则,是中医推拿辨证施治的基本原则之一。临证时,疾病表象纷繁复杂,这就要求我们必须认清疾病本质,针对疾病最根本的病因病机选择相应的治疗方法。疾病的发生发展,总是通过若干症状显现出来的,但这些现象只是疾病的现象,并不都是反映疾病的本质,有的甚至是假象。因此,只有透过现象看其本质,才能确定正确的治疗方法。例如,同样是腰痛,有的患者可能是由腰椎关节突关节紊乱引起的,有的可能是慢性腰肌劳损引起的,治疗时就不能简单采用对症止痛的方法,而应通过病史、症状、体征、综合检查结果,全面分析,找出最基本的病理变化,分别采用纠正紊乱的腰椎关节突关节和增加腰肌力量的手法进行治疗,方能取得满意的疗效。又如,同样是腿痛的患者,有的可能是运动后局部软组织扭伤引起的,此时局部治疗有效;但也可能是由腰椎间盘突出症引起的,此时如果仍采用局部推拿治疗,则难以取得预期疗效。标与本是一个相对的概念,常用来概括说明事物的本质与现象、因果关系以及病变过程中矛盾的主次关系等。在临床上应用标本关系分析病证的主次先后和轻重缓急,对于从复杂病证的矛盾中找出和处理其主要矛盾及矛盾的主要方面,能起到提纲挈领的作用。针对临床病证中标本主次的不同,采取"急则治其标,缓则治其本"的法则,以达到治病求本的目的。标本先后的基本治则,对临床具有重要的指导意义。

(一) 急则治其标

急则治其标,一般适用于病情比较急、症状表现比较重或疾病过程中出现某些危重症状,或症状不除无法进行治疗时,首先治其标。一是病情比较严重,如踝关节扭伤,常因内翻而引起跟腓韧带或距腓前韧带的撕裂或部分断裂,以致关节囊的破裂,毛细血管的断裂、渗出,而出现局限性肿胀(皮下瘀血)、疼痛、功能障碍(跛行等)。在治疗过程中采取远端取穴或用轻柔的手法,达到消肿止痛的作用,24~48小时后,损伤断裂的毛细血管形成凝血机制和侧支循环,再应用推拿手法治疗患病的部位,"本"症很快就会治愈。二是在疾病过程中出现某些危重症状,如大失血疾病,出血为标,出血的病因为本,但出血的趋势危急,故以止血治标为当务之急,出血停止后,再治疗出血的原因以探求其本。三是在发病过程中出现危重症状,或症状不除而影响治疗时,如筋伤中的挫伤多因直接暴力、跌仆撞击或重物挤压,直接导致局部皮下或深部组织损伤为主。轻者局部血肿、瘀血,重者肌肉、肌腱断裂,关节微细错缝或血管神经严重损伤。此时轻者为标,重者为本。及时治疗,消除血肿,则有利于断裂、错缝或严重损伤的恢复。四是某些患有慢性疾病的患者,又复感外邪(外伤),当旧疾缓和,新病较急,应先治新病以治标,待新病治愈后,再治其宿疾以治本。总之,治病求本是治疗的根本原则,急则治其标只是一时权宜之计,是为了更好地治本,一旦标病缓解后,仍当治疗其本,以获恒久之疗效。

(二) 缓则治其本

缓则治其本一般适用于慢性疾病,病势迁延日久,又无急重症状。此时是疾病向痊愈的趋势转化,正气已虚,邪尚未尽之际。如内伤病其来势渐缓,且脏腑气血已衰,必待脏腑精气充足,人体正气才能逐渐恢复。因此,治宜缓图,不可速胜,这对骨伤科和筋伤科治疗尤为重要。例如,对腰椎间盘突出引起的腰腿疼痛或麻木,治疗时应针对椎间隙变窄、神经根水肿等病因病机,相应地采用拉宽椎间隙、解除神经根受压和活血消肿的方法进行治疗。而对于年老肾阳亏损的腰膝酸软,治疗时应配合擦腰骶、八髎、肾俞、命门等温补肾阳的方法以治其本。

(三) 标本同治

标本同治就是标本兼顾,适用于标病与本病俱急的病证。根据病情的需要,标本同治不但并行不悖,更可相得益彰。如腰骶关节错缝引起的剧烈疼痛,局部肌肉常常有明显的保护性痉挛,治疗应先放松肌肉,缓解痉挛,此即治标;待肌肉放松、痉挛解除后实施整复手法,以利错缝顺利回复而达到治愈的目的,此即治本。两者合而用之,便是标本兼治之法。

总之,一般来说,凡病势发展缓慢的,当先治本;发病急剧的,当先治标;标本俱急的,又当标本同治。临床应用过程中还必须以灵活机动的观点来处理疾病,善于抓主要矛盾,借以确定治疗的先后缓急。《素问·标本病传论篇》载有:"谨察间甚,以意调之。间者并行,甚则独行。"由此可以看出,标本先后的治疗法则,是高度原则性和灵活性的统一,其具体应用,可视病情变化适当掌握,但最终目的仍在于抓住疾病的主要矛盾,做到治病求本。

三、扶正祛邪

正与邪是相互矛盾的,是一切疾病发展过程中自始至终存在着的一对基本矛盾。疾病的发生、发展及其表现形式,都是由邪正斗争的消长盛衰所决定的。故扶助正气、祛除邪气是解决正邪矛盾、指导临床治疗的重要法则。

(一) 扶正

扶正是指扶持助长正气的原则,即使用扶助正气的药物或其他疗法,并配合适当的营养、精神调摄和功能锻炼等辅助方法以增强体质、提高机体的抗病能力,达到战胜疾病、恢复健康的目的。如骨伤科疾病除了整复理筋外,还应配合功能锻炼,以尽快地恢复功能活动。

(二) 祛邪

祛邪是消除病邪、提高治愈率的治疗原则,就是利用驱除邪气等药物或其他疗法,以祛除病邪,达到邪去正复、恢复健康的目的。急性筋伤症见瘀血肿胀疼痛、功能障碍,推拿手法治疗时用轻柔的手法治疗。待瘀血肿胀消除后,疼痛会逐渐缓解,功能障碍等症状也会逐渐恢复。

扶正与祛邪是治疗疾病的两种不同的法则,两者相互为用,相辅相成。扶正增强了正气,有助于机体抗御和祛除病邪,此谓"正盛邪自去";祛邪能排除病邪对机体的侵害与干扰,达到保护正气、恢复健康的目的,此谓"邪去正自安"。一般情况下,扶正用于正虚,祛邪用于邪实,虚实并存则应扶正祛邪并施。这种并施并不是扶正与祛邪同用(各半),而是要分清疾病的主次缓急,再决定扶正祛邪的主次和先后。总之,以"扶正不致留邪,祛邪不致伤正"为原则。

四、调整阴阳

中医学理论认为,疾病的发生发展,从根本上说是阴阳的相对平衡遭到破坏,即阴阳的偏盛偏衰代替了正常的阴阳消长,故调整阴阳是推拿治疗的基本原则之一。所谓调整阴阳,是针对机体阴阳偏盛偏衰的变化,采取损其有余、补其不足的原则,使阴阳恢复相对的平衡状态。从根本上讲,人体患病是阴阳间协调平衡遭到破坏,出现了偏盛偏衰的结果,故调整阴阳"以平为期"是中医治疗疾病的根本法则。阴阳偏盛,即阴或阳的过盛有余。阳盛则阴病,阴盛则阳病,治疗时应采用"损其有余"的方法。阴阳偏衰,即正气中阴或阳的虚损不足,或为阴虚,或为阳虚。阴虚而致阳亢者,应滋阴潜阳;阳虚而致阴寒者,应温阳以治阴;若阴阳两虚,则应阴阳双补。如高血压,属阴虚阳亢者,除常规手法外,可采用补肾经的方法,即自太溪始沿小腿内侧面推至阴谷穴,或按揉涌泉穴等。又如阳虚致五更泻,应以温阳止泻的方法,即摩揉丹田,或擦肾俞、命门,或推上七节骨等。由于阴阳是相互依存的,故在治疗阴阳偏衰的病证时,还应注意"阴中求阳,阳中求阴",也就是在补阴时,应佐以温阳;温阳时,配以滋阴;从而使"阳得阴助而生化无穷,阴得阳升而泉源不竭"。此外,阴阳是辨证的总纲,疾病的各种病机变化也均可用阴阳失调加以概括。表里出入、上下升降、寒热进退、邪正虚实,以及营卫不调、气血不和等,无不属于阴阳失调的具体表现。因此,从广义上讲,解表攻里、升清降浊、寒热温清、虚实补泻,以及调和营卫、调理气血等治疗方法,也皆属于调整阴阳的范畴。

五、因时、因地、因人制宜

人是自然界的产物,禀天地之气生,佐四时之法成。自然界天地阴阳之气的运动变化与人体在生理和病理上息息相通,密切相关。人的体质等个体差异对疾病的发生、发展和变化,也有明显的影响。故中医学理论认为,从某种程度上讲,疾病的发生、发展就是天、地、人等诸多因素共同作用的结果。因此,要做到治病求本,不仅要探求疾病的本质,还要审察天地的阴阳、环境的变化、个体的差异,而且在确定治法时必须考虑以上因素。根据具体情况具体分析,区别对待,以采取适宜的治疗方法。

(一) 因时制宜

四时气候的变化,对人体的生理功能、病理变化均产生一定的影响。根据不同季节气候的特点,来制订适宜的治法、方药和其他治疗方法的原则,就是因时制宜。一年四季,有寒热温凉的变迁,故治病时,要考虑当时的气候条件。例如,春夏季节,气候由温渐热,阳气升发,人体腠理疏松开泄,即使外感风寒,推拿手法治疗力度要稍轻,以免使用重刺激手法导致开泄太过,耗伤气阴。而秋冬季节,气候由凉渐寒,阴盛阳衰,人体腠理致密,阳气潜藏于内,推拿治疗时手法力度应稍强,推拿介质多用葱姜水等。

(二) 因地制宜

根据不同的地理环境特点,来制订适宜的治法的原则,就是因地制宜。不同的地理环境,由于气候条件及生活习惯不同,人的生理活动的病变特点也有区别,故治疗方法亦应有所差异。如我国西北地区,地势高而寒冷,其病多寒,治宜温补手法;东南地区,地势低而温热,其病多热,治宜清泻手法。说明地区不同,患病亦异,而治法亦当有别。即使相同的病证,治疗手法的补泻亦当考虑不同地区的特点,在西北严寒地区,推拿手法力度可稍强;而在东南温热地区,推拿手法力度要稍轻。又如地域不同,北方寒冷,南方潮湿,居住环境的不同,对疾病的影响也不同,治疗时也要区别对待。此外,治疗环境也要注意,推拿手法治疗中或手法治疗后患者不可受风,环境要安静而不可嘈杂等。而某些地区还有地方病,治疗时也应加以注意。

(三) 因人制宜

根据患者年龄、性别、体质、生活习惯等不同特点,来制订适宜的治法的原则,即为因人制宜。也就是在治疗时不能孤立地看待疾病,而要看到患者的整体情况。

1. 年龄　年龄不同,生理功能及病变特点亦不同,老年人气血衰少,生机减退,患病多虚证或正虚邪实。治疗时,虚证宜补,而邪实需攻者亦应注意泻后加补,以免损伤正气。小儿生机旺盛,但气血未充,脏腑娇嫩,且婴幼儿生活不能自理,多病饥饱不匀,寒温失调,故治疗小儿,当慎用大热大寒之法。推拿手法治疗时,不同年龄、不同疾病、不同部位,治疗的力度也应有所不同。小儿的生理特点和病理特点有其特异性,推拿治疗的手法应以轻、巧、快和取穴少、治疗时间短为特点,而成人推拿手法则与其相反。对损伤性疾病,根据损伤的时间、部位、程度等,选取适宜的推拿手法治疗,达到治愈疾病的目的。

2. 性别　男女性别不同,各有其生理特点,特别是对妇女经期、怀孕、产后等情况,手法治疗时需加以考虑。如妊娠期,腰骶部和腹部禁用手法,其他部位慎用重刺激手法,产后推拿时还应考虑气血亏虚及恶露情况等。推拿手法治疗疾病时,应注意性别的不同、生理上的差异,尤其女性的月经期、妊娠期。

3. 体质　在体质方面,由于每个人的先天禀赋和后天调养不同,个体素质不仅有强弱之分,而且还有偏寒偏热和素有某种慢性疾病等不同情况,故虽患同一疾病,治疗用药亦当有所区别。推拿手法的力度对体质强者手法可稍重,体质弱者手法可稍轻;肌肉丰厚部可稍重,头面胸腹的肌肉薄弱部手法可稍轻;病变部位浅者手法可稍轻,病变部位较深者手法可稍重。其他如患者的职业、工作条件等也与某些疾病的发生有关,在诊治时也应该注意。

总之,因时、因地、因人制宜的治疗原则,是中医治疗的一大特色,充分体现了中医治疗疾病的整体观念和辨证论治在实际应用上的原则性和灵活性。说明治病必须全面地看待问题,具体情况具体分析,区别对待。

第二节　推拿基本治法

推拿疗法是用手法作用于患者身体的特定部位或穴位进行防治疾病的一种方法,是中医学重要的外治法之一。目前,现代解剖学、生物力学与病理生理学对推拿的指导作用日益受到重视,但推拿疗法仍是以中医基础理论为依据,在辨证论治的基础上,以治病求本、扶正祛邪、调整阴阳等治疗原则指导下开展临床治疗。

推拿治疗的作用取决于以下三种因素:一是推拿手法作用的性质和量;二是被刺激部位或穴位的特异性;三是机体的功能状态。在辨识患者机体的功能状态的前提下,按手法的性质和量,结合治疗部位的特异性,可将推拿治疗方法分为温、通、补、泻、汗、和、散、清八种基本治法,现分述如下。

一、温法

温法,即温热之法。《素问·至真要大论篇》曰:"寒者热之。"可见温法是治疗寒证的一种方法。《素问·举痛论篇》曰:"寒气客于背俞之脉……故相引而痛,按之则热气至,热气至则痛止矣。"说明按摩具有温经止痛的作用。临床上为了达到温热的效果,多使用摩擦、挤压、摆动类手法,治疗时手法多缓慢、柔和,作用时间较长,手法作用部位多在肾俞、命门、气海、关元等穴位。如摩中脘、揉气海、揉关元、一指禅推肾俞、擦命门,具有温补肾阳、健脾和胃、扶助正气、散寒止痛等作用。如治疗五更泄泻患者,可摩中脘、关元以温中散寒;一指禅推肾俞、擦命门以温肾壮阳,从而达到温补命门、健运脾胃的目的。

二、通法

通法,即疏通之法。《素问·血气形志篇》曰:"形数惊恐,经络不通,病生于不仁,治之以按摩醪药。"指出按摩可以治疗经络不通所引起的病证。故凡经络不通之病,宜用通法。《医宗金鉴》曰:"按其经络,以通郁闭之气……"《厘正按摩要术》说"按能通血脉""按也最能通气",可见通法有通壅滞、行气血的作用。中医学认为,"不通则痛""通则不痛",因此,经络不通多表现为痛证,治疗时多以"通"为法。临床上常用挤压类和摩擦类手法,手法要刚柔兼施。如用推、拿、搓法于四肢,则能通调经络;拿肩井则有通气机、行气血的作用;点、按背俞穴可通畅脏腑的气血;搓胁肋以疏肝理气。成人推拿以治疗运动系统疾病为主,这些疾病临床多表现出疼痛症状,故近年来有人在治疗运动系统疾病时,围绕"通则不痛"并结合现代解剖学与生物力学,提出了"顺则通""松则通""正则通"的推拿治疗方法。例如,在肩周炎的粘连期使用肩关节扳法,治疗腰椎间盘突出症和腰椎关节突关节紊乱时使用腰部斜扳法,运用理筋手法治疗落枕和急性腰肌扭伤等,都是推拿通法的具体应用,但其实质仍然不外乎通法的通壅滞、行气血作用。

三、补法

补法,即补虚之法。经云:"虚则补之。"可见补法适应于一切虚证如气血津液不足、脏腑功能衰退等病证。《素问·离合真邪篇》就有"不足者,补之奈何……推而按之"的记载。为了达到补的效果,手法通常以摆动类、摩擦类为主,手法宜轻柔,不宜过重,明代周于藩曰:"缓摩为补"推拿临床常用补法有补脾胃、补腰肾的方法。补脾胃即增强脾胃的运化功能,起到健脾和胃、补中益气的作用。推拿治疗时常用一指禅推法、摩法、揉法在腹部做逆时针方向治疗,重点在中脘、天枢、气海、关元穴;再用按法、擦法在背部膀胱经治疗,重点在胃俞、脾俞。补腰肾的主要作用是培补元气以壮命门之火,治疗时可在命门、肾俞、志室等穴位用一指禅推法或擦法,再用摩法、揉法、按法在腹部的关元、气海穴上进行治疗。

四、泻法

泻法,即泻实之法。经云:"实则泻之。"可见泻法适应于一切实证。临床上一般可用摆动、摩擦、挤压类手法治疗,手法的力量稍重,手法频率应由慢而快。如食积便秘,可用一指禅推法或揉法操作于神阙、天枢两穴,再顺时针方向摩腹和揉长强,以通腑泻实。泻法与补法在小儿推拿尤应讲究,补法与泻法作用效果完全相反,临床上应辨别病证的虚实,或用补法,或用泻法,或平补平泻。

补法和泻法的操作与手法方向、力度、操作时间和缓急相关。如按手法方向,"向心为补、离心为泻""旋推为补、直推为泻""顺经为补、逆经为泻";如按手法力度,"轻揉为补,重揉为泻";如按手法操作时间,"长时为补、短时为泻";如按手法缓急,"缓摩为补、急摩为泻",这些可供临床参考。

五、汗法

汗法,即发汗之法。《素问·至真要大论篇》云:"其在皮者,汗而发之。"《素问·生气通天论篇》云:"体若燔炭,汗出而散。"王冰注:"风邪之气,风中于表,则汗法能解表,开通腠理,有祛风散寒的作用。"可见发汗之法可使病邪从表而散,临床上适用于表证。操作时选穴以肩井、风池、风府为主穴,手法以挤压类和摆动类手法为主。如一指禅推风池、风府,按拿合谷、外关,可祛风解表;按揉大椎、风门、肺俞,可祛风散热、通经宣肺。小儿外感则要配合开天门、推坎宫、掐二扇门。表证分风寒和风热两种,在施行推拿手法时应区别对待。对于风寒外感者,用先轻后重的拿法加强刺激,步步深入,使全身汗透,达到祛风散寒的目的。对于风热外感者,则用轻的拿法,宜柔和轻快,使患者腠理疏松,肌表微微汗出,邪贼自散。

六、和法

和法,即和解之法。《素问·至真要大论篇》云:"谨察阴阳所在而调之,以平为期。"可见,"和"含调和之意。和法具有调和气血、调理脏腑的功效,适应于气血不和、脏腑失调的病证。当病在半表半里而不宜汗、不宜吐、不宜下者,此时也可应用和解之法。推拿运用此法,手法应平稳而柔和,频率稍缓,常运用振动类和摩擦类手法治疗,多用于气血不和、经络不畅、肝脾不调所引起的病证,如胃脘痛、月经不调等。在临床的具体操作中,拿肩井能和一身之气血;推揉膀胱经背俞穴,可调和脏腑阴阳;揉板门,可调和脾胃;搓胁肋,可疏肝和胃;分腹阴阳,可健脾和胃,理气消食,止呕吐、腹胀、厌食;推四横纹,可调和上下之气血,治身体瘦弱而不欲饮食者;捏脊,有调阴阳、理气血、和脏腑、通经络、培元气的功效。

七、散法

散法,即消散、疏散之法。《素问·举痛论篇》指出:"寒气客于肠胃之间,膜原之下,血不得散,小络急引故痛,按之则血气散,故按之痛止。"说明散法有散血气的功能。"摩而散之,消而化之",说明散法可以疏散和化除结聚,适用于一切结聚的病证,诸如脏腑之结聚、气血之瘀滞、痰湿之积滞等,即《素问·至真要大论篇》所指"结者散之"。临床上对于气滞、血瘀、积聚均可运用散法。推拿所用的散法一般以摆动类和摩擦类手法为主,手法要求轻快柔和。如饮食过度、脾失健运所致的胸腹胀满、痞闷,可用摩擦类手法散之;肝气郁滞所致的胁肋疼痛,常以抹双胁、搓胁肋的方法散之;有形凝滞积聚,可用一指禅推、摩、揉、搓等手法散之。

八、清法

清法,即清热之法。《素问·至真要大论篇》曰:"温者清之。"清法具有清热凉血、清热驱暑、生津除烦等作用,适应于热性病。一般用摩擦类手法,手法要求刚中带柔。推拿介质多用清水、滑石粉等。在临床操作中,如病在表者,当治以清热解表,多用开天门、推坎宫手法;表实热者,多用逆经轻推背部膀胱经、推大椎等;表虚热者,宜顺经轻推背部膀胱经、顺揉太阳穴等;病在里且属气分大热者,当清其气分之邪热,逆经轻推脊柱、掐揉合谷、外关等;阴亏虚热者,可轻擦腰部、推涌泉、清天河水等;血分实热者,当逆经重推脊柱、退六腑。

第三章 推拿临床常用诊断方法

推拿治疗疾病,在临床上广泛适用于骨伤、内、外、妇、儿等各科疾病。全面的临床检查、正确的诊断是制定推拿治疗方案和实施推拿治疗的前提。在临床进行诊察时要以中医基本理论为依据,遵循中医诊疗的整体观念,结合西医学基本知识,运用中医的望、闻、问、切和西医的视、触、叩、听等检查方法全面查体,分清主次,判断病情,同时还要结合必要的物理检查、实验室辅助检查和 X 线、CT、MRI 等检查方法,全面了解患者的全身情况和局部症状、体征,对疾病进行综合分析,正确诊断,从而确定治疗措施。在整个诊疗过程中,诊法起着关键的作用。

中医的望、闻、问、切四种诊断方法,西医的视、触、叩、听的诊断方法及各诊法的注意事项,物理检查、实验室辅助检查和 X 线、CT、MRI 等检查方法,始终贯穿在推拿治疗的诊治过程中,具体内容请参照《中医诊断学》《西医诊断学》教材。本教材主要介绍推拿治疗学中骨伤科疾病常用检查法。

第一节　临床检查方法

一、头颈部检查

(一) 望诊

望诊检查时,应从患者进入诊室开始注意观察,有以下几项。

(1) 头部有无畸形,颜面是否对称。如小儿肌性斜颈患者头部向一侧倾斜,颜面多不对称,一侧胸锁乳突肌明显隆起。寰枢椎关节脱位患者,下颌偏向一侧,头部不能转动,感觉沉重,需用手扶持头部,加以保护。强直性脊柱炎颈椎强直的患者,垂头驼背,头部旋转不灵,视侧方之物困难,必全身随之转动。颈椎结核椎体破坏较重的患者，头部不能自由转动，多以手托住下颌固定头部预防神经受压。

（2）颈椎的生理前屈是否正常，有无平直或局限性后凸、侧屈、扭转等畸形，如颈椎结核、骨折患者常出现角状后凸畸形。

（3）颈部肌肉有无痉挛或短缩。

（4）颈部皮肤有无瘢痕、窦道、寒性脓肿。寒性脓肿多为颈椎结核，高位病变注意观察咽后壁有无脓肿，低位病变则脓肿多在颈部出现。

（5）颈部两侧软组织有无局限性肿胀或隆起。双肩是否对称，是否在同一水平，两侧肩胛骨内缘与中线的距离是否相等，如先天性高肩胛症等。

（6）双上肢有无肌肉萎缩，肌力减弱，功能受限等。

（二）触诊

检查时嘱患者取坐位，医者自枕骨粗隆开始向下逐个棘突依次进行触诊，触摸棘突、棘突间隙及两侧肌肉。注意检查棘突是否偏歪，压痛点是在棘突的中央区还是在两侧，并由轻而重地测定压痛点是位于浅层还是位于深部，一般浅层压痛多系棘间韧带、棘上韧带或皮下筋膜的疾患。若压痛点在颈椎的横突部位，则表示关节突关节可能有炎症或损伤。若在下颈椎棘突旁和肩胛骨内上角处有压痛，同时向一侧上肢有放射性疼痛，多为颈椎病。在棘间韧带或项肌有压痛，可能为扭伤或落枕。触摸棘突是否偏斜及偏斜的方向，以便手法整复时参考。颈椎棘突连线上，若触摸到硬节或条索状物，可能为项韧带钙化。

（三）功能检查

颈部运动检查时，嘱患者坐位，头正直，固定双肩，使躯干不参与颈椎的运动，然后再做各方向活动（图3-1）。

1. **屈伸运动** 嘱患者头尽量前倾，正常时下颌可以触到胸部，为35°～45°；检查后伸时，嘱患者头尽量后仰，正常时恰好可以看到头顶上的天花板，为35°～45°。

2. **旋转运动** 嘱患者向一侧转动头部，正常时下颌几乎可以触及同侧肩部，为60°～80°。然后再转向对侧，双侧对比。

3. **侧屈运动** 嘱患者将耳朵向肩部靠近，正常时头部可倾斜45°。

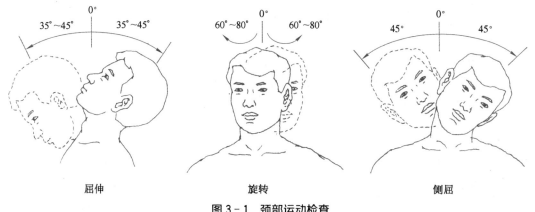

屈伸　　　　　　　旋转　　　　　　　侧屈

图3-1 颈部运动检查

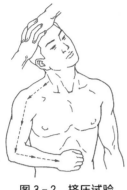

图 3-2 挤压试验

（四）特殊检查

1. 挤压试验　患者坐位，医者双手交叠置于患者头顶，并控制颈椎在不同的角度下（如使头部后伸并向患侧倾斜）进行按压（图 3-2）。如出现颈部疼痛或上肢放射痛，即为阳性反应。挤压试验的机制在于使椎间孔缩小，加重对颈神经根的刺激，故出现疼痛或放射痛。

2. 分离试验　患者正坐位，医者两手分别托住患者下颌和枕部，向上牵拉。如患者能感到颈部和上肢疼痛减轻，即为阳性。分离试验的机制是拉开并扩大狭窄的椎间孔，舒展小关节囊，减轻对神经根的挤压和刺激，使疼痛减轻。

3. 臂丛神经牵拉试验　患者坐位，头微屈，医者立于患侧，一手置患侧头部，另一手握患腕做反向牵引，此时牵拉臂丛神经（图 3-3）。若患肢出现窜痛麻木，则为阳性，提示臂丛神经受压，临床上多见于神经根型颈椎病。

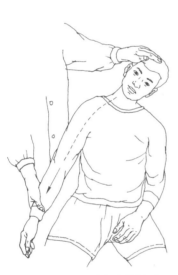

图 3-3 臂丛神经牵拉试验

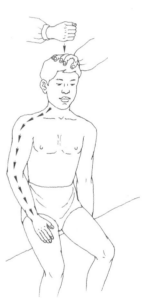

图 3-4 叩顶试验

4. 叩顶试验　患者正坐，医者用拳隔手掌叩击患者头顶（图 3-4）。如引起颈痛并有上肢窜痛和麻木感，提示颈神经根受压；如引起患侧腰腿痛者，提示腰神经根受压。

5. 深呼吸试验　患者端坐位，两手置于膝部，医者先比较两侧桡动脉搏动力量，然后让患者尽力后伸颈部做深吸气，并将头转向患侧，同时下压肩部，再比较两侧脉搏或血压，往往患侧脉搏减弱或消失、疼痛加重。相反，抬高肩部，头面转向前方，则脉搏恢复，疼痛缓解。提示有无颈肋和前斜角肌综合征。

检查时重点观察运动是否自如，有无运动障碍，要排除代偿动作。对颈椎骨折脱位者，不要做运动检查，防止造成脊髓损伤。

二、腰背、骨盆部检查

（一）望诊

生理弯曲　先让患者脱去上衣，下部需要显露出两侧髂嵴。患者站立位，背向医者，头胸部挺直,目向前视,两手下垂,双足并拢。从后观察,正常时两肩平行对称,两肩胛骨内角与第3胸椎棘突同一水平。两肩胛骨下角与第7胸椎棘突同一水平。所有胸腰椎棘突都在背部正中线上,即自枕骨结节至第1骶椎棘突连线上。两髂嵴连线与第4腰椎棘突同一水平。除此还要观察胸椎正常生理向后弯曲度和腰椎向前弯曲度是否存在,一般青年人胸椎生理后凸较小,而腰椎生理前屈较大。老年人则胸椎后凸较大,而腰椎生理前屈较小。检查时必须认真观察,注意发现异常改变。

(二) 触诊

对腰背部进行触诊检查时,所采取的体位往往不是固定的,根据需要可以是立位、坐位或者卧位。一般检查背部取坐位,下腰部取卧位。检查顺序是从上向下,先触到第1胸椎棘突,然后按顺序向下触摸直至骶骨嵴,重点检查每个棘突排列是否整齐;有无侧移及后凸畸形;棘突上有无压痛,一般浅压痛多为棘上韧带损伤,深压痛往往是椎体病变,如椎体压缩性骨折、脱位、结核、肿瘤等。棘突之间压痛常为棘间韧带损伤、退变、钙化,或有吻性棘突,尤以腰骶棘突间发生最多。肩背部肌筋膜炎,在背部可有广泛压痛点,常常发生在棘突旁、肩胛骨内上角、冈下肌、菱形肌、大圆肌等处。腰部常在第3腰椎横突、两侧髂嵴外缘、髂后上棘等部位。在腰背部如果发生肿物,要认真触摸判断准确,临床上常为结核性脓肿或肿瘤,要根据肿物大小、软硬程度、有无波动、疼痛性质进行分析判断。

(三) 功能检查

胸腰段脊椎运动检查法共有 4 种类型(图 3-5)。

1. 前屈运动 正常腰椎前屈可达 80°～90°。如不易测算,也可测手指和足趾间距离,即双手指伸直,中指与足趾间距离。

2. 后伸运动 正常可达到 30°。同时要仔细观察每个节段的变化情况,注意发生疼痛反应和运动障碍的部位,以便分析定位。

3. 侧屈运动 正常侧屈可达 20°～30°。

4. 旋转运动 正常者可达到 30°。

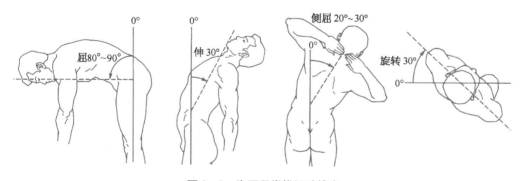

图 3-5 胸腰段脊椎运动检查

(四) 特殊检查

1. 挺腹试验 患者仰卧位,令其将腹部挺起,腰部离开床面,同时嘱患者咳嗽(图 3-6)。如引起腰痛者,即为阳性,提示腰神经根受压。

2. "4"字试验 又称盘腿试验。患者仰卧位,健侧下肢伸直,患侧髋关节稍外展、屈膝,将外踝搁在健侧膝部上方,形成"4"字。医者一手压住健侧髂前上棘以固定骨盆,另一手握住患侧膝部向上扳或向下压(图3-7)。如上扳或下压时产生疼痛,即为试验阳性,提示患侧骶髂关节或髋关节有病变。

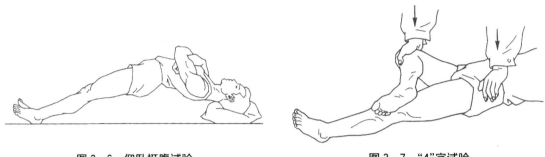

图3-6　仰卧挺腹试验　　　　　　　　　　　图3-7　"4"字试验

3. 坐骨神经特殊检查法　凡是腰痛的患者特别是同时伴有病侧下肢后侧放射痛者,应做以下试验检查。

(1)直腿抬高试验及加强试验:患者仰卧位,医者一手握患者足部,另一手保持膝关节在伸直位,将两下肢分别做直腿抬高动作(图3-8)。正常时,两下肢同样能抬高80°以上,除腘窝部有紧张感外,并无疼痛或其他不适。若一侧下肢或双下肢抬高幅度降低,不能继续抬高,同时伴有下肢放射性疼痛,则为直腿抬高试验阳性,提示有腰椎间盘突出症、梨状肌综合征、马尾神经瘤及其他椎管内占位性病变,应记录其抬高的度数。当直腿抬高到最大限度的角度时将足踝背屈,如引起患肢放射性疼痛加剧者,即为加强试验阳性。借此可以区别由于髂胫束、腘绳肌或膝关节后关节囊紧张所造成的直腿抬高受限。

(2)健腿直腿抬高试验:检查健侧腿直腿抬高试验时,如引发患肢坐骨神经放射性痛者,为阳性,提示有较大的腰椎间盘突出症或中央型腰椎间盘突出症。

(3)屈颈试验:患者坐位,两下肢伸直,此时坐骨神经已处于一定紧张状态,然后向前屈颈而引起患侧下肢放射痛即为阳性(图3-9)。这是因为屈颈时,从上方来牵扯硬脊膜和脊髓而刺激神经根。

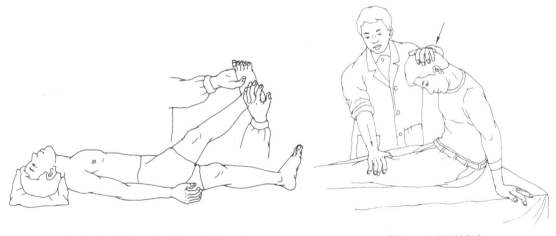

图3-8　直腿抬高试验及加强试验　　　　　　图3-9　屈颈试验

4. 股神经特殊检查法　股神经由第2、第3、第4腰神经根汇集而成,故腰部疾患也常导致该神经受损,临床常用下列几项特殊检查。

(1)股神经紧张试验：患者俯卧位，医者一手固定患者骨盆，另一手握患肢小腿下端，膝关节伸直或屈曲，将大腿强力后伸(图3-10)。如出现大腿前方放射样疼痛，即为阳性，提示可能有股神经根受压。

(2)屈膝试验：患者俯卧位，两下肢伸直。医者一手按住其骶髂部，另一手握患侧踝部，并将小腿抬起使膝关节逐渐屈曲，使足跟接近臀部(图3-11)。若出现腰部和大腿前侧放射性痛，即为阳性，提示股神经损害，并可根据疼痛的起始位置以判断其受损的部位。

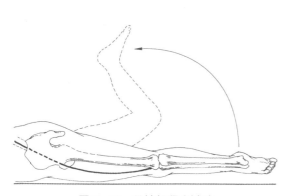

图3-10 骨神经紧张试验

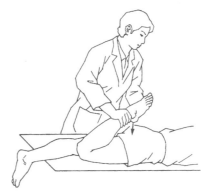

图3-11 屈膝试验

5.骨盆挤压试验 用于诊断骨盆骨折和骶髂关节病变。患者仰卧位，医者两手分别放于髂骨翼两侧，两手同时向中线挤压，如有骨折则会发生疼痛，称骨盆挤压试验阳性。或嘱患者采取侧卧位，医者一手放于上侧髂骨部，向下按压(图3-12)，后法多用于检查骶髂关节病变。

6.骨盆分离试验 多用于检查骨盆骨折及骶髂关节病变。患者仰卧位，医者两手分别置于两侧髂前上棘部，两手同时向外推按髂骨翼，使之向两侧分开(图3-13)。如有骨盆骨折或骶髂关节病变，则局部发生疼痛反应，称为骨盆分离试验阳性。

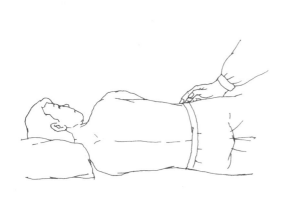

图3-12 骨盆挤压试验(侧卧位)

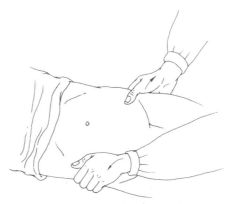

图3-13 骨盆分离试验(仰卧位)

7.床边试验 用于检查骶髂关节病变。患者平卧位，患侧臀部置于床边，健侧腿尽量屈膝、屈髋。医者一手按住膝部，使大腿靠近腹壁，另一手将患腿移至床边外，用力向下按压使之过度后伸，使骨盆沿着横轴旋转(图3-14)，如骶髂关节发生疼痛则为试验阳性。

8.单髋后伸试验 用于检查骶髂关节病变。患者俯卧位，两下肢并拢伸直。医者一手按住骶

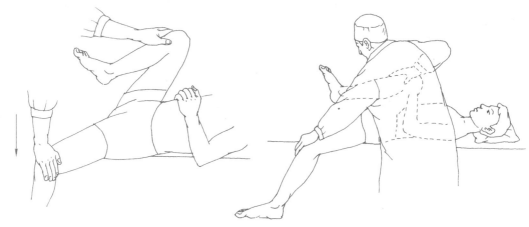

图 3-14　床边试验

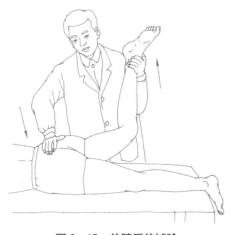

图 3-15　单髋后伸试验

骨中央部,另一手肘部托住患侧大腿下部,用力向上抬起患肢,使之过度后伸(图 3-15),如骶髂关节疼痛则为阳性。

三、胸腹部检查

(一)望诊

胸部检查需广泛暴露胸廓,先观察胸式呼吸是否存在,有严重胸部创伤的患者为减轻疼痛,多采用腹式呼吸。除此之外,还要注意是否出现反常呼吸和畸形,多发性肋骨骨折患者,可出现反常呼吸,胸部可明显塌陷;单发肋骨骨折则不明显。如无外伤史,胸廓一侧隆起,另一侧变平,常常是由于胸椎侧屈畸形造成的。在肋软骨部,如有局限性高凸,皮色不变,质硬不移动,多是肋软骨炎。如发生在胸壁浅层,质软有波动,则为胸壁结核或局限性脓肿。

腹部检查应重点观察有无腹部膨隆,有无局限性包块,腹式呼吸是否存在,局部有无瘀血。同时,要区分上腹部还是下腹部损伤,骨盆骨折时常出现下腹部血肿和瘀斑。

(二)触诊

胸部检查前嘱患者用手指出疼痛或病变部位,使医者有目标性。检查肋骨骨折时,医者用示指和中指分别置于肋骨两侧,顺着肋骨的走行方向,从后向前下方滑动,如有骨折移位,则能触到骨折断端和压痛。亦可用拇指从肋骨背面由后向前细细触摸,骨折不明显时在骨折处可触及压痛点。

1. 胸廓挤压试验　用于诊断肋骨骨折和胸肋关节脱位。检查分两步:先进行前后挤压,医者一手扶住后背部,另一手从前面推压胸骨部,使之产生前后挤压力(图 3-16)。如有肋骨骨折时,则骨折处有明显疼痛感或出现骨擦

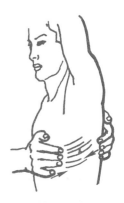

图 3-16
胸廓挤压试验

音;再行侧方挤压,用两手分别放置胸廓两侧,向中间用力挤压,如有骨折或胸肋关节脱位,则在损伤处出现疼痛反应。

腹部检查重点应注意脏器损伤,无论是肝脾损伤或是空腔脏器损伤,均有明显的腹肌紧张。先触摸肝区、脾区有无压痛;肝浊音界是否消失;有无移动性浊音;肠鸣音是否存在,以及有无亢进或减弱。其他部位触痛应注意有无膀胱损伤、尿道损伤、肾实质损伤等。结合全身情况尽早判断有无活动性出血。如有腹腔肿物,除创伤血肿外,临床上与骨伤科有关的最常见于腰椎结核、寒性脓肿和椎体肿瘤。触诊时还要摸清肿物大小、边界软硬程度、表面光滑度、有无波动、移动度,触痛反应敏感程度等均应仔细区别,以便判断损伤性质。

2. *腹壁反射*　患者仰卧位,下肢屈曲,放松腹肌,医者用钝尖物由外向内,轻而迅速地划其两侧季肋部、脐平面和腹壁皮肤。正常时可见到腹肌收缩。上腹壁反射中心在脊髓第7~8胸段,中腹壁反射中心在脊髓第9~10胸段,下腹壁反射中心在脊髓第11~12胸段。一侧腹壁反射消失见于锥体束损害,某一水平的腹壁反射消失提示相应的周围神经和脊髓损害。

四、上肢部检查

肩部及上肢部检查

(一) 望诊

首先观察肩部肿胀,任何一种较严重的肩部外伤,均可能引起不同程度的肩部肿胀,如肩关节挫伤、牵拉伤和腱袖破裂等筋腱损伤。肩部骨折脱位时,肿胀更为明显。急性化脓性肩关节炎,肩部肿胀且局部灼热,压痛明显。

肩部畸形常常采取双侧对比法。致使患侧肩部下垂的疾病有锁骨骨折、肩关节脱位等,为缓解肌肉牵拉性疼痛,患者肩部往往向患侧倾斜,失去了正常两肩平衡对称的外观表现。此外,由于臂丛神经损伤或偏瘫造成的肩部周围的肌肉组织麻痹,也会出现垂肩畸形。肩关节脱位时,肱骨头离开正常的组织结构外,肩峰显得异常突出,肩峰下空虚而出现“方肩”畸形。肩部肌肉萎缩和腋神经麻痹时,亦可发生肩关节半脱位,而表现为“方肩”畸形。先天性高肩胛症出现肩胛高耸,如为双侧则颈项部就显得非常短,出现颈部短缩畸形。前锯肌麻痹致肩胛胸壁关节松动,肩胛骨向后凸起,如为双侧性则像鸟的翅膀一样,称翼状肩胛。但要注意与脊柱侧屈而引起的肩胛骨后凸畸形相鉴别。肩上部局限性高凸畸形,临床上常多见于肩锁关节脱位。锁骨骨折,可在肩前部出现高凸畸形。

肩部肌肉萎缩多出现在疾病的晚期,如肩部骨折长期固定,肌肉可出现废用性肌萎缩。如有神经损伤而肌麻痹,失去运动功能,则出现神经性肌萎缩。肩关节化脓性炎症、结核和肩关节周围炎、肩部肿瘤等疾病,肩关节运动受限,也往往出现肌肉萎缩,检查时要认真进行两侧对比。

(二) 触诊

肩部筋伤主要是触摸压痛点和退化变性的肌腱,临床上较常见的疾病有肩关节周围炎,其压痛点多在肱骨大、小结节间沟,喙突和冈上窝部,后期形成广泛性粘连而发生功能障碍。肱二头肌长头肌腱炎压痛点多局限于结节间沟,并可触及紧张痉挛的肱二头肌长头肌腱。肱二头肌短头肌腱炎,压痛点多局限于喙突。肩峰下滑囊炎,压痛广泛,但主要位于肩峰下方。冈上肌肌腱炎或冈上肌腱断裂,压痛点位于肱骨大结节尖顶部,肩关节外展时出现疼痛弧(当肩关节外展60°时,肩部逐渐开始疼痛,加重,至120°时疼痛逐渐缓解并消失,此为疼痛弧)。肩背部筋膜炎,可在背部肩胛骨周围,触及多个压痛点或结节样物。

(三) 功能检查

患者站立位,医者立于被检查者一侧(图 3 - 17)。

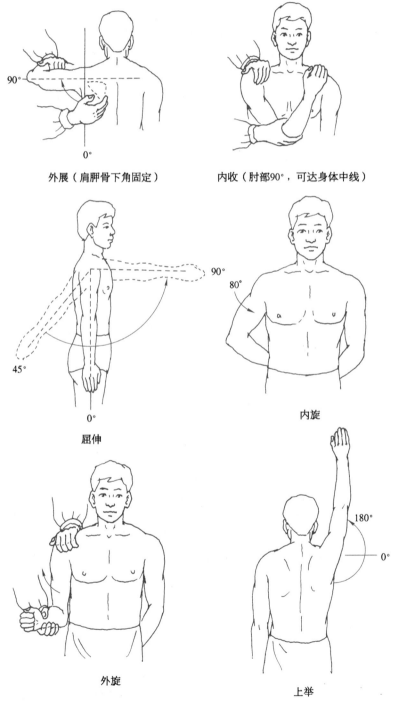

外展(肩胛骨下角固定)　　　　内收(肘部90°,可达身体中线)

屈伸　　　　　　　　　　　　　内旋

外旋　　　　　　　　　　　　　上举

图 3 - 17　肩关节运动检查

1. 前屈运动　正常可达 90°,检查时一手固定患侧肩部,嘱其向前抬起上肢,参与前屈运动的主要肌肉是三角肌前部和喙肱肌。

2. 后伸运动　正常可达 45°,检查时嘱患者将上肢后伸,参与后伸运动的主要肌肉是背阔肌和大圆肌。

3. 外展运动　正常可达 90°,检查时嘱患者屈肘 90°,然后做上臂外展运动,参与外展运动的主要肌肉是三角肌和冈上肌。

4. 内收运动　正常可达 45°,检查时嘱患者屈肘,上臂置胸前向内移动,参与内收运动的主要肌肉是胸大肌。

5. 外旋运动　正常可达 30°,检查时嘱患者屈肘 90°,医者一手扶肘部,另一手扶腕部,使上臂做外旋动作,参与外旋运动主要肌肉是冈下肌和小圆肌。

6. 内旋运动　正常可达 80°,检查时嘱患者屈肘 90°,前臂内收到胸前,或将前臂绕到背后部摸到对侧肩胛下角为正常,参与内旋运动主要肌肉是肩胛下肌和背阔肌。

7. 上臂上举　是肩部所特有的运动。进行上举动作时上臂可以沿着冠状面举起或矢状面举起。在沿冠状面举起的过程中,肱骨头必须随之发生相应的外旋。在沿矢状面举起的过程中,则需发生相应的内旋。因此,肱骨头外旋或内旋运动的限制,会影响上举动作的完成。上举是一个比较复杂的动作,能够完成此动作就说明肩部功能基本良好。

(四) 特殊检查

1. 搭肩试验　患者屈肘,如手能搭到对侧肩部的同时,肘部能贴近胸壁为正常(图 3 - 18)。若患者不能完成上述动作,或仅能完成两动作之一者为阳性,提示有肩关节脱位的可能。

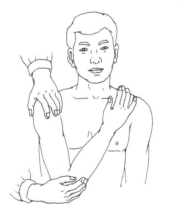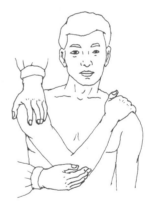

图 3 - 18　搭肩试验

2. 落臂试验　患者站立,先将患肢被动外展 90°,然后令其缓慢地向下放,如果不能慢慢放下,出现突然直落到体侧则为阳性,说明有肩袖破裂存在。

3. 肱二头肌抗阻力试验　患者屈肘 90°,医者一手扶其肘部,另一手扶其腕部,嘱患者用力做屈肘及前臂旋后动作,医者给予阻力,如出现肱二头肌腱滑出或结节间沟处产生疼痛为阳性征,前者为肱二头肌长头腱滑脱,后者为肱二头肌长头肌腱炎。

4. 疼痛弧试验　嘱患者肩外展或被动外展患肢,当外展到 60°~120° 范围时,冈上肌肌腱在肩峰下摩擦,肩部出现疼痛为阳性征,这一特定区域的外展痛称疼痛弧(图 3 - 19)。

5. 冈上肌肌腱断裂试验　嘱患者肩外展,当外展在 30°~60° 时可以看到患侧三角肌用力收缩,

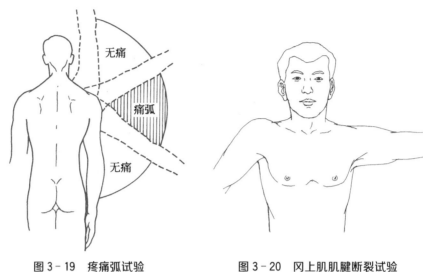

图 3 - 19　疼痛弧试验　　　　图 3 - 20　冈上肌肌腱断裂试验

但不能外展上举上肢,越用力越耸肩。若检查者被动外展患肢越过 60°,则患者又能主动上举上肢(图 3 - 20)。这一特定区外展障碍为阳性征,说明有冈上肌肌腱的断裂或撕裂。

肘部及前臂部检查法

（一）望诊

1. 检查肘部肿胀　对肘关节有明显肿胀外观的患者,检查时必须认真区分是关节内肿胀还是关节外肿胀,是全关节肿胀还是局限性肿胀。对肿胀性质也必须仔细分析,是外伤性肿胀还是化脓性炎症,是风湿,结核或是肿瘤等。

2. 检查肘部畸形

肘外翻:正常的肘关节伸直时,可有生理性外翻角(即携带角),男性 5°～10°,女性 10°～15°,此角超过 15°即为肘外翻畸形。常见于先天性发育异常、肱骨下端骨折对位欠佳,或在外伤中损伤了肱骨下端骨骺,而在生长发育中逐渐形成畸形。肘外翻患者,由于尺神经经常受到牵拉或磨损,晚期常发生尺神经炎,甚者出现神经麻痹。

肘内翻:指前臂正常生理外翻角消失,且向内构成角度。临床上最常见的原因是尺偏型肱骨髁上骨折复位不良形成的发育型畸形,在髁上骨折中约有 30％发生肘内翻。主要原因是骨折复位不佳,或由于骨骺损伤造成生长发育障碍。

（二）触诊

触肘后三角,肘关节屈曲 90°时,肱骨外上髁、内上髁和尺骨鹰嘴突三点连线构成的等腰三角形,称肘后三角。当肘关节伸直时,则三点在一条直线上。临床上通过检查三点关系的变化来判断肘部骨折或脱位。

（三）功能检查(图 3 - 21)

1. 屈肘运动　肘关节正常屈曲可达到 130°～150°,主要屈肘肌肉是肱二头肌。

2. 伸肘运动　肘关节正常伸直为 0°～10°,主要伸肘肌肉是肱三头肌。

3. 旋转运动　前臂的旋转运动主要是由桡尺近、远侧关节来完成,肱桡关节则次之,当前臂发

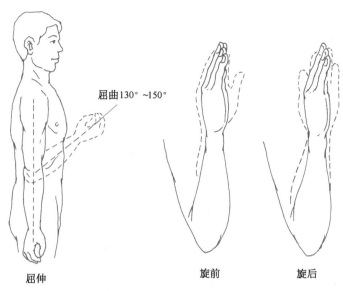

屈曲130°~150°

屈伸　　　旋前　　　旋后

图 3-21　肘关节运动检查

生旋转时,主要是桡骨围绕尺骨转。正常前臂旋后可达80°~90°,主要旋后肌肉是旋后肌和肱二头肌。旋前运动主要由旋前圆肌和旋前方肌完成,正常前臂旋前可达 80°~90°。

（四）特殊检查

1. 网球肘试验　前臂稍弯曲,手呈半握拳,腕关节尽量屈曲,然后将前臂完全旋前,再将肘伸直(图 3-22)。如在肘伸直时,肱桡关节的外侧发生疼痛,即为阳性。

2. 腕伸、屈肌紧张（抗阻力）试验　令患者握拳、屈腕,医者按压患肢手背,患者抗阻力伸腕,如肘外侧疼痛则为阳性,提示肱骨外上髁有炎性病灶;反之,如令患者伸手指和背伸腕关节,医者以手按压患者手掌,患者抗阻力屈腕,肘内侧痛为阳性,提示肱骨内上髁炎或病变。

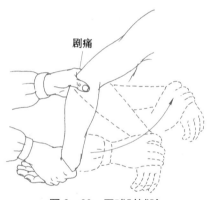

剧痛

图 3-22　网球肘试验

腕和手部检查

（一）望诊

1. 腕和手部肿胀

（1）腕关节肿胀:腕关节出现肿胀,表明有关节内损伤或关节内病变。严重腕关节挫伤时,韧带或关节囊撕裂,关节肿胀明显。急性化脓性腕关节炎发生较少,一旦发生,则腕关节肿胀就会显著。腕关节结核肿胀发展缓慢,腕关节呈梭形变,不红不热。而风湿性关节炎肿胀发展迅速,时肿时消,且往往是对称性肿胀。

（2）鼻咽窝部肿胀:正常生理凹陷消失,或有明显的肿胀,多为腕舟骨骨折。

（3）腕背侧肿胀:临床上多见于指伸肌腱腱鞘炎,同时伴有局部疼痛,屈伸手指受限。此外,月骨坏死、腕骨骨折往往在腕背侧肿胀明显。但要与腱鞘囊肿相鉴别,囊肿是孤立局限的包块,有明显的界线,多为劳损形成。

(4)掌指关节与近端指骨间关节肿胀:多由外伤原发产生,近端指骨间关节挫伤形成的肿胀在临床上比较多见。如无明显外伤,指骨间关节多发性梭形肿胀,为周围型类风湿关节炎。

2. 腕和手部畸形

(1)爪形手:畸形若由前臂缺血性肌挛缩形成,则为手的掌指关节过伸,而近端指骨间关节屈曲,形似鸟爪。若由尺神经损伤或臂丛神经损伤形成,则表现为指骨间关节半屈,掌指关节过伸,第4、第5指不能向中间靠拢,小鱼际肌萎缩。若由烧伤形成爪形手,则有明显瘢痕和并指畸形。

(2)猿手(扁平手、铲形手):主要是由于正中神经和尺神经同时发生损伤,表现为大、小鱼际肌肌萎缩,掌部的两个横弓消失,使掌心变为扁平,形如猿手。

(3)腕下垂:主要由桡神经损伤引起,桡神经损伤后,前臂伸腕麻痹,不能主动伸腕,形成腕下垂畸形。此外,前臂腕伸肌腱的外伤性断裂,亦可形成"垂腕"畸形。

3. 手部肌肉萎缩

(1)大鱼际肌萎缩:临床上多由于正中神经损伤的肌麻痹形成,或腕管综合征正中神经长期受压引起。此外,大鱼际肌本身的损伤和颈神经根性颈椎病后期亦可造成。

(2)小鱼际肌萎缩:由尺神经损伤或尺神经炎所引起,偶见于颈椎病及局部外伤。

(3)骨间肌萎缩:掌侧骨间肌萎缩,由于正常解剖位置关系,临床表现不明显。而背侧骨间肌因位于手背的掌骨间,萎缩时能够清楚地看到,其中第1、第2背侧骨间肌最容易显露,常由尺神经麻痹、损伤或受压引起。

(二)触诊

1. 腕和手部肿胀　腕骨骨折一般不易触到,但桡骨和尺骨茎突骨折发生分离移位时,往往在茎突下方能触到游离骨块。月骨脱位时,在腕掌侧中央部能触到向前移位的骨块。腕背侧触得形状大小不一、边界清楚的孤立性囊性肿物多为腱鞘囊肿。桡骨茎突狭窄性腱鞘炎急性炎症期,可触及局部明显高凸,内生软骨瘤发生在指骨者最多,骨体向外肿大变粗,呈梭形,触之质硬,无移动,边界不清。

2. 腕和手部压痛　在腕关节周围,如有广泛压痛,多属腕关节疾病及腕部较严重挫伤。局部如有明显压痛,则为局灶性病变。腕部损伤,若鼻咽窝部压痛,多为腕舟骨骨折。腕掌侧正中压痛,可能是月骨脱位或骨折。在腕背侧正中压痛多为指伸肌腱腱鞘炎,桡尺远侧关节间和尺骨头下方压痛多为腕三角软骨损伤、桡尺远侧关节脱位。腕管综合征的压痛点,多在腕掌侧横纹下正中部大小鱼际之间。若掌指关节掌侧面有压痛(即掌骨头部),多是屈指肌腱腱鞘炎或腱鞘囊肿。

(三)功能检查

1. 伸腕运动　主要为桡侧腕长、短伸肌和尺侧腕伸肌的作用,正常伸腕可达70°。

2. 屈腕运动　主要由桡侧腕屈肌和尺侧腕屈肌来完成,正常可屈腕80°。

3. 腕桡偏运动　主要是桡侧腕伸肌和桡侧腕屈肌的协同作用。正常时可达30°～40°。

4. 腕尺偏运动　为尺侧腕伸肌和尺侧腕屈肌协同作用的结果,正常时可达到45°。

5. 伸指运动　主要由伸指肌完成,包括指总伸肌、小指固有伸肌。

6. 屈指运动　手指各小关节的屈曲运动,都是由单独肌肉来完成的,因此必须分别进行检查。

7. 手指外展　主要是由骨间背侧肌和小指外展肌完成,正常时均可超过20°。

8. 手指内收　主要由骨间掌侧肌完成。

9. 拇指背伸　主要由拇短伸肌和拇长伸肌完成。

10. 拇指屈曲　主要由拇短屈肌和拇长屈肌完成。

11. 拇指外展　主要由拇长展肌和拇短展肌完成,外展运动分桡侧外展和掌侧外展。

12. 拇指内收　是拇指内收肌作用,正常约为45°。

13. 拇指对掌　主要运动肌肉是拇指对掌肌。

(四) 特殊检查

1. 腕三角软骨挤压试验　判断是否有三角软骨损伤。检查时嘱患者屈肘90°,掌心向下,医者一手握住前臂下端,另一手握住手掌部,使患手向尺侧被动偏斜,然后伸屈腕关节,使尺腕关节部发生挤压和研磨,如有明显疼痛加重即为阳性(图3-23)。

2. 握拳试验(Finkeisten试验)　常用于诊断桡骨茎突狭窄性腱鞘炎。检查时嘱患者屈肘90°,前臂中立位握拳,并将拇指握在掌心中,医者一手握住前臂下端,另一手握住患者手部同时使腕关节向尺侧屈腕,如在桡骨茎突部出现剧烈疼痛,则本试验为阳性(图3-24)。

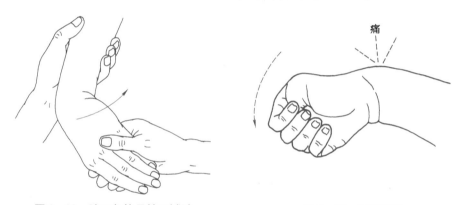

图3-23　腕三角软骨挤压试验　　　　图3-24　握拳试验

3. 霍夫曼征　快速弹压被夹住的患者中指指甲,引起诸手指的掌屈反应为阳性,提示中枢神经损害。

五、下肢部检查

髋部及大腿部检查法

(一) 望诊

检查前必须充分暴露被检查的部位,要求患者只穿三角短裤。先从前面观察两侧髂前上棘是否在同一水平线上,骨盆是否倾斜而致使患侧骨盆低落。腹股沟是否对称,如有一侧高凸饱满,则说明有髋关节肿胀。如出现凹陷空虚,则表明有股骨头脱出或有严重破坏。从后面观察应注意臀大肌的肌萎缩,慢性髋关节疾病患者由于长期休养,运动量的减少,可出现废用性肌萎缩。小儿麻痹后遗症患者,则是神经性肌肉萎缩。单侧髋内翻畸形,临床上多有患肢短缩。髋外翻、外旋畸形表明患肢外展,不能内收,与健肢相比稍有延长。

(二) 触诊

髋关节的触诊,首先从前面检查,触摸两侧髂前上棘作为骨性标志。触摸腹股沟部时,注意淋巴结是否有肿大,局部有无饱满肿胀、压痛等。急性化脓性关节炎、髋关节结核、股骨颈骨折,腹股沟部均有肿胀和压痛。耻骨联合部如有压痛,多见于耻骨联合软骨炎、耻骨联合结核。当弹响髋患者做髋关节屈伸活动时,在大粗隆上可触摸到来回滑动的髂胫束。在髋关节后部触诊时,注意臀大肌肌张力和臀部压痛点。梨状肌下缘是坐骨神经出口处,此投影部位如有压痛,则多涉及坐骨神经的病变。

(三)功能检查(图3-25)

1. 前屈运动　主要是髂腰肌的作用,正常髋关节屈曲可达到145°。
2. 后伸运动　主要为臀大肌的作用,正常时可后伸40°。

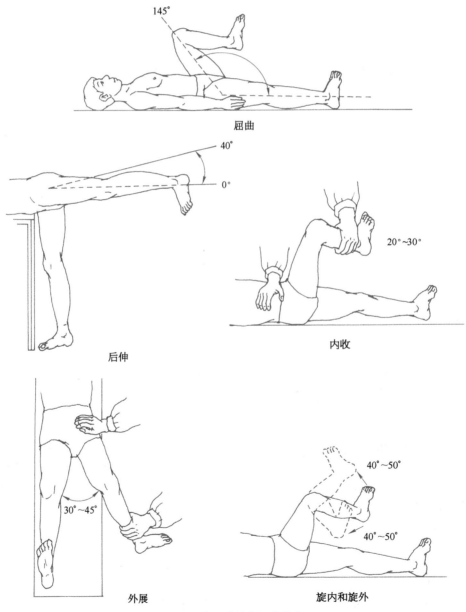

图3-25　髋关节运动检查

3. 内收运动　是大腿内收肌群的共同作用,正常可以达 20°～30°。

4. 外展运动　主要是臀中肌的作用,正常时可达到 30°～45°。

5. 外旋运动　主要是梨状肌、孖上肌、孖下肌、股方肌及闭孔内肌等外旋肌群的作用,正常时下肢伸直位外旋可达 40°～50°,屈膝 90°位可达 80°。

6. 内旋运动　外展、内旋是臀中肌、臀小肌及阔筋膜张肌的作用。正常时下肢伸直位内旋可达 40°～50°,屈膝 90°位可达 80°。

(四) 特殊检查

1. 髋关节过伸试验　又称腰大肌挛缩试验。患者俯卧位,患膝屈曲 90°,医者一手握踝部将下肢提起,使患髋过伸(图 3-26)。若骨盆亦随之抬起,即为阳性,说明髋关节不能过伸。腰大肌脓肿、假关节早期结核、髋关节强直,可有此阳性体征。

2. 髂胫束挛缩试验　患者侧卧位,健肢在下,医者立于患者背后,一手固定骨盆,另一手握住患肢踝部,使患膝屈曲 90°,患髋先屈曲、外展,再后伸(图 3-27)。最后放松握踝的手,让患肢自然落下,正常时落在健肢的后方,若落在健肢的前方或保持上举外展的姿势,则为阳性,说明髂胫束挛缩或阔筋膜张肌挛缩。

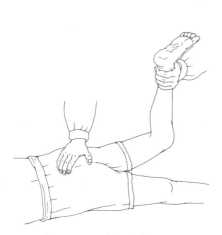

图 3-26　髋关节过伸试验

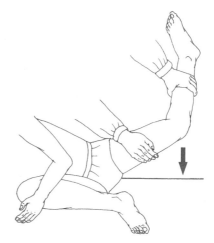

图 3-27　髂胫束挛缩试验

膝部及小腿部检查

(一) 望诊

1. 膝关节肿胀　最常见原因是外伤性肿胀,如严重的膝部扭挫伤、髌骨骨折等。急性化脓性炎症时,患者全关节肿胀皮肤红,局部灼热而剧痛。此外,膝关节滑膜炎、风湿性关节炎和膝关节结核、肿瘤等均可出现膝部周围局限性肿胀。若为髌上滑囊炎,在髌上囊部出现局限性包块。若为胫骨结节性骨骺炎,在胫骨结节处有明显的高凸畸形。若为腘窝囊肿,在膝关节后侧有圆形肿块。若为囊性肿物、骨软骨瘤,在股骨下端或胫骨上端的内、外侧均可发生,局部可见隆突。

2. 股四头肌萎缩　多见于膝关节半月板损伤、腰椎间盘突出症及下肢骨折长期固定后等。检查时根据肌肉萎缩程度结合病史进行分析。

3. 膝关节畸形　正常的膝关节有 5°～10°的生理外翻角。超过 15°,则为膝外翻畸形。单侧膝外翻称 K 型腿;双侧膝外翻称 X 型腿。反之,若正常生理外翻角消失,而形成小腿内翻畸形,如为双侧则称 O 型腿。正常的膝关节伸直可有 0°～5°的过伸,如过伸超过 15°,则称为膝反张畸形。上述畸形常见于佝偻病、骨折畸形愈合、骨骺发育异常、小儿麻痹后遗症等。

(二) 触诊

患者仰卧位,两腿伸直。髌上滑囊炎时,在髌骨上方能触摸到囊性肿块,有波动和轻度压痛。髌骨软化症时,向下按压髌骨,使髌骨轻轻移动,可出现明显的疼痛反应。胫骨结节骨骺炎时,局部能触摸到高凸坚硬的包块,压痛明显。髌下脂肪垫肥厚时,在髌韧带两侧可触到饱满柔韧的硬性包块。膝部损伤时,如髌韧带两侧关节间隙向胫骨平面按压有明显的疼痛,可能为半月板前角损伤。如在关节两侧间隙压痛,则可能是半月板腰部或边缘部损伤。股胫骨内外髁压痛,则可能是膝关节内、外侧副韧带损伤。如为腘窝囊肿,则在膝后窝中可触到囊性包块,有时可有触痛。

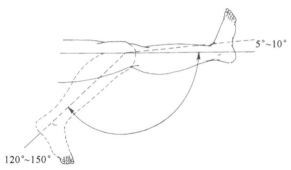

图 3-28 膝关节运动检查

(三) 功能检查

1. **伸膝运动** 正常关节伸直为 0°,青少年或女性有 5°～10°过伸(图 3-28),伸膝运动主要是股四头肌的作用。

2. **屈膝运动** 膝关节正常屈曲可达 120°～150°(图 3-28),屈膝运动主要由腘绳肌作用。

(四) 特殊检查

1. **浮髌试验** 检查时患腿伸直,医者一手压在髌上囊部,向下挤压使积液流入关节腔内。然后用另一手拇、中指固定髌骨内外缘,示指按压髌骨,这时可感到髌骨有漂浮感,重压时下沉,松指时浮起称浮髌试验阳性(图 3-29)。提示膝关节腔内积液。

2. **膝关节侧副韧带损伤试验** 用于检查膝关节侧副韧带是否有断裂。检查时患者仰卧位,患腿伸直。医者一手扶膝部侧面,另一手握住踝部,然后使小腿做被动的内收或外展动作。如检查内侧副韧带,则一手置膝外侧推膝部向内,另一手拉小腿外展,这时产生松动感和内侧疼痛。若检查外侧副韧带,则一手置膝内侧推膝部向外,另一手拉小腿内收,此时发生膝外侧疼痛和产生松动感亦为阳性征(图 3-30)。提示有膝关节侧副韧带断裂或损伤。

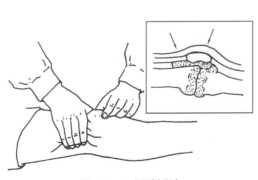

图 3-29 浮髌试验

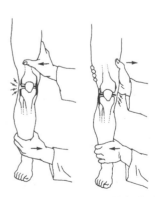

图 3-30 膝关节侧副韧带损伤试验

3. 回旋挤压试验　又称麦克马瑞试验,是临床上诊断半月板损伤最常用的试验方法。检查时患者仰卧位,双下肢伸直。如检查内侧半月板损伤,医者一手扶患膝,另一手握住足踝部,先将膝关节屈曲到最大限度时,然后使膝外旋、小腿内收,并逐渐伸直膝关节,这样使膝关节内侧间隙产生挤压力和研磨力。如发生弹响和明显疼痛,即为阳性。如使小腿外展膝内旋,可以检查外侧半月板损伤(图3-31)。

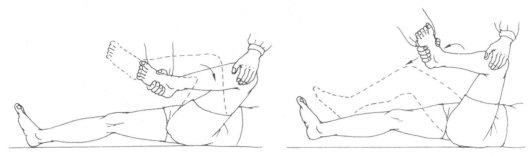

图3-31　回旋挤压试验

4. 研磨提拉试验　患者俯卧位,使患膝屈曲90°。医者一手按住大腿下端,另一手握住患肢踝部提起小腿,使膝关节离开床面,做外展、外旋或内收、内旋活动。若出现膝外或内侧疼痛,则为研磨提拉试验阳性,说明有内侧或外侧副韧带损伤。若医者双手握足踝部,使膝关节在不同角度被动研磨加压,同时做外展、外旋或内收、内旋活动(图3-32),如出现膝关节疼痛和弹响为阳性,提示有内侧或外侧半月板损伤。由于该试验有两种临床意义,故研磨和提拉检查又用于鉴别膝关节半月板和侧副韧带损伤。

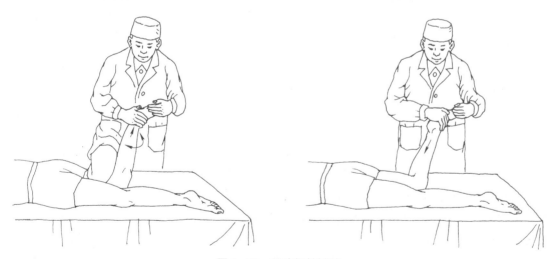

图3-32　研磨提拉试验

5. 抽屉试验　本试验用于检查交叉韧带是否发生断裂。检查时患者坐位或仰卧位,双膝屈曲90°,嘱患者用双手按住大腿下段,医者双手握住小腿上下段,同时做小腿前后推拉动作(图3-33)。如过度向前移动则说明是膝关节前交叉韧带断裂,若向后过度移动则说明是后交叉韧带有断裂,注意在检查移动时必须以解剖位置为活动起点,否则容易发生判断错误。如后交叉韧带断裂时,小腿上端自然向后移位,检查时可以拉向前移动,这是恢复解剖位置的移动,不要误认为是胫骨向

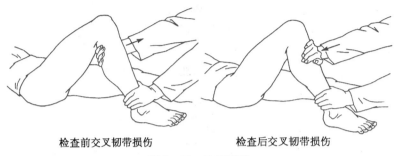

检查前交叉韧带损伤　　　　　　检查后交叉韧带损伤

图 3 - 33　抽屉试验

前移动,再向后推出现的移动才是异常活动。

6. 交锁征　患者坐位或仰卧位,嘱患者做患肢膝关节屈伸活动数次,若突然关节出现疼痛,不能屈伸为阳性,说明膝关节被破裂的半月板交锁,但慢慢旋膝以后,可解开交锁,又复能主动屈伸。凡有此试验阳性者,平日上楼、下楼或上、下坡时有膝关节交锁史。

7. 挺髌试验　患膝伸直,医者用拇、示二指将髌骨向远端推压,嘱患者用力收缩股四头肌,若引发髌骨部疼痛者为阳性,多提示髌骨劳损(髌骨软化症)。

踝与足部检查

(一) 望诊

1. 踝关节肿胀　引起踝关节肿胀的最常见原因是踝部外伤,以踝关节筋伤多见,如有内外踝骨折或胫骨下端骨折,则肿胀更为显著,早期以踝部前方为主,进而可发生全关节肿胀。若为踝关节结核或骨性关节炎等,则肿胀形成缓慢。

2. 足踝部畸形

马蹄足:也称"尖足"。行走时足前着地负重,踝关节保持在跖屈位,足跟悬起。

仰趾足:也称"跟足"。行走时足跟着地负重,踝关节保持在背屈位,足前仰起。

内翻足:足底向内翻转,行走时足背外侧缘着地。

外翻足:足底向外翻转,行走时足内侧缘着地。

扁平足:足纵弓塌陷变平,足跟外翻,足前外展,足舟骨低平,严重者触地。

高弓足:足的纵弓异常升高,行走时足跟和跖骨头着地。

(二) 触诊

踝关节全关节肿胀多为关节内严重骨折、脱位、结核、肿瘤。当有积液时,可触之有波动感,关节周围压痛。足踝部局限性肿胀,多见于筋伤、关节外骨折,如跗长伸肌腱鞘炎时,在足背部呈长条状肿胀,并有明显触痛。距下关节间隙压痛可能为距下关节炎。在第 1 跖骨头内侧皮下囊性肿块而压痛明显,常是跗外翻形成的囊炎。外侧副韧带损伤、肿胀和压痛都在外踝前下方。足跟触痛伴肿胀多见于跟骨骨折、跟骨结核、跟骨骨髓炎等。无肿胀的跟骨周围痛,若在跟骨结节部,则为跟腱炎。跟骨底部痛,不能行走负重,往往是跟骨脂肪垫肥厚、跟骨骨刺或跟底滑囊炎。青少年如有跟后部痛,多见于跟骨骨骺炎。

(三) 功能检查法

1. 踝关节背屈　正常时可达 20°~30°(图 3 - 34),主要是胫前肌和趾长伸肌作用。

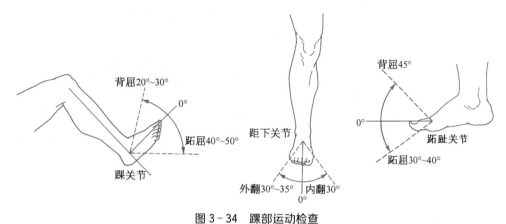

图 3-34　踝部运动检查

2. 踝关节跖屈　正常时可达 40°~50°(图 3-34),主要是腓肠肌作用。

3. 距下关节内翻运动　正常内翻可达 30°(图 3-34),主要是胫后肌的作用。

4. 距下关节外翻运动　正常时外翻可达 30°~35°(图 3-34),主要是腓骨长短肌作用。

(四) 特殊检查

1. 跟腱挛缩试验　跟腱挛缩常由比目鱼肌和腓肠肌挛缩引起,该试验可进行两者鉴别。患者坐位,使小腿自然下垂,若膝关节屈曲位,踝关节下垂而跖屈畸形,为比目鱼肌挛缩。如膝关节伸直位,踝关节跖屈不能背屈,则为腓肠肌挛缩。如膝关节伸直或屈曲位,均出现跖屈,则为双肌挛缩。

2. 踝阵挛　医者一手托住腘窝,另一手握足,用力使其踝关节突然背屈,然后放松,可以产生踝关节连续交替的伸屈运动,则视为阳性,提示有锥体束损害。

3. 巴宾斯基征　轻划足底外侧,引起趾背屈,余趾呈扇形分开的反应为阳性(图 3-35),提示有锥体束损害。

4. 弹趾试验　轻叩足趾基底部或用手将足趾向背面挑动,如引起足趾跖屈为阳性,提示有锥体束损害。

5. 足跟叩击试验　患者仰卧位,两下肢伸直,医者一手拿起患肢,使髋、膝关节伸直,用拳叩击其足跟(图 3-36),如髋关节发生疼痛即为阳性,提示髋关节有病变;如小腿或大腿某处发生疼痛,则提示该处有骨折或骨病。

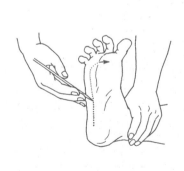

图 3-35　巴宾斯基征

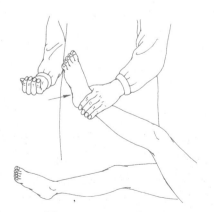

图 3-36　足跟叩击试验

第二节　神经功能检查

在推拿治疗的一些常见疾病中,常伴有神经功能的损伤。因此,神经功能的检查在推拿临床上非常重要,医者不可忽视。

一、神经反射检查

1. 生理反射

(1) 深反射:指刺激骨膜、肌腱经深部感受器完成的反射,又称腱反射。深反射的检查最好用较软的橡皮叩诊锤叩击有关肌腱引起反射,检查时患者要合作,肢体肌肉应放松。医者叩击力量要均等,两侧要对比。常检查的深反射有肱二头肌反射、肱三头肌反射、桡骨膜反射、膝腱反射和跟腱反射,深反射的减弱或消失,见于反射弧的抑制或中断。上神经元的损害也可使反射增强或消失。

(2) 浅反射:指刺激皮肤、黏膜或角膜等引起的反应,临床上常检查的浅反射有腹壁反射、提睾反射和肛门反射。腹壁反射可能因腹壁松弛、肥胖或腹胀而消失,提睾反射可能因年老和阴囊、睾丸疾患而消失,正常情况下亦可两侧不对称。

2. 病理反射　指正常情况下不出现,仅在中枢神经系统损害时才发生的异常反射。脊髓型和脑型的各种病理反射主要是由椎体受损后失去脑干和脊髓的抑制所产生,临床上常检查的病理反射主要有以下几项。

(1) 巴宾斯基征:见"踝与足部检查"。

(2) 奥本海姆征:医者用拇指及示指沿患者胫骨前缘用力由上向下滑压,若足跶指背屈,余趾呈扇形展开,为阳性反应,提示有锥体束病变。

(3) 戈登征:用手捏压腓肠肌,阳性反应同巴宾斯基征。

(4) 踝阵挛:见"踝与足部检查"。

(5) 髌阵挛:患者仰卧位并伸膝,股四头肌放松,医者一手拇、示指抵住髌骨上极,用力向下急促推动髌骨,然后放松,如引起髌骨急速上下移动即为阳性。

(6) 霍夫曼征:见"腕和手部检查"。

二、神经感觉检查

1. 浅感觉　指皮肤及黏膜触觉、痛觉和温度觉,检查时根据感觉程度分为敏感、正常、迟钝和消失4级。

2. 深感觉　指身体深部组织(肌肉、韧带、肌腱、骨骼及关节等)的感觉,包括振动觉、关节觉和深部痛觉3种。振动觉检查,当脊髓后束损害时,下肢振动觉减退或上下振动觉不同,可能具有临床意义;关节觉检查包括被动运动觉和位置觉检查两种,由患者说出活动后与活动前静止位置的方向关系,以了解其感觉程度;深部痛觉检查,一般是用挤捏肌肉或肌腱,或压迫睾丸、眼球的方法,用力逐渐增加。周围神经炎患者的肌肉、肌腱和周围神经的压痛增加,肌炎患者的肌肉压痛亦增加。

3. 复合感觉(皮质感觉)　指利用上述两种以上的感觉进行辨认,而不是上述感觉的混合,是需要大脑皮层(顶叶皮层)的综合、分析、统计和判断,因此又称为皮质感觉。如果单纯感觉正常而复合感觉障碍,提示丘脑以上特别是顶叶有损害。常用的复合感觉有皮肤定位觉、两点辨别觉、实体觉、图形觉等。

三、运动功能检查

1. 肌容量　观察肢体外形有无肌肉萎缩、挛缩、畸形。测量肢围时,应根据患者年龄段及病情等,规定检测的部位。如测量肿胀时取最肿处,测量肌萎缩时取肌腹部。

2. 肌张力　在静止状态时肌肉保持一定程度的紧张度称为肌张力。检查时,嘱患者肢体放松,做被动运动以测其阻力,亦可用手轻捏其肌肉体验软硬度。如肌肉松软、被动运动时阻力减低或消失、关节松弛而活动范围扩大即为肌张力减低;反之,肌肉紧张、被动运动时阻力增大即为肌张力增高。

3. 肌力　指肌肉主动运动时的力量、幅度和速度,检查及测定方法如下。

(1) 检查方法:肌力测定一般不用任何特殊设备,仅通过对关节运动加以阻力(对抗),嘱患者做抗阻力运动,就能大致判断肌力正常、稍弱、甚弱或完全丧失。检查时应两侧对比,观察和触摸肌肉、肌腱,了解收缩情况。肌力检查可以测定肌肉的发育情况,用于神经损伤的定位,对神经、肌肉疾病的治疗和预后有一定价值。

(2) 测定标准:分6级。0级(完全瘫痪):肌肉无收缩。1级(接近完全瘫痪):肌肉有轻微收缩,但不能移动关节。2级(重度瘫痪):肌肉收缩可带动关节水平方向运动,但不能对抗地心引力。3级(轻度瘫痪):能对抗地心引力,但不能抵抗阻力。4级(接近正常):能对抗地心引力运动肢体,且能抵抗一定强度的阻力。5级(正常):能抵抗强大的阻力而运动肢体。

第三节　影像学检查

一、X线检查

为骨伤科临床检查、诊断的重要手段之一。骨组织是人体的硬组织,含钙量多,密度高,X线不易穿透,与周围软组织形成良好的对比条件,使X线检查时能显示出清晰的影像。通过X线检查,不仅可以了解骨与关节伤病的部位、类型、范围、性质、程度及周围软组织的关系,进行一些疾病的诊断和鉴别诊断,为治疗提供参考,而且可以知道治疗过程中骨折脱位的手法整复、牵引、固定等效果,以及病变的发展和预后的判断。此外,通过X线检查还可以观察骨骼生长发育情况及某些营养和代谢性疾病对骨骼的影响。

观察脊柱时,上脊椎开口位要看齿突有无骨折线,侧块是否对称;颈椎侧位观察寰椎的位置,一般寰椎前弓和齿突前缘的距离,成人不超过3 mm,幼儿不超过5 mm,若超过可能是脱位。其他颈椎正位两侧稍微突起为钩状突。若钩锥关节突起较尖而高,或呈鸟嘴样向侧方突出,可刺激或压迫神经根或椎动脉。侧位片先看椎体、小关节的排列,全颈椎生理弧度是否正常,有无中断现象,再看椎间隙有无狭窄,椎体缘有无增生。屈伸位动态 X 线片上颈椎弧度有无异常,椎体间有无前后错位形成台阶状。侧位片还可以测量椎管的前后径、椎弓根的横径。前后径过大可能是椎管内肿瘤,过小可能是椎管狭窄。颈椎前方为食管、气管,侧位片上椎体和气管间软组织阴影有一定厚度,若增厚应怀疑有血肿或炎症。

胸腰椎正位片要注意椎体形态、椎弓根的厚度和间距。若椎弓根变狭窄,根间距增大,可能椎管内有新生物。此外,还要注意脊柱全长、椎体形态是否正常,有无异常的半椎体,并注意两侧软组织有无阴影。寒性脓肿常使椎旁出现阴影或腰大肌肿胀。下腰椎正位片还要注意有无先天异常,如隐性骶裂、钩棘、第 5 腰椎横突不对称、腰椎骶化或骶椎腰化等。侧位片观察胸腰椎体排列弧度和椎间隙有无狭窄。下腰椎有时会看到过度前凸,这可能是腰痛的原因之一。如有滑脱,可能是椎间盘退变的结果。下胸椎多个楔形或扁平椎可能是青年性骨软骨炎形成的椎体。单个的变形以外伤多见,但要排除转移性病变。骶尾部侧位片应注意腰骶角是否正常,有无尾骨骨折及移位。斜位片上可以看到胸腰椎关节突关节及其对合情况。如果关节突关节面致密或不整齐,可能是关节突关节创伤性关节炎或关节突关节综合征。腰椎侧位动态 X 线片可发现椎体某一段有过度运动或不稳定情况。

二、CT 检查

骨伤科四肢骨关节的疾病用普通 X 线片检查,基本上能满足诊断的需要,只有普通 X 线片不能解决的疑难病例,才运用 CT 进一步检查来诊断。CT 能从横断面来了解脊椎、骨盆、四肢骨关节的病变,不受骨阴影重叠或肠内容物遮盖的干扰,具有很大优越性。CT 对骨肿瘤的诊断是十分有价值的,并对胸部、腹部、盆腔脏器损伤提供可靠的诊断信息。由于 CT 具有较高密度分辨率,病变处的微小改变都能显示出来,很大程度上提高了一些骨伤科疾病的诊断率。CT 对显示脊柱、椎管和椎间盘优于平片,在诊断椎间盘脱出、椎管狭窄和脊柱外伤有较高价值。

1. 检查技术　脊柱的 CT 检查常规取仰卧位,先做定位,标定扫描层面并决定扫描架倾斜角度。扫描层厚,对椎间盘病变多用 2~5 mm,脊柱病变则用 10~15 mm。疑有椎管受累时,可向硬膜囊内注射非离子型碘造影剂,再做 CT 扫描,即脊髓造影 CT。

2. 正常脊柱 CT 表现　在脊柱 CT 的横断像上,由椎体、椎弓根和椎弓板构成椎管骨环,脊髓居椎管中央,呈低密度影,与周围结构有较好的对比。黄韧带为软组织密度,附着在椎弓板和关节突的内侧,正常厚 2~4 mm。腰段神经根位于硬膜囊前外侧,呈圆形高密度影,两侧对称。侧隐窝呈漏斗状,其前方是椎体后外面,后方为上关节突,侧方为椎弓根内壁。其前后径<5 mm,隐窝内有穿出的神经根。椎间盘由髓核和纤维环组成,其密度低于椎体,CT 值为 50~110 Hu。

3. 椎间盘病变

椎间盘膨出:CT 表现为椎间盘边缘匀称而弥漫膨隆并超出椎体骨板。椎间盘内可含气体(真空现象),已为 CT 证实。

椎间盘脱出:CT 表现为椎管内前方出现脱出椎间盘的块影,CT 值低于骨但高于硬膜囊;椎管和硬膜囊间的脂肪层消失,系最早出现变化;神经根被推压移位;硬膜囊受压变形。

4. 椎管狭窄　常见于颈段和腰段,分先天性和获得性两类。前者少见,见于软骨发育不全、脊柱退行性变、椎弓根肥大等疾病。后者是继发于骨或椎管内四周软组织肥厚所致的均匀性狭窄。除累及椎管中央部分外,也可累及侧隐窝及椎间孔。椎管狭窄可压迫脊髓、神经根和椎动脉,引起相应的症状和体征。其 CT 表现为椎体后缘骨赘向椎管内突入;椎间盘退变膨出和上关节突肥大,为造成腰椎侧隐窝狭窄的主要原因,侧隐窝前后径在 2 mm 以下可肯定为狭窄,2~4 mm 为可疑狭窄;黄韧带或后纵韧带肥厚、骨化,后纵韧带骨化多见于颈椎,可严重压迫脊髓;椎体滑脱可引起椎管狭窄,CT 可发现椎板峡部裂或引起滑脱的椎间盘和韧带的退行性变。

5. 脊柱外伤　X 线检查常不能完全显示脊椎外伤范围和严重程度,而 CT 则可充分显示脊椎骨折、骨折类型、骨折片移位程度、椎管变形与狭窄以及椎管内骨碎片或椎管内血肿等,还可对脊髓外伤情况作出判断。对此,脊髓造影 CT 价值较大。

6. 脊柱结核　一般正、侧位 X 线片可以明确观察脊柱结构,但对于椎间隙正常而骨质破坏或椎旁寒性脓肿阴影不明显者,X 线片往往不能明确诊断。此时,CT 扫描可提供重要的帮助。

7. 软组织和骨肿瘤　CT 扫描有助于肿瘤定位和分析对受累范围的影响,还可了解肿瘤与邻近神经干、大血管的解剖关系。CT 扫描不受骨组织和内脏器官遮叠的影响,对早期发现脊柱、骨盆等复杂解剖位置的肿瘤有独特的作用。CT 扫描可观察脊柱肿瘤骨质破坏程度、范围与软组织等的关系。对向外生长的骨肿块,CT 扫描可以明确肿块基底部与骨质的关系,有助于判断切除后局部骨质是否需要重建等。CT 扫描软组织肿瘤,可以从肿瘤密度的差异、边缘是否完整和有无包膜等区别恶性或良性肿瘤,但并不能鉴别所有的肿瘤。

三、磁共振检查

不同组织在 MRI 图像上可显示不同,其信号强度表现如下:① 高信号强度:脂肪、髓质骨。② 中等信号强度:肌肉、透明关节软骨。③ 低等信号强度:肌腱、韧带、关节囊和纤维软骨。④ 非常低的信号强度:皮质骨、空气。⑤ 可变化的信号强度:充满液体的结构(关节渗出、鞘膜囊)、炎症或水肿的组织、新生物的组织、血肿。

此外,血管中血流速度可影响信号的强度,血液正常流动时不产生信号,但在血液流动减慢或停止时,受累的血管发生增强的信号。MRI 在显示颅底及后颅的疾病方面明显较 CT 好,是诊断枕骨大孔部位病变最好的方法,对脑干、大脑的病变有较高的灵敏度。MRI 显像对发现脊髓和髓核病变也很有优势,目前认为 MRI 成像较 CT 好,可以作为检查脊髓和髓核病变的首选影像诊断方法。例如,诊断脊髓空洞症、脊髓肿瘤、脱髓鞘疾病、骨转移瘤、椎间盘突出等。MRI 的缺点是断层间隔大,不如 CT 检查精细,可能遗漏细节;且对骨化、增生信号弱,不能显示明显图像;椎管狭窄的病变显示比不上 CT。此外,如患者体内带有金属则不宜进行 MRI 检查。因此,不是所有的疾病均适宜采用 MRI 诊断。

第四章　小儿推拿特定穴位

导学　通过学习本章内容,应掌握小儿推拿特定穴的定位、操作、作用,熟悉它们的临床应用特点及配伍方法。

　　小儿推拿的穴位,除经穴、奇穴、阿是穴外,大多数穴位为小儿所特有,被称为小儿推拿特定穴(图4-1~图4-3)。小儿推拿特定穴有两大特点,一是穴位形状,有"点"状、"线"状和"面"状的区别;二是穴位分布部位,多分布在肘、膝关节以下,且以两手居多,故有"小儿百脉汇于两掌"之说。

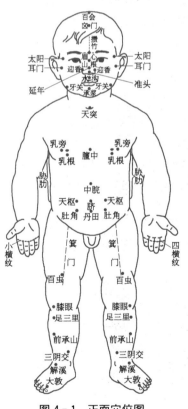

图4-1　正面穴位图

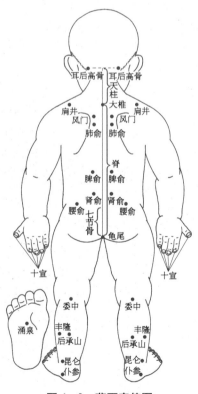

图4-2　背面穴位图

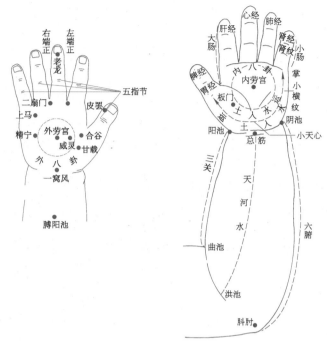

图4-3 上肢穴位图

小儿推拿疗法除了需熟练掌握手法操作外,小儿特定穴的正确合理应用是影响疗效的关键。小儿推拿操作时的次数、时间和力度,也会影响疗效,故在临床上应根据患儿的具体病情、年龄酌情增减。本章中涉及的推拿次数仅作为6个月~1周岁患儿临证时的参考。上肢部特定穴位的操作,一般不分男女,习惯于选择小儿左手。小儿推拿的操作顺序一般是先头面,次上肢,再胸腹,腰背,最后是下肢。临证时依患儿病情的不同,可灵活掌握。

第一节 | 头面颈项部穴位

1. 天门(攒竹)

[位置] 两眉中间(即印堂穴)至前发际成一直线。

[操作] 用两拇指自下而上的交替直推,称开天门,或称"推攒竹";若用两拇指自下而上交替从眉心推至囟门为大开天门。

[次数] 30~50次。

[作用] 发汗解表,镇静安神,开窍醒神。

[临床应用] 常用于外感发热、头痛等症,多与推坎宫、揉太阳等合用(称为"解表三法");若与推坎宫、揉太阳、揉耳后高骨同用,则被称为"头面四大手法",亦可作为推拿的起式。若惊惕不安、烦躁不宁,多与清肝经、捣小天心、掐揉五指节、按揉百会等合用。

2. 坎宫(眉弓)

[位置] 自眉头起沿眉至眉梢成一横线。

[操作] 用两拇指自眉头向两侧眉梢分推,称推坎宫,又称推眉弓,亦称"分头阴阳"。

[次数] 30～50次。

[作用] 疏风解表,醒脑明目,止头痛。

[临床应用] 常用于外感发热、头痛,多与开天门、揉太阳等合用;若用于治疗目赤肿痛,多与清肝经、掐揉小天心、清天河水合用。

3. 耳后高骨

[位置] 耳后入发际,乳突骨后下缘凹陷处。

[操作] 用两拇指或中指按揉,称揉耳后高骨,亦称"揉耳后高骨"。

[次数] 50～100次。

[作用] 疏风解表,安神除烦。

[临床应用] 常用于感冒头痛、烦躁不安、惊风等,多与开天门、推坎宫、揉太阳等合用,亦能治神昏烦躁等症。

4. 山根

[位置] 两目内眦连线的中间,鼻根低凹处。

[操作] 用拇指甲掐,称掐山根。掐后可配合揉法。

[次数] 掐3～5次或醒后即止。

[作用] 开关窍,醒目安神。

[临床应用] 常用于治疗惊风、昏迷、抽搐等症,多与掐水沟、掐老龙等合用。此外,本穴也可用于诊断,如见山根处青筋显露为脾胃虚寒或惊风。

5. 牙关(频车)

[位置] 耳垂下1寸,下颌骨陷中。

[操作] 用拇指按或中指揉,称按牙关或揉牙关。

[次数] 按10次;揉50次。

[作用] 疏风止痛,开关窍。

[临床应用] 按牙关主要用于牙关紧闭;若口眼歪斜,则多用揉牙关。

6. 囟门

[位置] 前发际正中直上2寸,百会前骨陷中。

[操作] 两手扶小儿侧头部,两拇指自前发际向该穴交替推之(囟门未合时,仅推至边缘),称推囟门;拇指端轻揉本穴,称揉囟门;指摩本穴,称为摩囟门。

[次数] 推100次;揉50次;摩3分钟。

[作用] 镇惊安神,通窍,止头痛、头晕。

[临床应用] ① 推、揉囟门多用于头痛、惊风、鼻塞等症。正常小儿前囟在生后12～18个月闭合,故临床操作时手法需注意,不可用力按压。② 摩囟门可用作保健,预防感冒,摩时常蘸药,以祛寒。《千金要方》记载:"小儿虽无病,早起常以膏摩囟上及手足心,甚辟寒风。"

7. 天柱骨

[位置] 颈后发际正中至大椎穴成一直线。

[操作] 用拇指或示、中二指自上向下直推,称推天柱骨;或用汤匙边缘蘸水自上向下刮,称刮

天柱骨。

　　[次数]　推 300 次;刮至皮下瘀紫。

　　[作用]　降逆止呕,祛风清热。

　　[临床应用]　主要用于治疗呕吐、恶心和外感发热、项强等症。治疗呕恶多与横纹推向板门、揉中脘等合用。治疗外感发热、颈项强痛等症,多与拿风池、掐揉二扇门等同用,应用时可使用按摩介质,风寒者用葱姜油,风热者用薄荷水或薄荷油。用刮法时多以汤匙边蘸姜汁或水,或在该处垫一层绢绸之物,再自上向下刮,可治暑热发痧等症。

　　8. 桥弓

　　[位置]　自耳后翳风穴至锁骨上窝缺盆穴成一斜线。

　　[操作]　用拇指指腹自上而下推抹,称推桥弓;用拇、示、中三指拿捏,称拿桥弓;或用示、中、环指揉,称揉桥弓。

　　[次数]　推桥弓 20 次;揉 100 次;拿 3～5 次。

　　[作用]　舒筋通络,软坚消肿,行气活血。

　　[临床应用]　推、拿、揉桥弓三法配合主要用于治疗小儿先天性肌性斜颈。

第二节　上肢部穴位

　　1. 脾经

　　[位置]　拇指末节螺纹面(或在拇指桡侧缘,自指尖至指根成一线)。

　　[操作]　旋推拇指末节螺纹面,或将患儿拇指屈曲,循拇指桡侧缘从指尖向指根直推,称补脾经;在拇指螺纹面自指根向指尖直推,或将拇指伸直,循拇指桡侧缘由指根向指尖直推,称清脾经;往返推为平补平泻,称清补脾经。

　　[次数]　300 次。

　　[作用]　补脾经能健脾胃,补气血;清脾经能清热利湿,化痰止呕。

　　[临床应用]　常用于消化不良、泄泻、呕吐、疳积等。补脾经常用于脾胃虚弱、气血不足所致的食欲不振、肌肉消瘦、消化不良等症,常与补胃经、摩腹、按揉足三里合用。清脾经可用于湿热熏蒸、皮肤发黄、恶心呕吐、腹泻、食积等症,多于揉板门、清大肠、揉天枢等合用。清补脾经常用于治疗脾胃不和引起的纳呆、痞满、呕吐、腹泻等。小儿脾胃薄弱,不宜攻伐太甚,故脾经穴多用补法,体壮邪实者方能用清法。

　　2. 肝经

　　[位置]　示指末节螺纹面。

　　[操作]　旋推或自指尖向指根方向直推为补,称补肝经;自指根向指尖直推为清,称清肝经。

　　[次数]　300 次。

　　[作用]　平肝泻火,息风镇惊,解郁除烦。

　　[临床应用]　肝经宜清不宜补。清肝经常用于惊风、抽搐、烦躁不安、五心烦热等症,多于掐人中、掐老龙、掐十宣等合用。若肝虚应补时则需补后加清;或以补肾经代之,以滋水涵木,滋肾养肝。

3. 心经

[位置] 中指末节螺纹面。

[操作] 旋推或自指尖向指根直推为补,称补心经;自指根向指尖直推为清,称清心经;用掐法称掐心经。

[次数] 推 300 次;掐 3~5 次。

[作用] 清心热,退心火。

[临床应用] 心经宜清不宜补,补之易引动心火。清心经常用于心火旺盛而引起的高热神昏、面赤口疮、小便黄短等,多与清天河水、清小肠等合用。若气血不足而见心烦不安、睡卧露睛等症,需用补法时,可补后加清,或以补脾经代之。

4. 肺经

[位置] 环指末节螺纹面。

[操作] 旋推或自指尖向指根直推为补,称补肺经;自环指末节指根向指尖直推为清,称清肺经。

[次数] 300 次。

[作用] 补肺经能补益肺气;清肺经能宣肺清热,疏风解表,化痰止咳。

[临床应用] 补肺经常用于肺气虚损、咳嗽气喘、自汗、气短等肺经虚寒证,常与补脾经、推三关合用。清肺经常用于感冒发热、咳嗽气喘、痰鸣、便秘等肺经实热证,多与清天河水、退六腑、推膻中等同用。

5. 肾经

[位置] 小指末节螺纹面。

[操作] 旋推或自指尖向指根直推为补,称补肾经;自指根向指尖直推为清,称清肾经。

[次数] 300 次。

[作用] 补肾经能补肾益脑,温养下元;清肾经能清利下焦湿热。

[临床应用] 用于尿多、小便黄短等。补肾经常用于先天不足、久病体虚、肾虚久泻、多尿、遗尿、虚汗喘息等症,多与补脾经、补肺经、揉肾俞等同用。清肾经可用于膀胱湿热、小便短黄、腹泻等症,多与清小肠、推箕门合用。临床上肾经穴一般多用补法,需用清法时,也多以清小肠代之。

6. 大肠

[位置] 示指桡侧缘,自示指尖至虎口成一直线。

[操作] 从示指尖向虎口直推为补,称补大肠;反之为清,称清大肠。清补合用为清补大肠。补大肠和清大肠统称为推大肠。

[次数] 100 次。

[作用] 补大肠能涩肠固脱,温中止泻;清大肠能清利肠腑,除湿热,导积滞。

[临床应用] 补大肠常用于虚寒腹泻、脱肛等病证,常与补脾经、推三关、推上七节骨合用。清大肠多用于湿热、积食滞留肠道、身热腹痛、痢下赤白、大便秘结等症,常与清天河水、退六腑、推下七节骨等同用。中医望诊中的三关(风关、气关、命关)的部位即在该穴所在位置,故该穴可用作小儿望诊。

7. 小肠

[位置] 小指尺侧边缘,自指尖至指根成一直线。

[操作] 自指尖向指根直推为补,称补小肠;反之为清,称清小肠。补小肠和清小肠统称为推小肠。

[次数] 100 次。

　　[作用]　补小肠能补益下焦;清小肠能清利下焦湿热,清热利尿。

　　[临床应用]　清小肠多用于小便短赤不利、尿闭、水泻等症。若心经有热,移热于小肠,以本法配合清天河水,能加强清热利尿的作用。若属下焦虚寒、多尿、遗尿则宜用补小肠,常配补脾经、补肾经、揉丹田等。

　　8. 胃经

　　[位置]　拇指掌面近掌端第一节。

　　[操作]　旋推或在该穴上向掌根直推为补,称补胃经;向指尖直推为清,称清胃经。补胃经和清胃经统称为推胃经。

　　[次数]　300次。

　　[作用]　补胃经能健脾胃,助运化;清胃经能清中焦湿热,和胃降逆,泻胃火,除烦止渴。

　　[临床应用]　补胃经常用于脾胃虚弱、消化不良、纳呆腹胀等症,多与补脾经、揉中脘、摩腹、按揉足三里等合用;清胃经用于治疗脾胃湿热或胃气不和所引起的上逆呕恶、吐血、衄血等症,多与清脾经、推天柱骨、横纹推向板门等合用;若胃肠实热、脘腹胀满、发热烦渴、便秘纳呆,多与清大肠、退六腑、揉天枢、推下七节骨等合用。

　　9. 板门

　　[位置]　手掌大鱼际平面。

　　[操作]　用指端揉,称揉板门;自拇指指根推向掌根或反之,称推板门,其中自指根推向掌根,称板门推向横纹,反之称横纹推向板门。

　　[次数]　100次。

　　[作用]　揉板门能健脾和胃,消食化滞;板门推向横纹能健脾止泻;横纹推向板门能降逆止吐。

　　[临床应用]　揉板门能运达上下之气,多用于乳食停积、食欲不振或嗳气、腹胀、腹泻、呕吐等症,多与顺运内八卦、摩中脘等合用。板门推向横纹能止泻,常与推脾经、推大肠、推上七节骨合用;横纹推向板门能止呕,常与清胃经合用。此外,本穴还常用于"割治",以治疗"疳积"。

　　10. 四横纹

　　[位置]　手掌面示、中、环、小指第一指骨间关节横纹处。

　　[操作]　用拇指甲掐,称掐四横纹;或四指并拢,从示指横纹处推向小指横纹处,称推四横纹。

　　[次数]　各掐5次;推100次。

　　[作用]　掐四横纹能退热除烦,散瘀结;推四横纹能调中行气,和气血,消胀满。

　　[临床应用]　临床上多用于疳积、腹胀、气血不和、消化不良等症,常与补脾经、揉中脘等合用。治疗胸闷痰喘,多与运八卦、推肺经、推膻中合用。也可用毫针或三棱针点刺本穴出血以治疗疳积,本穴为治疳要穴。

　　11. 小横纹

　　[位置]　手掌面示、中、环、小指掌指关节横纹处。

　　[操作]　用拇指甲掐,称掐小横纹;用拇指桡侧推,称推小横纹。

　　[次数]　各掐5次;推100次。

　　[作用]　退热,消胀,散结。

　　[临床应用]　推掐小横纹用于脾胃热结、口唇破烂及腹胀等症。若因脾虚作胀者,兼补脾经;若因食损者,兼揉脐、清补脾经、运八卦;口唇破裂,口舌生疮者,常与清脾经、清胃经、清天河水合用。临床上还用推小横纹治疗肺部干性啰音久不消失者。

12. 大横纹(手阴阳)

[位置] 仰掌,掌后横纹。近拇指端称阳池,近小指端称阴池。

[操作] 两拇指自掌后横纹中(总筋)向两旁分推,称"分推大横纹",又称"分阴阳";若自两旁向中间合推,则称"合推大横纹"或"合阴阳"。

[次数] 300次。

[作用] 平衡阴阳,调和气血,行滞消食,化痰散结。

[临床应用] 分阴阳多用于阴阳不调、气血不和而致寒热往来、烦躁不安,以及乳食停滞、腹胀、腹泻、呕吐等症,多配合开天门、推坎宫、掐揉总筋等。合阴阳多用于痰结喘嗽、胸闷等症,多配以揉肾纹、清天河水等。

13. 掌小横纹

[位置] 手掌面小指根下,尺侧掌纹头。

[操作] 用中指或拇指端按揉,称揉掌小横纹。

[次数] 300次。

[作用] 清热散结,宽胸宣肺,化痰止咳。

[临床应用] 本穴是治疗百日咳、肺炎的要穴,可治疗肺部湿啰音。治疗喘咳,常与清肺经、推六腑、开璇玑合用;治疗口舌生疮,常配清心经、清胃经、清天河水。

14. 肾顶

[位置] 小指顶端。

[操作] 用中指或拇指端按揉,称揉肾顶。

[次数] 300次。

[作用] 收敛元气,固表止汗。

[临床应用] 临床上可治疗自汗、盗汗、解颅或大汗淋漓等症。阴虚盗汗多与揉肾经、揉上马合用;气虚自汗配用补脾经。

15. 肾纹

[位置] 手掌面,小指第二指骨间关节横纹处。

[操作] 用中指或拇指端按揉,称揉肾纹。

[次数] 300次。

[作用] 祛风明目,消散瘀结。

[临床应用] 揉肾纹主要用于目赤肿痛或热毒内陷、瘀结不散所致的高热、呼吸气凉、手足逆冷等症。治疗目赤肿痛,常配清心经、清肝经。治疗口舌生疮,常配清胃经、清心经、清天河水。治疗高热,手足逆冷,常配清肺经、揉小天心、退六腑、清天河水、推脊。

16. 内劳宫

[位置] 掌心中,屈指时中指、环指之间中点。

[操作] 用拇指或中指端揉,称揉内劳;或用拇指指腹自小儿小指根,经掌小横纹、小天心至内劳宫止,称运内劳宫(水底捞明月)。

[次数] 揉100次;运30次。

[作用] 清热除烦,清虚热。

[临床应用] 揉内劳宫常用于心经有热而致口舌生疮、发热、烦渴等症,常配清心经、清小肠、清天河水、揉小天心等。运内劳宫对心、肾两经虚热最为适宜。

17. 小天心

[位置]　手掌面大鱼际与小鱼际交接处凹陷中。

[操作]　用拇指或中指端揉,称揉小天心;拇指甲掐,称掐小天心;以中指端或屈曲的指骨间关节捣,称捣小天心。

[次数]　揉100次;掐5次;捣30次。

[作用]　揉小天心能清热,镇惊,利尿,明目;掐、捣小天心能镇惊安神。

[临床应用]　用于治疗惊风、神昏、寐差等症。揉小天心主要用于心经有热而致目赤肿痛、口舌生疮、惊惕不安;或心经有热,移热于小肠而见小便短赤等症。此外,揉小天心还可用于新生儿硬皮症、黄疸、遗尿、水肿、疮疖、痘疹欲出不透等。掐、捣小天心主要用于惊风抽搐、夜啼、惊惕不安等症。若惊风眼翻、斜视,可配掐水沟、掐老龙、清肝经等。眼上翻者则向下掐、捣,右斜视者则向左掐、捣;左斜视者则向右掐、捣。

18. 内八卦

[位置]　手掌面,以掌心为圆心,以圆心至中指根2/3长度为半径,所作圆周为内八卦。八个卦位即乾、坎、艮、震、巽、离、坤、兑。内八卦穴圆周上,小天心处为坎,对中指处为离,在拇指侧坎离之间为震,在小指侧坎离之间为兑。

[操作]　用拇指面作运法,称运内八卦。若自乾卦运至兑卦,称顺运内八卦;若自艮卦开始运至震卦,称逆运内八卦。操作运内八卦时,医者用左手拇指将离卦盖住,运至离卦时应从拇指上运过,以防动心火。

[次数]　运100次。

[作用]　顺运内八卦能宽胸理气,化痰止咳,行滞消食;逆运内八卦能降气平喘。

[临床应用]　顺运内八卦常用于痰结喘嗽、乳食内伤、胸闷、腹胀、呕吐、纳呆等症,多与推脾经、推肺经、揉板门、揉中脘等合用。逆运内八卦用于痰喘呕吐等,多与补脾经、补肺经、推三关、推天柱骨、推膻中合用。

19. 总筋

[位置]　掌后腕横纹中点。

[操作]　按揉本穴,称揉总筋;用拇指甲掐,称掐总筋。

[次数]　揉100次;掐5次。

[作用]　通调气机,清热散结,止痉。

[临床应用]　临床上多与清天河水、清心经配合,治疗口舌生疮、潮热、夜啼等实热证,常与清天河水、清心经合用。治疗惊风抽搐多用掐法。操作时手法宜快,并稍用力。

20. 十宣

[位置]　十指尖指甲内赤白肉际处。

[操作]　用拇指甲依次掐之,称掐十宣。

[次数]　3~5次;或醒后即止。

[作用]　清热,醒神,开窍。

[临床应用]　本穴主要用于急救,常用于惊风、抽搐、烦躁不安、神呆、精神恍惚等症,多与掐水沟、掐老龙等合用。

21. 端正

[位置]　中指甲根两侧赤白肉际处,桡侧称左端正,尺侧称右端正。

[操作]　用拇、示指甲相对掐按或拇、示指螺纹面对揉,称掐、揉端正。

[次数]　掐5次;揉50次。

[作用]　揉右端正能降逆止呕;揉左端正能升提止泻。

[临床应用]　揉右端正主要用于胃气上逆而引起的恶心呕吐等症,可与清胃经、横纹推向板门合用。揉左端正主要用于水泻、痢疾等症,多配推脾经、推大肠。掐端正多用于治疗小儿惊风,可与掐老龙、清肝经等配合。此外,本穴对治鼻衄有效,方法是用细绳在中指第3节横纹起至端正处用线绕扎(不可太紧),扎好后患儿静卧即可。

22. 老龙

[位置]　中指甲根正中后1分处。

[操作]　用拇指甲掐,称掐老龙。

[次数]　掐5次;或醒后即止。

[作用]　醒神开窍。

[临床应用]　主要用于急救,主治急惊风、高热抽搐、不省人事。若急惊暴厥,掐之知痛有声有泪者,较易治;不知痛而无声无泪者,症危难治。

23. 五指节

[位置]　掌背五指第一指骨间关节。

[操作]　用拇指甲掐,称掐五指节;用拇、示二指揉搓,称揉五指节。

[次数]　掐5次;揉或搓50次。

[作用]　安神镇惊,祛风痰,通关窍。

[临床应用]　掐五指节常用于惊惕不安、惊风等症,多与清肝经、掐老龙等合用;揉五指节主要用于胸闷、痰喘、咳嗽等症,多与运内八卦、推揉膻中等合用。捻搓五指节可治扭挫伤引起的关节肿痛、屈伸不利等症。此外,经常搓捻五指节有利于小儿智力发育,可用于小儿保健。

24. 二扇门

[位置]　掌背中指根本节两侧凹陷处。

[操作]　用拇、示二指指甲同时掐之,称掐二扇门;拇、示二指同时按揉,称揉二扇门。

[次数]　掐5次;揉100次。

[作用]　发汗透表,退热平喘。

[临床应用]　掐、揉二扇门是发汗要穴。揉时要稍用力,速度宜快,多用于风寒外感,常配揉肾顶、补脾经、补肾经。也适宜于平素体虚易感者。

25. 上马(二马、二人上马)

[位置]　手背环指和小指掌指关节后凹陷中。

[操作]　用拇指端揉,称揉上马;用拇指甲掐,称掐上马。

[次数]　揉100次;掐5次。

[作用]　滋阴补肾,顺气散结,利水通淋。

[临床应用]　本穴为补肾滋阴的要法。临床上用揉法为多,主要用于阴虚阳亢、潮热烦躁、牙痛、小便赤涩淋滴等症。揉上马与揉小横纹合用治疗体质虚弱、肺部感染有干性啰音而久不消失者;配揉掌小横纹对湿性啰音亦有效。

26. 外劳宫

[位置]　掌背第3、第4掌骨歧骨缝间凹陷中,与内劳宫相对。

[操作] 或掐或揉,称掐外劳宫或揉外劳宫。

[次数] 掐5次;揉100次。

[作用] 温阳散寒,升阳举陷,发汗解表。

[临床应用] 本穴性温,为温阳散寒要穴,用于一切寒证。临床上多用揉法,治疗外感风寒、鼻塞流涕,以及脏腑积寒、完谷不化、肠鸣腹泻、寒痢腹痛、疝气等症皆宜。该穴还能升阳举陷,配以补脾经、补肾经、推三关、揉丹田等可治疗脱肛、遗尿等症。

27. 威灵

[位置] 手背第二、第三掌骨歧缝间。

[操作] 用拇指甲掐之,继以揉之,称掐揉威灵。

[次数] 掐5次;或醒后即止。

[作用] 开窍醒神。

[临床应用] 本穴主要用于惊风昏迷的急救,常与掐精宁合用。

28. 精宁

[位置] 手背第4、第5掌骨歧缝间。

[操作] 用拇指甲掐之,继以揉之,称掐揉精宁。

[次数] 掐5次;或醒后即止。

[作用] 行气,破结,化痰。

[临床应用] 常用于痰食积聚、喉鸣痰喘、干呕、疳积等。本穴善于消坚破积,故虚者慎用。如必须应用时,多与补脾经、补肾经、推三关、捏脊等补益穴同用,以免损伤元气。临床上用于急救时,多与威灵配用。

29. 外八卦

[位置] 掌背外劳宫周围,与内八卦相对。

[操作] 用拇指行运法,称运外八卦。

[次数] 100次。

[作用] 开胸理气,通利血脉。

[临床应用] 临床上多与摩腹、推揉膻中等合用,治疗胸闷、腹胀、便结等症。

30. 一窝风

[位置] 手背腕横纹正中凹陷处。

[操作] 用指端揉,称揉一窝风。

[次数] 100次。

[作用] 发散风寒,宣通表里。

[临床应用] 常用于受寒、食积等原因引起的腹痛等症,多与拿肚角、推三关、揉中脘等合用。本法亦对寒滞经络引起的痹痛有效。

31. 膊阳池

[位置] 手背一窝风上3寸处。

[操作] 用拇指甲掐之,称掐膊阳池;用拇指或中指端揉,称揉膊阳池。

[次数] 掐3~5次;揉300次。

[作用] 止头痛,通大便,利小便。

[临床应用] 掐揉本穴对大便秘结有显效,大便滑泻或虚脱者禁用。治疗感冒头痛、小便赤涩

等,多与其他利尿、解表、止头痛的穴位合用。

32. 三关

[位置]　前臂桡侧,阳池(太渊)至曲池成一直线。

[操作]　用拇指桡侧面或示、中二指指面自腕推向肘,称推三关;屈患儿拇指,自拇指外侧端推向肘,称大推三关。

[次数]　300 次。

[作用]　温阳散寒,补气行气,发汗解表。

[临床应用]　本穴性温热,主治一切虚寒病证。临床上治疗气血虚弱、命门火衰、下元虚冷、阳气不足引起的四肢厥冷、面色无华、食欲不振、疳积、吐泻等症,多与补脾经、补肾经、揉丹田、捏脊、摩腹等合用。治疗感冒风寒、怕冷、无汗或疹出不透等,多与清肺经、推攒竹、掐揉二扇门等合用。此外,对疹毒内陷、黄疸等症亦有疗效。

33. 六腑

[位置]　前臂尺侧,阴池至肘成一直线。

[操作]　用拇指桡侧面或示、中二指指面自肘推向腕,称退六腑或推六腑。

[次数]　300 次。

[作用]　清热,凉血,解毒。

[临床应用]　本穴性寒凉,适用于一切实热病证,对温病邪入营血、脏腑郁热积滞而致的壮热烦渴、腮腺炎及肿毒等实热证也可应用。本穴与补脾经合用,有止汗的效果。若患儿平素大便溏薄、脾虚腹泻,慎用本法。本法与推三关为大凉大热之法,可单用,亦可合用。若患儿气虚体弱、畏寒怕冷等可单用推三关;如高热烦渴、发斑等可单用退六腑。而两穴合用则能平衡阴阳,防止大热大凉伤其正气。若寒热夹杂,以热为主,则可以退六腑三数、推三关一数之比推之;若以寒为重,则可以推三关三数、退六腑一数之比推之。

34. 天河水

[位置]　前臂正中,自总筋至洪池(曲泽)成一直线。

[操作]　用拇指桡侧面或示、中二指指面自腕推向肘,称清天河水;用示、中二指蘸水自总筋处,一起一落弹打如弹琴状,直至洪池,同时一面用口吹气随之,称打马过天河。

[次数]　300 次。

[作用]　清热解表,泻火除烦。

[临床应用]　本穴水性凉,清热力平和,清热而不伤阴,主要用于治疗热性病证。治疗五心烦热、口燥咽干、唇舌生疮、夜啼等症,常与清心经、退六腑合用。治疗外感风热所致感冒发热、头痛、恶风、微汗出、咽痛等,多与开天门、推坎宫、揉太阳等合用。打马过天河清热之力大于清天河水,多用于实热、高热。

第三节　胸腹部穴位

1. 乳根

[位置]　乳头直下2分。

[操作] 用示指或中指端揉,称揉乳根。可同时配合揉乳旁。

[次数] 揉 50 次。

[作用] 化痰止咳,消食化滞。

[临床应用] 用于胸闷、胸痛、咳喘等症,多与揉乳旁、推揉膻中等合用。

2. 乳旁

[位置] 乳头外侧旁开 2 分。

[操作] 用两手示指或中指端揉,称揉乳旁;或用两手拇、示、中三指拿,称拿乳旁。

[次数] 揉 50 次;拿 5 次。

[作用] 理气,化痰,止咳。

[临床应用] 揉乳根、乳旁同时操作,能加强理气化痰止嗽的作用,医者可以用一手的中指和示指同时按于两穴揉之。本穴配合推揉膻中、揉肺俞、揉中府、揉云门对由痰涎壅塞而致的咳喘有效。

3. 胁肋

[位置] 位于躯干两侧胁肋部,自腋下两胁至天枢穴处。

[操作] 令患儿两手抬起,或放于头上,或自然下垂,医者以两手掌从患儿两胁腋下搓摩至天枢处,称搓摩胁肋,又称按弦走搓摩。

[次数] 100 次。

[作用] 顺气,化痰,除胸闷,开积聚。

[临床应用] 搓摩胁肋,性开而降,对小儿由于食积、痰涎壅盛、气逆所致的胸闷、腹胀、气喘等有效。若久痞,则需长时间反复搓摩,非一日之功,但对脾胃虚弱、中气下陷、肾不纳气者慎用。

4. 腹

[位置] 腹部。

[操作] 沿肋弓角边缘向两旁分推,称分推腹阴阳;用掌或四指摩称摩腹,逆时针方向摩为补,顺时针方向摩为泻,顺逆交替摩之为平补平泻。

[次数] 分推 100 次;摩 5 分钟。

[作用] 消食化滞,降逆止呕,健脾止泻,通便。

[临床应用] 摩腹、分推腹阴阳,能健脾和胃,理气消食,对于小儿腹泻、恶心、呕吐、便秘、腹胀、厌食等消化功能紊乱效果较好,常与揉脐、捏脊、按揉足三里合用,"摩腹揉脐与捏脊,再加按揉足三里"可以作为小儿保健四大手法。若腹痛腹胀拒按之,则为实证,常用指推;腹痛腹胀(或软)喜按,常用掌摩或掌揉。一般多按顺时针方向,治疗单纯性脾虚腹泻则用逆时针方向摩腹。

5. 脐

[位置] 肚脐正中,或脐周腹部。

[操作] ① 用中指端揉,称揉脐;② 用指端或掌摩,称摩脐;③ 用拇指、示、中三指抓肚脐并抖动脐部,称抖脐;④ 用示、中、环三指搓摩脐腹部,称搓脐;⑤ 自脐直推至耻骨联合上缘,称推下小腹。

[次数] 揉、摩、搓、抖、推,均 3～5 分钟。

[作用] 温阳散寒,补益气血,健脾和胃,消食导滞。

[临床应用] 揉脐、摩脐多用于腹泻、便秘、腹痛、疳证等。临床上揉脐、摩腹、推上七节骨、揉龟尾常配合应用,用于治疗腹泻,为止泻四大手法,简称"龟尾七节,摩腹揉脐";搓、抖、推脐,用于治疗蛔虫症。

6. 丹田

[位置]　小腹部,脐下 2～3 寸之间。

[操作]　用拇指或中指端揉,称揉丹田;用掌摩穴处,称摩丹田。

[次数]　揉 50 次;摩 5 分钟。

[作用]　培肾固本,温补下元,分清别浊。

[临床应用]　本穴在下腹部,多用于泌尿、生殖系统疾病。揉、摩丹田多用于小儿先天不足、寒凝少腹的腹痛、疝气、遗尿、脱肛等症,常与补肾经、推三关、揉外劳等合用。揉丹田对尿潴留有效,临床上常与推箕门、清小肠等合用。

7. 肚角

[位置]　脐下 2 寸,旁开 2 寸大筋。

[操作]　用拇、示、中三指做拿法,称拿肚角;用中指端按,称按肚角。

[次数]　3～5 次。

[作用]　健脾和胃,理气消滞。

[临床应用]　按、拿肚角是止腹痛的要法,对各种原因引起的腹痛均可应用,尤以寒痛、伤食痛为佳。本法刺激较强,一般拿 3～5 次即可,不可次数太多。为防止患儿哭闹影响手法的进行,可在诸手法推毕,再拿此穴。

第四节　背腰部穴位

1. 脊柱

[位置]　大椎至龟尾(长强)成一直线。

[操作]　用示、中二指面自上而下做直推,称推脊;用捏法自下而上,称为捏脊,捏脊一般捏 3 遍,捏第 4 遍时每捏 3 下将背脊皮提一下,称“捏三提一”,捏后按揉相应背俞穴。在捏脊前先应在背部轻轻按摩几遍,使肌肉放松。

[次数]　推 100 次;捏 3～5 遍。

[作用]　调阴阳,理气血,和脏腑,通经络,培元气。

[临床应用]　① 脊柱穴隶属督脉经,督脉贯脊属脑络肾,总督阳气,统摄真元。用捏脊法自下而上操作具有强健身体的功能,是小儿保健常用手法之一。临床上多与补肺经、补肾经、推三关、摩腹、揉脐、按揉足三里等配合应用,治疗先、后天不足和小儿瘫痪。捏脊也常用于治疗小儿疳积等消化系统的积滞病证,故也称“捏积”。本法操作时旁及足太阳膀胱经脉,临床应用时可根据不同的病情,重提或按揉相应的背俞穴,以加强疗效。目前,成人也常用捏脊疗法治疗各种疾病。② 推脊柱穴从上至下,能清热,多与清天河水、退六腑、推涌泉等合用。

2. 七节骨

[位置]　第 4 腰椎至尾椎骨端(长强)成一直线。

[操作]　用拇指桡侧面或示、中二指面自下向上或自上向下做直推,分别称为推上七节骨和推下七节骨。

[次数]　50次。

[作用]　推上七节骨能温阳止泻;推下七节骨能泻热通便。

[临床应用]　① 推上七节骨多用于虚寒腹泻、久痢等症。临床上常与按揉百会、摩腹、揉丹田等合用,治疗气虚下陷的脱肛、遗尿等症。若属实热证,则不宜用本法,用后多令儿腹胀或出现其他变症。② 推下七节骨多用于肠热便秘,或痢疾等症。若腹泻属虚寒者,不可用本法,恐防滑泄。

3.龟尾(长强)

[位置]　尾椎骨端。

[操作]　用拇指端或中指端揉,称揉龟尾。

[次数]　100次。

[作用]　通调大肠。

[临床应用]　揉龟尾有通调督脉经气、调理大肠的功能。穴性平和,能止泻,也能通便,多与揉脐、推七节骨配合应用,治疗腹泻、便秘等症。

第五节　下肢部穴位

1.箕门

[位置]　大腿内侧,膝盖上缘至腹股沟成一直线。

[操作]　用示、中二指自膝盖内侧上缘至腹股沟做直推法,称为推箕门。

[次数]　100次。

[作用]　利尿、清热。

[临床应用]　本穴性平和,有较好的利尿作用,常用于治疗癃闭、小便赤涩不利、尿闭等症。治疗尿潴留多与揉丹田、按揉三阴交合用。治疗心经有热的小便赤涩不利多与清小肠合用。推箕门有利小便实大便的作用,亦可治水泻无尿。

2.百虫(百虫窝、血海)

[位置]　膝上内侧肌肉丰厚处,当髌骨内上缘2.5寸处。

[操作]　以拇指或中指指端按或揉,称按百虫或拿百虫。

[次数]　5次。

[作用]　通经络,止抽搐。

[临床应用]　按、拿百虫多用于下肢瘫痪及痹痛等症,常与拿委中、揉膝眼、按揉足三里等合用;若用于惊风、抽搐,手法刺激宜重。

第五章　推拿治疗临床须知

导学　通过本章的学习,应掌握推拿疗法的适应证和禁忌证,熟悉推拿意外的可能原因,了解推拿常用介质。

第一节　推拿的适应证与禁忌证

一、推拿的适应证

推拿适应证涉及骨伤、内、妇、儿、五官、神经科疾病,同时亦用于减肥、美容及康复、保健等。

1. 骨伤科疾病

(1) 脊柱躯干疾病:颈椎病、落枕、前斜角肌综合征、寰枢关节紊乱症、颈椎小关节紊乱、胸椎小关节紊乱、腰椎小关节紊乱、急性腰扭伤、慢性腰肌劳损、腰椎间盘突出症、第三腰椎横突综合征、腰椎退行性脊柱炎、腰椎滑脱症(轻度)、腰椎管狭窄症、骶髂关节综合征等。

(2) 四肢关节疾病:肩关节周围炎、冈上肌肌腱炎、肱二头肌肌腱炎、肱骨外上髁炎、肱骨内上髁炎、腕关节扭伤、桡骨茎突部腱鞘炎、腕管综合征、指关节扭伤、髋关节滑囊炎、梨状肌综合征、半月板损伤、髌下脂肪垫劳损、膝关节侧副韧带损伤、膝关节骨性关节炎、踝关节扭伤、踝管综合征、跟痛症等。

(3) 各种常见关节脱位:颞下颌关节脱位、肩关节脱位、肘关节脱位、桡尺远端关节分离症、髋关节脱位等。

2. 内科疾病　感冒、头痛、眩晕、不寐、咳嗽、哮喘、胁痛、胃脘痛、胃下垂、呕吐、呃逆、泄泻、便秘、癃闭、阳痿、遗精、半身不遂、面肌痉挛、消渴、痹证、痿证、郁证、胸痹、心悸等。

3. 妇科疾病　围绝经期综合征、痛经、闭经、月经不调、慢性盆腔炎、带下、产后耻骨分离症、产后身痛、急性乳腺炎、产后缺乳、乳癖等。

4. 儿科疾病　感冒、咳嗽、哮喘、发热、顿咳、泄泻、呕吐、疳积、便秘、佝偻病、夜啼、遗尿、小儿肌性斜颈、斜视、脱肛等。

5.五官科疾病　干眼症、牙痛、失瘖、喉痹、梅核气、鼻渊、耳鸣耳聋等。

二、推拿的禁忌证

推拿广泛用于骨伤、内、外、妇、儿、五官科等多种疾病,具有明显的治疗效果,但也存在着不适合推拿治疗的情况,这就是禁忌证。在进行推拿治疗前,一定要先进行诊断和鉴别诊断,明确患者是否有禁忌证,如有禁忌证则禁止施行推拿治疗。以下情况一般不适合选用推拿治疗: ① 各种急性传染病。② 各种恶性肿瘤的局部。③ 各种溃疡性皮肤病的局部。④ 烧伤、烫伤的局部。⑤ 各种感染性化脓性疾病和结核性关节炎。⑥ 严重的心脑血管疾病患者,各种危及生命的危急重症。⑦ 酗酒后神志不清者、严重的(不能合作、不能安静)精神病患者。⑧ 月经期、妊娠期妇女的腹部及腰骶部严禁推拿。⑨ 胃、十二指肠等急性穿孔疾病。⑩ 有血液病及出血倾向患者。⑪ 开放性损伤者,血管、神经的吻合术者。⑫ 极度体虚和空腹饥饿的患者。⑬ 诊断不明的急性脊柱损伤或伴有脊髓症状的患者。

第二节　推拿意外情况的预防与处理

推拿是一种外治法,与药物内治是有区别的。临床上,如果手法操作不当,不仅不能取得应有的疗效,而且会加重患者的痛苦,甚至会导致不良后果,危及生命,故应积极预防推拿意外的发生。作为外治法,推拿意外主要发生在肌肉骨骼系统,以骨与关节损伤最为常见,还发生在体表软组织及神经系统、内脏系统等。为预防推拿意外,医者要深入了解骨及关节的解剖结构和正常活动幅度,排除推拿禁忌证,在推拿治疗中慎用强刺激手法,禁用大幅度超越骨与关节活动范围的手法。一旦发生推拿意外,应及时正确处理。

一、软组织损伤

软组织包括皮肤、皮下组织、肌肉、肌腱、韧带、关节附件等,皮肤损伤在推拿临床最为常见。其一,初学推拿者,手法生硬,不能做到柔和深透,从而损伤皮肤。其二,粗蛮的施加压力或小幅度急速而不均匀地使用擦法,则易致皮肤损伤。其三,过久的手法操作,长时间吸定在一定部位上,局部皮肤及软组织的感觉相对迟钝,痛阈提高,可导致皮肤损伤。

〔预防及处理〕要求医者加强手法基本功训练,掌握各种手法的动作要领和操作要求,并将之应用于临床。

二、肋骨骨折

肋共有12对,由肋骨和肋软骨组成,左右对称,连接胸椎和胸骨而组成胸廓,对胸部脏器起着保护作用。造成肋骨骨折的因素主要是直接和间接的暴力。推拿治疗时,若过度挤压胸廓的前部和后部,使胸廓的前后径缩短,左右径增长,可能导致肋骨的侧部发生断裂。如患者俯卧位,医者在其背部使用双手重叠掌根按法或肘压法等重刺激手法,若忽视患者年龄、病情、肋骨有无病理变化等情况,易造成肋骨骨折。

〔预防及处理〕目前的推拿治疗床一般是硬质铁木类结构,在俯卧位背部推拿时,要慎重选用手法。对年老体弱的患者,由于肋骨逐渐失去弹性,肋软骨也常有骨化,在受到外力猛烈挤压时易造成肋骨骨折;对某些转移性恶性肿瘤而肋骨有病理变化的患者,背部及胸部的按压手法极易造成医源性或病理性骨折。

因有肋间肌固定,单纯的肋骨骨折很少发生移位,可用胶布外固定胸廓,限制胸廓呼吸运动,让骨折端减少移位,以达到止痛的目的。肋骨骨折后出现反常呼吸、胸闷、气急、呼吸短浅、咯血、皮下气肿时,应考虑肋骨骨折所产生的胸部并发症,要及时转科会诊治疗。

三、肩关节脱位

肩关节由肩胛骨关节盂与肱骨头构成。肱骨头大,呈半球形;关节盂小而浅,约为肱骨头关节面的1/3。由于肩关节不稳定的结构和较大的活动度,它是临床上最常见的受损关节部位之一。对肩部疾病推拿治疗时,如果方法掌握不当,或不规范地做肩部的被动运动,就可能造成医源性的肩关节脱位,甚至并发肱骨大结节撕脱骨折、肱骨外科颈骨折等。

〔预防及处理〕要求医者对肩关节的解剖结构和关节正常的活动幅度有深入的了解,在做被动运动时,双手要相互配合,运动幅度要由小到大,顺势而行,切不可急速、猛烈、强行操作;对于肩关节有骨质疏松改变的患者,在推拿治疗时不应使用强刺激手法及大幅度的肩关节外展、外旋的被动运动,尤其操作的双手不能同时做反方向的猛烈运动。一旦造成单纯的肩关节脱位,应使用手牵足蹬法复位。如推拿肩部时造成肱骨外科颈骨折,应分析其骨折类型,再确定整复手法,必要时需转科手术治疗,以免贻误治疗时间。

四、寰枢关节半脱位

在正常情况下,颈椎旋转、侧屈或屈伸等运动关节类推拿手法不会造成寰枢关节损伤。寰枢关节半脱位属高颈位损伤,多为自发性,也可由颈部、咽后部感染引起寰枢韧带损伤而造成。但当上段颈椎有炎症或遭受肿瘤组织破坏后,在没有明确诊断的情况下,或有先天异常如齿突发育不良,手法操作者盲目地做较大幅度的颈部旋转运动或急剧的前屈运动,可导致寰椎横韧带撕裂、寰枢关节半脱位。

〔预防及处理〕颈部手法操作时,特别是运用颈部旋转复位类手法,应做常规影像学检查、血常规检查、红细胞沉降率等,以排除颈部、咽部及其他感染病灶,了解其疾病的变化和转归,方能行颈部旋转手法。且不宜超出正常颈部生理活动范围,颈部扳法也不能强求弹响声。

五、腰椎压缩性骨折

腰椎压缩性骨折多因从高处坠下而臀部着地,其冲击力由下向上传递到脊柱,从而发生上腰段或下胸段椎体骨折。当患者取仰卧位,医者过度屈曲双侧髋关节将使腰椎生理弧度消失,并逐渐发生腰椎前屈,胸腰段椎体前缘明显受到挤压。在此基础上,再骤然增加屈髋、屈腰的冲击力量,则容易造成胸腰段椎体压缩性骨折。

〔预防与处理〕正常的双下肢屈膝屈髋运动是用来检查腰骶部病变的特殊检查方法之一,在临床上也常用此法来解除腰骶后关节滑膜的嵌顿和缓解竖脊肌的紧张。运用此种方法时,只要在正常的髋、骶关节活动范围内,且双下肢在屈髋关节的同时不再附加腰部前屈的冲击力,腰椎压缩性骨折即可避免。特别是对于老年人、久病体弱或伴有骨质疏松的患者,行此法时更需谨慎。

单纯性椎体压缩性骨折是指椎体压缩性变形＜1/2、无脊髓损伤者,可采用非手术疗法,指导患者锻炼腰背伸肌,可以使压缩的椎体复原。早期锻炼可避免产生骨质疏松;通过锻炼增强背伸肌力量,还可避免慢性腰痛后遗症的发生。对于脊柱不稳定的损伤,即椎体压缩变形＞1/2,同时伴有棘上、棘间韧带或附件骨折,或伴有脊髓损伤者,应以手术治疗为主。

六、神经系统损伤

推拿手法使用不当可造成神经系统的损伤,包括中枢神经损伤和周围神经损伤两大类。其危害程度之严重,可居推拿意外之首,轻则造成周围神经、内脏神经的损伤,重则造成脑干、脊髓的损伤,甚至造成死亡。推拿治疗颈部疾患时,如强行做颈椎侧屈的被动运动,易导致患者臂丛及其分支腋神经、肩胛上神经损伤,同时也会损伤对侧关节面及关节囊。在行手法治疗后,若立即出现单侧肩、臂部阵发性疼痛、麻木,肩关节外展力减弱,肩前、外、后侧的皮肤感觉消失,应考虑神经损伤的可能性,日久还可能出现三角肌、冈上肌废用性肌萎缩。

〔预防及处理〕颈椎侧屈运动的生理范围只有45°,运动时绝对不能超过此界限。在行颈部侧屈被动运动时,尤其要注意侧屈范围,同时切忌使用猛烈而急剧的侧屈运动。

七、休克

休克是由于感染、出血、脱水、心功能不全、过敏、严重创伤等原因引起的一种综合征,共同的特征表现为微循环功能障碍,引起组织血流灌注不足,进而导致组织缺氧、酸中毒、血浆成分丢失、器官与组织功能障碍,甚至出现主要器官损害。临床上根据不同的病因,可将休克分为心源性休克、低血容量性休克、感染性休克、过敏性休克、神经性休克等。推拿治疗过程中,如果使用特殊的手法,持续刺激或在患者空腹、过度疲劳、剧烈运动后行手法治疗,可出现休克反应。休克早期,由于脑缺氧,神经细胞的反应进一步降低,神经功能转为抑制,患者表现为表情淡漠,反应迟钝,嗜睡,意识模糊,甚至昏迷。皮肤苍白、口唇、甲床轻度发绀,四肢皮肤湿冷,脉搏细弱而快,血压下降,呼吸深而快,尿量明显减少等,是各类休克的共同表现。

〔预防及处理〕为了防止推拿治疗诱发休克意外,临床上必须做到:空腹患者不予推拿治疗,剧烈运动后或过度劳累后的患者不予重手法治疗。使用重手法刺激时,必须在患者能够忍受的范围内,且排除其他器质性疾病。在推拿治疗中,如患者出现心慌气短、皮肤苍白、冷汗等症状,应立即终止重手法刺激,并让患者取平卧位,或头低足高位,给予口服糖水或静脉注射50%葡萄糖。如病情较重应立即予以抗休克治疗,补充血容量,维持水、电解质和酸碱平衡,运用血管扩张剂,以维持心、脑、肾脏的正常功能,必要时立即请内科会诊治疗。

第三节　推拿介质

推拿介质是在手法操作前涂擦在治疗局部的一种药物制剂,有液体、膏剂或粉末等,也称推拿递质。推拿时运用介质,在我国有悠久的历史。《金匮要略》中已有"膏摩"的记载。《圣济总录·卷四》云:"若疗伤寒以白膏摩体,手当千遍,药力乃行,则摩之用药,有不可不知也。"《景岳全书·卷四十五》云："治发热便见腰痛者，以热麻油按痛处揉之可止。"众多的膏摩方沿用至今，广泛地用于预防与治疗疾病。

一、推拿介质的作用

推拿介质有两个方面的作用，一是可以保护治疗部位的皮肤，防止摩擦损伤；二是根据不同病证的治疗需要，利用药物递质的功效以提高手法治疗效果。

二、推拿常用介质

1. 葱姜水　用葱白和生姜捣碎取汁(或将葱姜用乙醇浸泡)，能加强温热发散作用。

2. 凉水　食用洁净凉水，有清凉肌肤和退热作用，外感热证多用。

3. 蒸馏水　医用蒸馏水均可运用，有凉润肌肤、清洁表皮衰老细胞的作用。

4. 薄荷水　取5%薄荷脑5 g浸入乙醇100 ml内配制而成，或者取少量薄荷，用开水浸泡后放凉去渣即可运用。有清凉解表、清利头目的作用。

5. 木香水　取少量木香，用开水浸泡后放凉去渣即可。有行气活血止痛的作用。

6. 滑石粉　医用滑石粉即可，是临床上常用的介质，小儿推拿时多用。有滑润皮肤、避免皮肤擦伤和吸水的作用。

7. 爽身粉　有吸水、清凉、增强皮肤润滑的作用。

8. 食用油　如香油、菜油等均有运用。有加强手法透热的作用。

9. 石蜡油　医用石蜡油即可。有滑润皮肤和去除表皮衰老细胞的作用。

10. 冬青膏　将冬青油(水杨酸甲酯)和凡士林混合称冬青膏。有加强透热和润滑作用。

11. 葱汁　将葱白切碎，捣烂去渣取汁即可运用。有发热解表、温经散寒的作用。

12. 姜汁　取生姜切碎，捣烂去渣取汁即可运用。有发热解表、温经散寒的作用。

13. 蛋清　将鸡蛋壳穿一小孔，让其蛋清流出取用即可。有清凉、滋阴、祛热、消食的作用。

14. 医用乙醇　有退热作用。多用于外感发热及高热性病证。

15. 药酒　如风湿活络酒、虎骨木瓜酒、五加皮酒、独活寄生酒等，可视病情选择运用。

16. 药膏　用药物制成粉剂加适量的赋形剂(如凡士林)调制而成的膏剂。根据药物的功效，可产生各种不同的治疗作用。如乌头膏有温经散寒、滑利关节的作用，用于风湿性关节炎。当归膏有活血化瘀、消肿止痛的作用，用于急性软组织损伤。

17. 药散　将药物晒干捣碎，研末，细筛为散即成。根据药物组成和功效，有摩头散、摩腰散、摩项散等。

18. 药油　将药物提炼成油剂，如松节油、麻油等。有发汗解表、温通发散的作用。

19. 红花油　由冬青膏、红花、薄荷脑配制而成。有消肿止痛的作用，用于急、慢性关节疼痛及软组织损伤。

三、推拿介质的选择

临床上常根据病情、年龄、季节等具体情况选用推拿介质。

1. 辨病选用介质　根据不同介质的作用，视病情选择运用。软组织损伤、关节扭伤、腱鞘炎等选用活血化瘀、消肿止痛的介质，如红花油、冬青膏等；小儿肌性斜颈多选用润滑作用较好的滑石粉、爽身粉等；小儿发热多选用清凉作用较好的医用乙醇、凉水等。

2. **辨证选用介质**　根据患者寒、热、虚、实证的不同选择应用。寒证,多选用具有温热散寒作用的葱姜水、冬青膏等;热证,多选用具有清凉退热作用的医用乙醇、冷水等;实证,多选用具有清泻作用的蛋清、红花油等;虚证,多选用具有滋补作用的药酒、冬青膏等。

3. **辨年龄选用介质**　小儿常用的介质主要有爽身粉、滑石粉、冷水、医用乙醇、薄荷水、姜汁、葱汁、蛋清。一般来说,不论水剂、油剂、粉剂、酒剂均可应用于成年人,而老年人常用的介质主要有油剂和酒剂。

4. **辨季节选用介质**　春、夏季节常用的介质主要有葱姜水、冷水、蒸馏水、薄荷水、木香水、滑石粉、爽身粉、蛋清、医用乙醇等,秋、冬季节常用的介质主要有冬青膏、石蜡油、食用油、药酒等。

下 篇

临 床 篇

第六章 骨伤科疾病

导学

  通过本章的学习,应掌握常见骨伤疾病的推拿治疗,熟悉诊断要点,了解其他治疗方法。

第一节 脊柱疾病

落枕

  落枕又称失枕,是指睡眠姿势不当等原因,导致颈部肌肉痉挛、僵直、酸胀、疼痛以致转动失灵,似身虽离床而颈尚留落于枕,故而得名,是颈部软组织常见损伤之一。好发于青壮年,男多于女,冬春季节多发。

  落枕多因睡眠时枕头高低或软硬不宜,以及躺卧姿势不良等因素,致使颈部一侧肌群在较长时间内处于过度伸展牵拉位,在过度紧张状态下发生的静力性损伤,使伤处肌筋僵硬不舒,颈项活动受限;临床上也有少数患者因颈部突然扭转、甩头或肩扛重物,致使颈部软组织损伤,小关节错缝而致病者。若落枕症状反复出现,常提示颈椎病可能。

  中医学认为,本病的发生多由素体亏虚,气血不足,循行不畅,舒缩活动失调,或夜寐肩部外露,颈肩复受风寒侵袭,致使气血凝滞,肌筋不舒,经络痹阻,不通则痛,故而拘急疼痛,活动失灵。

【诊断要点】

1. 症状

(1)颈部疼痛:常在晨起或急性损伤后感到颈部损伤的肌肉处疼痛,重者疼痛可牵及头部、肩部、上背部及上臂部。部分仅关节突关节损伤者,疼痛多局限在相应关节突关节及其周围。

(2)功能活动受限:颈部相对固定于某一位置,常歪向患侧,转动不利,向患侧活动功能障碍尤其明显。

2. 体征

(1) 肌痉挛：常在胸锁乳突肌、斜方肌、肩胛提肌处发生痉挛，可触及条索状结节。

(2) 压痛：常在上述肌肉处有压痛。胸锁乳突肌痉挛者，在胸锁乳突肌处有肌张力增高和压痛；斜方肌痉挛者，在锁骨外 1/3 处或肩井穴处或肩胛骨内侧缘有肌紧张感和压痛；肩胛提肌痉挛者，在上 4 个颈椎横突处和肩胛骨内上角处有肌紧张感和压痛。

3. 理化检查　根据临床症状及体征即可作出诊断，一般不需要影像学检查，X 线检查一般无特殊发现，或仅有生理曲度的改变。但若反复落枕，需行 X 线检查，多见颈椎退变、失稳、关节突关节错缝等。

【鉴别诊断】
应与寰枢关节半脱位、颈椎病、颈椎结核等疾病相鉴别。

【推拿治疗】
1. 治则　舒筋活血，温经通络。
2. 取穴　风池、风府、风门、肩井、天宗、肩外俞、阿是穴等。
3. 手法　㨰法、一指禅推法、拿法、弹拨法、拔伸法、按揉法、擦法等。
4. 操作步骤

(1) 患者取坐位，医者用㨰法、一指禅推法在患侧颈项及肩部施术 3～5 分钟，同时做颈部轻微的屈伸和侧屈运动。

(2) 接上势，用拿法提拿颈项及肩部，以患侧为重点部位，并弹拨紧张的肌肉。

(3) 接上势，若滑膜嵌顿或关节突关节错缝，可嘱患者自然放松颈项部肌肉，医者左肘托起下颌，右手扶持后枕部，使颈略前屈，下颌内收。双手同时用力向上提拉拔伸，并缓慢左右旋转患者头部 10～15 次。然后，在颈部微前屈的状态下，迅速向患侧加大旋转幅度进行扳动，手法要稳而快。

(4) 接上势，按揉风池、风府、风门、肩井、天宗、肩外俞、阿是穴等，每穴 30 秒，手法由轻到重。然后轻拿颈椎棘突两侧肌肉。

(5) 接上势，在颈项部加用擦法治疗，以透热为度。

【临证结语】
本病所施手法要根据患者颈部肌肉损伤的程度和损伤的时间而决定。若患者疼痛剧烈，多为软组织损伤严重，局部渗出、水肿，宜以轻柔缓和的手法放松肌肉即可；若患者不能耐受手法，应该在 24 小时或 48 小时以后再行手法治疗，同时配合非甾体抗炎药物、穴位注射等疗法；被动运动要在患者可耐受范围内进行；扳法是治疗落枕的有效手法，操作时要求诊断准确，用力稳妥，不可强求弹响声，切忌粗暴行事。睡眠时枕头要高低、软硬适中，不宜睡高枕、硬枕。注意颈部保暖，避免过度疲劳，平素加强颈部功能锻炼。推拿治疗本病疗效显著，一般 1～2 次即可痊愈，痊愈后可配合颈部功能锻炼，以减少复发。

临床上可配合针灸、湿热敷、中药熏蒸、敷贴等其他疗法治疗。

颈椎病

颈椎病又称颈椎综合征，是指由于颈椎间盘退行性改变、颈椎骨质增生和颈部损伤等原因引起脊柱内、外平衡失调,刺激或压迫颈神经根、椎动脉、脊髓或交感神经而引起的一组综合征。本病发病年龄 30～60 岁。

颈椎病是一种颈椎退行性疾病,颈椎间盘退变是本病的内因,各种急、慢性颈部损伤是导致本病的外因。由于长期从事低头伏案工作,使椎间盘发生退变,椎间隙变窄,导致关节囊和韧带松弛,椎骨间滑移活动增大,影响了脊柱的稳定性,久之产生骨质增生、韧带钙化,直接或间接地刺激或压迫颈神经根、椎动脉、交感神经、脊髓而出现不同的临床表现。

目前,多将颈椎病分为颈型、神经根型、椎动脉型、交感神经型和脊髓型五种。同时出现两种以上称混合型。

本病依据主要症状分别归属于中医学"痹证""痿证""项强""眩晕"等范畴,其病因病机可归纳为经脉瘀阻、痰湿阻络、寒湿痹阻、气血亏虚、肝肾不足等。

【诊断要点】

(一) 颈型颈椎病

1. 症状

(1)颈部活动受限:反复出现"落枕"的现象。

(2)颈肩部疼痛:颈肩部容易疲劳,平时肩胛骨内上角和内侧缘常有酸胀疼痛感。

2. 体征

(1)压痛点:肩胛提肌、菱形肌、冈下肌、大小圆肌处常可触及条索状改变及压痛。

(2)活动范围减小:患者前屈、旋转幅度较前减小。

(3)肌张力:颈夹肌、半棘肌、斜方肌等张力增高。

(4)神经系统检查:不能发现明确的定位体征。

3. 理化检查　X 线片可见椎体边缘及关节骨质增生,可见颈椎曲度变直。

(二) 神经根型颈椎病

1. 症状

(1)颈部疼痛:颈枕或肩背部呈阵发性或持续性的隐痛或剧痛。

(2)上肢放射痛及麻木感:一侧或两侧颈、肩、臂放射痛,可伴有上肢无力、发沉、发凉,手指麻木,握力减弱。

(3)颈部活动受限:颈项僵硬,活动受限,以向患侧旋转和侧屈活动为甚。若勉强向患侧旋转或侧屈,则可能导致放射痛加重。

2. 体征

(1)颈椎生理曲度改变:颈椎生理前凸减少或消失,颈椎侧凸。

(2)压痛:在病变节段棘突旁及受累神经分布区可触及压痛,并伴有上肢放射痛加重或麻木感。部分患者可在病变节段触摸到条索状结节及肌紧张。

(3)皮肤感觉异常:受压神经所支配的皮肤在发病初期可表现为痛觉过敏,后期则表现为感觉减退。第 5、第 6 颈椎间病变刺激第 6 颈神经根可引起患侧拇指或拇、示指感觉减退。第 6、第 7 颈椎间病变刺激第 7 颈神经根而引起示、中指感觉减退。

(4)腱反射减弱:患侧肱二头肌、肱三头肌腱反射及桡骨膜反射可减弱,也可见肱二头肌、肱三头肌肌力减退和握力减退。

(5)特殊检查试验:椎间孔挤压试验阳性,臂丛神经牵拉试验阳性,椎间孔分离试验阳性。

3. 理化检查   颈椎正位 X 线片可见钩椎关节增生,棘突偏歪;侧位片可见椎体边缘骨质增生,椎间隙变窄,颈椎生理曲度减小、消失或反弓;更具有诊断意义的是,颈椎斜位 X 线片可见病变节段患侧椎间孔变窄。

(三）椎动脉型颈椎病

1. 症状

(1) 颈部疼痛:颈枕部或颈肩部酸困、疼痛,呈持续性或间断性。

(2) 眩晕:头晕,恶心,耳鸣,视物不清,常因头部转动或侧屈到某一位置而诱发或加重。

(3) 猝倒:严重者可出现猝然摔倒,摔倒时神志多半清楚,恢复后一如常人,不伴有意识、思维、运动障碍。

2. 体征

(1) 压痛:病变节段椎弓板、关节突、横突周围深层软组织压痛,并可触及肌紧张。按压病变椎骨时可能诱发头晕、恶心。

(2) 椎骨移位:可触及病变椎骨棘突偏歪,两侧关节突后方不对称、横突不对称。

(3) 特殊检查试验:椎动脉扭转试验阳性。

3. 理化检查

(1) X 线检查:颈椎侧位片可见颈椎生理曲度变直,正位片可见钩椎关节侧方骨质增生,张口位有时可见寰枢椎关节移位。

(2) 经颅彩色多普勒超声(TCD)检查:显示椎基底动脉供血不足。

(3) 椎动脉造影检查:可见椎动脉扭曲、狭窄或中断状。

(4) 颈部 MRI 血管成像检查:可显示椎动脉粗细、扭曲、狭窄等征象。

(5) 颈椎 3D－CTA 检查:可清晰显示椎动脉形态及与周围毗邻结构的关系。

(四）交感神经型颈椎病

1. 症状

(1) 头痛:慢性头痛或偏头痛,头痛往往呈持续性,主要出现在额部,特别是眼窝和眉棱骨处。

(2) 视觉、听觉异常:眼珠疼痛,视物模糊,眼窝胀痛,眼睑无力,常伴有耳鸣、耳聋。

(3) 交感神经功能异常:咽喉部不适,干渴,有异物感,嗳气,有时伴有恶心、呕吐;心前区疼痛,胸闷,心悸,头颈部转动时症状可加重;肢体发凉,局部皮温降低,也可有指端苍白、发热或痛觉过敏。

2. 体征

(1) 颈部压痛:病变节段深部软组织压痛。

(2) 椎骨移位:可触及病变椎骨棘突偏歪,两侧关节突后方不对称、横突不对称。

(3) 排除症状相应器官病变:咽喉、眼、耳查体无异常,心脏功能或可闻心律不齐或心动过速,其余无明显异常。

3. 理化检查

(1) X 线检查:显示椎体和钩椎关节骨质增生。

(2) 其余检查:根据临床症状、体征做相应检查以排除其他疾病,本病各理化检查一般多为正常。

(五) 脊髓型颈椎病

1. 症状

(1) 颈肩部不适：颈肩部酸痛、僵硬，可伴有头晕、头痛。

(2) 下肢感觉、运动障碍：进行性双下肢麻木、发冷、无力；走路不稳，如"踩棉花"感，易绊倒，不能跨越障碍物，休息后缓解，紧张劳累后加重。有些患者下肢肌肉可出现无规律性抽搐。

(3) 上肢感觉、运动障碍：单侧或双上肢麻木、沉重无力，活动欠灵活。

(4) 其他：严重者可出现胸胁部束带感，二便功能障碍。

2. 体征

(1) 运动功能障碍：步态笨拙，行走不稳，上下肢肌张力可增高。

(2) 感觉异常：痛觉减弱，位置觉、温度觉减弱。

(3) 腱反射及浅反射异常：肱二头肌、肱三头肌腱反射亢进，膝腱、跟腱反射亢进，甚者可引出髌阵挛、踝阵挛。腹壁反射和提睾反射减弱或消失。

(4) 病理反射：霍夫曼征、巴宾斯基征阳性。

3. 理化检查

(1) X 线检查：显示椎体后缘骨质增生，椎间隙变窄。

(2) CT 检查：可见颈椎间盘变性，颈椎增生，椎管前后径缩小，脊髓受压等改变。

(3) MRI 检查：可显示受压节段脊髓有信号改变，脊髓受压呈波浪样压迹。

【鉴别诊断】

颈型颈椎病应与寰枢关节半脱位、落枕、神经根型颈椎病等疾病相鉴别。

神经根型颈椎病应与落枕、颈椎间盘突出症、前斜角肌综合征、肩关节周围炎等疾病相鉴别。

椎动脉型颈椎病应与梅尼埃病、位置性低血压、耳石症等疾病相鉴别。

交感神经型颈椎病应与心绞痛、神经症或自主神经功能紊乱等疾病相鉴别。

脊髓型颈椎病应与颈椎间盘突出症、颈脊髓肿瘤、脊髓空洞症等疾病相鉴别。

【推拿治疗】

(一) 基本治疗

1. 治则 舒筋活血，解痉止痛，整复错位。

2. 取穴 风池、太阳、百会、肩井、天宗、缺盆、极泉、小海、手五里、曲池、手三里、合谷、内关、肾俞、志室、环跳、委中等。

3. 手法 㨰法、拿法、一指禅推法、点揉法、拨法、拔伸法、弹拨法、搓法、抖法等。

4. 操作步骤

(1) 患者坐位或俯卧位，医者用㨰法、拿法施术于患者颈肩背部软组织。

(2) 接上势，以一指禅推法沿项部正中督脉及两旁膀胱经、胆经；用拇指点揉法及拨法放松颈部筋肉。

(3) 接上势，用拇指指腹点揉风池、太阳、百会、风府、肩井、天宗等穴，每穴 30 秒，以酸胀感为度。

(4) 接上势，医者两前臂尺侧分别置于患者两侧肩上，双手拇指托扶其枕骨后方，其余四指及手掌托住两侧下颌部。以前臂尺侧与患肩接触点为支点，医者两肘尖向下移动，双手向上用力拔伸颈椎。在拔伸颈椎的基础上,使头颈部前屈、后伸及左右旋转,其活动度由小逐渐加大。

(5) 接上势,病变节段关节错缝者,可根据患者颈椎椎骨错缝情况施以关节整复手法。手法要稳而快,手法的力度和旋转的角度必须掌握在患者可以耐受的限度内,切忌暴力蛮劲,以防发生意外。

(6) 接上势,弹拨缺盆、极泉、小海、手五里等穴,使患者手指有串麻感;点按曲池、手三里、合谷、内关,每穴 30 秒;脊髓型患者可点按肾俞、志室、环跳、委中、髀关、风市、阳陵泉、足三里、膝关、三阴交、太冲,每穴 30 秒。

(7) 接上势,从上到下搓患侧上肢 2～3 次,最后抖患侧上肢结束。

(二) 辨病治疗

1. 颈型颈椎病　根据症状表现部位在相应区域用一指禅推法、按揉法、拨揉法重点操作;偏头痛者,取同侧风池穴,用一指禅推法向直上方向操作;眩晕者,取双侧风池穴,用一指禅推法或按揉法向内上方向操作。

2. 神经根型颈椎病　若放射沿前臂桡侧至拇指痛、麻者,取同侧第 5～6 颈椎椎间隙;放射至拇指、示指、中指及环指桡侧半指痛、麻者,取同侧第 6～7 颈椎椎间隙;若放射至小指及环指尺侧半指痛、麻者,取同侧第 7 颈椎～第 1 胸椎椎间隙,用一指禅推法或按揉法重点操作。沿上肢放射性痛、麻区域点按曲池、小海、合谷等穴,搓揉上肢,抖上肢。

3. 椎动脉型颈椎病　用一指禅推双侧风池穴,鱼际揉前额,拇指按揉印堂、睛明、太阳,分抹鱼腰,沿足少阳胆经头颞部循行线进行扫散法操作。

4. 交感神经型颈椎病　在颞部、前额部、眼眶等部位用抹法、一指禅推法、按揉法、扫散法等操作;视物模糊、眼涩、头晕者,取双侧风池穴,用一指禅推法向内上方向操作;头痛、偏头痛、头胀、枕部痛者,取同侧风池穴,用一指禅推法向直上方向操作;耳鸣、耳聋者,取同侧风池穴,用一指禅推法向外上方向操作;心前区疼痛、心动过速或过缓者,取颈臂穴(双侧)用一指禅推法、按揉法操作。

5. 脊髓型颈椎病　参见颈椎间盘突出症治疗。

【临证结语】

除脊髓型外,颈椎病各型预后良好。推拿手法治疗可增大颈椎椎间隙,纠正椎骨错缝,改善骨赘物和神经、血管的相对位置,调整内在平衡,故可有效缓解颈椎病症状。颈椎整复类手法的操作,切忌暴力、蛮力和动作幅度过大,以免发生意外。患者日常生活中应注意避风寒,适劳逸,适当进行锻炼。脊髓型颈椎病治疗时不做旋转扳法、大幅度摇颈等手法,若症状进行性加重,甚至出现痉挛性瘫痪和排便障碍,宜建议手术治疗。

临床上可配合针灸、拔罐、中药熏蒸、理疗等及内服中药、外用敷贴等其他疗法治疗。神经根型颈椎病的治疗常需配合颈椎牵引疗法,急性期颈臂痛剧烈者可适当使用脱水药物、消炎止痛药物,椎动脉型、交感神经型颈椎病可适当配合改善脑循环、营养脑神经药物。

〔附〕前斜角肌综合征

前斜角肌综合征是由于劳损、外伤或先天性颈肋等原因刺激前斜角肌,引起前斜角肌痉挛、肥大、变性,压迫斜角肌间隙的臂丛神经或锁骨下动脉而产生的一系列神经血管受压综合征。本病好发于年轻女性,右侧发病多于左侧。

本病归属于中医学"筋伤"范畴,多因过度劳损,或感受风寒,寒邪留置经络,致经脉痹阻,血行不畅,发为局部疼痛、上肢串痛及发凉。

【诊断要点】

1. 症状

(1) 颈臂的不适:颈部前外侧疼痛,并伴同侧上肢放射性疼痛或麻木感。高举患肢时症状可减轻,故可见患者以健手托住患肢以减轻疼痛。

(2) 患肢发凉:患侧上肢发凉感,皮肤温度降低。少数患者偶有交感神经刺激症状,如瞳孔扩大、面部出汗、患肢皮温下降等。

2. 体征

(1) 压痛:在颈前锁骨上窝处可摸到紧张、肥大而硬韧的前斜角肌肌腹,局部有明显压痛,并向患侧上肢放射。

(2) 肌肉异常:神经长期受压,可见患肢大小鱼际肌肉萎缩,握力减弱。

(3) 特殊检查试验:臂丛神经牵拉试验及艾迪森试验阳性。

3. 理化检查　颈、胸段正侧位 X 片,可见颈肋或第 7 颈椎横突过长。

【鉴别诊断】

应与神经根型颈椎病、喙突胸小肌综合征等疾病相鉴别。

【推拿治疗】

1. 治则　舒筋活血,通络止痛。

2. 取穴　风池、天宗、肩井、缺盆、天鼎、云门、曲池、小海、内关、合谷等。

3. 手法　𢮐法、拿法、一指禅推法、按揉法、拨法、点法、按法、拔伸法、摇法、擦法等。

4. 操作步骤

(1) 患者取坐位,医者用𢮐法在患侧颈肩部往返施术,并配合肩部活动 5 分钟;拿斜方肌 5～10 次。

(2) 接上势,用一指禅推法和按揉法在患侧斜角肌自上而下施术 3～5 遍;再用拇指拨斜角肌及锁骨上窝 5～10 次,以硬结处为重点,以患者能耐受为度。

(3) 接上势,点按风池、天宗、肩井、缺盆、天鼎、云门、曲池、小海、内关、合谷,每穴约 30 秒。

(4) 接上势,医者以手法向上缓慢持续拔伸颈部,并缓慢左右旋转患者头部 10 次。

(5) 接上势,摇患侧肩关节及搓患侧上肢 2～3 遍;擦颈肩部,以透热为度。

【临证结语】

推拿治疗本病有一定疗效,一般在短期内即可使症状缓解。如遇颈肋、高位肋骨,严重影响该部的神经、血管时,可采用手术松解紧张的斜角肌。嘱患者调节枕头高低及颈肩部保暖,避免肩负重物或手提重物。嘱患者配合扩胸锻炼,每日 1～2 次。

临床上可配合针灸、封闭、针刀、物理疗法等其他疗法治疗。

寰枢关节紊乱症

寰枢关节紊乱症又称寰枢关节半脱位,是指寰枢关节退变、急慢性损伤导致的以寰枢关节活动障碍、头痛、头昏、头晕、耳鸣、恶心、视物不清等为主要表现的临床综合征。寰枢关节紊乱常刺激穿过相应椎间孔的第 2 颈神经前后支及穿过寰枢椎横突孔的椎动脉而引发症状。

本病归属于中医学"骨错缝"范畴。中医学认为,禀赋不足或后天失养,以及外伤、劳损及感受风寒湿邪,使筋脉失养,不能约束骨骼,气血运行不畅,不能上养元神所致。

【诊断要点】

1. 症状

(1) 颈枕疼痛:颈枕部疼痛不适,睡眠后可加重;疼痛可传至头顶或耳周部,或伴有枕部麻木和异样感觉。患者也可诉颈根部及两侧肩胛骨之间的慢性疼痛。

(2) 头晕头痛:头昏头晕为主,严重者可出现恶心、眩晕,午后或伏案工作后加重。

(3) 头颈运动障碍:头颈转动不灵活,活动度明显减少。在不合适体位或头颈转动时,颈枕疼痛、头晕症状加重。

(4) 脊髓受压表现:极少数严重病例如寰枢关节脱位者,脊髓受压而出现上肢麻木无力、下肢走路不稳等症状。

2. 体征

(1) 局部压痛:寰枢外侧关节处压痛,寰椎、枢椎横突处压痛,颈枕交界区软组织(枕下肌群)压痛。

(2) 触诊椎骨移位:两侧枢椎后方有不对称感,或枢椎横突有水平移位感,即一侧为骨性隆起而另一侧为软性凹陷。

(3) 神经系统检查异常:寰枢关节脱位脊髓受压者,可见跟、膝腱反射亢进,位置觉、振动觉减退,霍夫曼征、巴宾斯基征等病理征阳性。

3. 理化检查

(1) 颈椎 X 线检查:侧位 X 线片可见寰椎前弓与齿突之间的关节间隙变宽。颈椎张口位 X 线片可见左右两侧寰齿关节间隙不等宽,或左右两侧寰枢外侧关节不对称。颈椎 X 线检查尚可除外颈椎骨折。

(2) CT 检查:可清楚显示寰椎前弓后缘与齿突前缘间隙大小。寰枢关节 CT 三维成像可清晰显示寰枢关节旋转、侧移等错位。

(3) 颈椎 MRI 检查:对于怀疑脊髓受压者,应做颈椎 MRI 检查,了解寰枢关节平面脊髓受压情况。

【鉴别诊断】

应与外伤骨折或肿瘤、结核、炎症、先天畸形所造成的寰枢关节失稳症、寰枢关节脱位等疾病相鉴别。

【推拿治疗】

1. 治则   舒筋活血,解痉止痛,整复错位。

2. 取穴   风池、颈夹脊、天柱、翳风、天宗、阿是穴等。

3. 手法   一指禅推法、𢱫法、按揉法、拿法、按揉法、拨法等。

4. 操作步骤

(1) 患者坐位,医者以一指禅推法、𢱫法、按揉法、拿法施术于颈椎两侧及肩部。

(2) 接上势,用按揉法、拨法施术于颈枕交界区;点按风池、颈夹脊、天柱、翳风、天宗等穴,每穴约 30 秒。

(3) 患者仰卧位，医者以同侧拇指顶住患者后凸的寰椎关节突后方，另一侧手掌托住下颏。医者托患者下颏的手稍向上提托，并引导患者头颈向对侧旋转 10°左右；在感觉患者颈部肌肉放松、医者手法操作协调的前提下，拇指向下颌方向瞬间用力推按患侧关节突。

(4) 接上势，医者一手掌托患者后枕部，另一手掌扣患者下颌，在头部稍后伸位纵向牵拉，并左右旋转头部 3～5 次。

【临证结语】

寰枢关节紊乱症是临床常见病，也是推拿的适应证。嘱患者注意肩颈部保暖，纠正不良姿势，适度功能锻炼。寰枢关节失稳、脱位伴脊髓受压者，可能严重影响患者的生活、工作，轻微外力可引发严重后果，因此不建议手法治疗。必要时佩戴颈围固护。

临床上可配合药物、针灸等其他疗法治疗。

腰椎间盘突出症

腰椎间盘突出症是指腰椎间盘发生退行性变，在外力作用下，使纤维环部分或全部破裂，髓核突出，刺激或压迫脊神经根而引发的以腰痛及下肢放射痛为主要症状的临床综合征，是临床最常见的腰腿痛原因之一。好发于 20～40 岁的青壮年，男性多于女性，以第 4、第 5 腰椎及第 5 腰椎、第 1 骶椎节段多发。

本病归属于中医学"筋伤"范畴，又称腰痛病。多数患者因素体亏虚，在劳累、腰扭伤、受寒等情况下致使腰腿部气血运行不畅，经脉瘀阻而引发疼痛或麻木，少数可无明显外伤史。

【诊断要点】

1. 症状

(1) 腰痛和下肢放射痛：腰腿疼痛可因咳嗽、打喷嚏、用力排便等腹腔内压力增高时加重，弯腰、步行等牵拉神经根的动作亦可诱发疼痛加剧，屈髋屈膝、卧床休息可使疼痛减轻。重者则卧床不起，翻身困难，活动受限。若为第 4、第 5 腰椎及第 5 腰椎、第 1 骶椎椎间盘突出者，多表现为一侧下肢坐骨神经分布区域放射痛，疼痛由臀部开始，逐渐放射至大腿后侧、小腿外侧，有的可影响足背外侧、足跟或足掌。若突出影响双侧坐骨神经则下肢放射性疼痛可表现为双侧性或交替性。若为第 1、第 2 腰椎或第 2、第 3 腰椎或第 3、第 4 腰椎椎间盘突出者，则一侧下肢可出现股神经和闭孔神经放射性疼痛。少数患者起始症状为腿痛，而腰痛不明显。随着病情发展下肢疼痛可转为麻木、冷感、无力等。中央型椎间盘突出可造成马尾神经压迫症状，如会阴部麻木、二便功能障碍等。

(2) 主观麻木感：病程较久而神经根受压严重者，常有主观麻木感。多局限于小腿后外侧、足背、足跟或足掌。中央型突出者可发生会阴部马鞍区麻木。

(3) 患肢温度下降：部分患者患肢感觉发凉，怕冷。

2. 体征

(1) 腰部畸形：腰肌紧张，腰部生理曲度变浅或消失，甚至后凸，出现不同程度的脊柱侧屈。

(2) 腰部压痛和叩击痛：第 4、第 5 腰椎和第 1 骶椎棘突旁常有压痛和叩击痛，并可沿患侧大腿后侧向下放射至小腿后侧、小腿外侧、足跟部或足背外侧，即沿坐骨神经分布区域有放射痛。

(3) 腰部活动受限：各方向活动均可受限，尤以前屈和后伸为甚，急性发作期腰部活动受限明显。

（4）皮肤感觉异常：受累神经根支配区域皮肤感觉异常，早期为皮肤痛觉过敏，进而发展为麻木、刺痛、感觉减退。若为第3、第4腰椎椎间盘突出压迫第4腰神经根，可引起患侧小腿前内侧皮肤感觉异常；若为第4、第5腰椎椎间盘突出压迫第5腰神经根，可引起患侧小腿前外侧、足背前内侧和足底部皮肤感觉异常；若为第5腰椎、第1骶椎椎间盘突出压迫第1骶神经根，可引起患侧小腿后外侧、足背外侧皮肤感觉异常；中央型突出表现为马鞍区感觉异常。

（5）肌力减退或肌萎缩：受压神经根所支配肌肉出现肌力减退，日久可见肌萎缩。第3、第4腰神经根受压，可引起股四头肌肌力减退、肌萎缩；第5腰神经根受压，可引起足趾背伸力减退；第1骶神经根受压，可引起足趾跖屈力减退。

（6）腱反射或浅反射减弱或消失：第4腰神经根受压，引起膝腱反射减弱或消失；第1骶神经根受压，引起跟腱反射减弱或消失。中央型突出压迫马尾神经，可出现肛周反射或提睾反射减弱或消失。

（7）特殊检查试验：直腿抬高及加强试验、屈颈试验、挺腹试验、颈静脉压迫试验阳性等。

3. 理化检查

（1）X线检查：正位片可清楚看到腰椎侧凸，椎间隙变窄或左右不等。侧位片显示腰椎前凸消失，甚至反张后凸。椎体缘可见许莫结节等病理性改变，或有椎体缘唇样增生等退行性改变。X线征象不能作为确诊的唯一依据，但可排除腰椎肿瘤、腰椎结核、脊椎滑脱、骨折、骨性关节炎等其他病变。

（2）CT检查：可清晰显示椎管形态、侧隐窝大小、关节突退变、髓核突出情况和硬膜囊神经根受压的情况，诊断意义重大，必要时可进行CT造影增强检查。

（3）MRI检查：可清晰显示椎间盘变性程度、髓核突出大小和硬膜囊神经根受压的情况。

【鉴别诊断】

应与急性腰扭伤、慢性腰肌劳损、腰椎退行性脊柱炎、骶髂关节综合征、梨状肌综合征、腰椎结核、腰椎肿瘤等疾病相鉴别。

【推拿治疗】

1. 治则　舒筋通络，活血化瘀，松解粘连，理筋整复。

2. 取穴　腰阳关、肾俞、居髎、环跳、承扶、委中、承山、阳陵泉、绝骨等。

3. 手法　揉法、㨰法、点按法、弹拨法、按压法、拔伸法、斜扳法、擦法等。

4. 操作步骤

（1）患者俯卧位，医者用揉法、㨰法、点按法、弹拨法在患者脊柱两侧膀胱经及臀部、下肢后外侧施术3～5分钟，以腰部为重点。然后，医者用双手掌重叠用力，沿脊柱由上至下按压腰臀部，反复2～3遍。

（2）接上势，点按腰阳关、肾俞、居髎、环跳、承扶、委中、承山、阳陵泉及阿是穴，每穴约30秒。然后，在助手配合拔伸牵引的情况下，用拇指顶推或肘尖按压患处。

（3）患者侧卧位，医者用腰部斜扳法，左右各1次。然后，再让患者仰卧位，在患者能够忍受范围内，医者用强制直腿抬高以牵拉坐骨神经、腘绳肌。

（4）患者俯卧位，医者用揉法、㨰法、点按法、弹拨法沿腰部及患侧坐骨神经分布区施术3～5

分钟;擦患处,以透热为度。

【临证结语】

腰椎间盘突出症大多引起坐骨神经痛,早期急性发病、疼痛剧烈、腰部活动受限的患者,应以减少活动、卧床休息为主,注意腰部保暖,可适当配合脱水、消炎镇痛药或者活血化瘀中药口服;疼痛减轻后可施以推拿手法或其他疗法综合治疗;后期可逐步加强腰及下肢功能锻炼。对于中央型突出患者,推拿治疗操作时宜慎重,以免加重马尾神经损伤,造成二便功能障碍。本病的鉴别诊断很重要,实施推拿手法前一定要排除骨折、肿瘤、腰椎滑脱等疾病。

临床上可配合针灸、拔罐、熏蒸、湿敷、牵引、中药敷贴、理疗等其他疗法治疗。

急性腰扭伤

急性腰扭伤是指腰部突然受到扭、挫、闪等外力作用而发生的腰部肌肉、筋膜、韧带、关节囊、椎间盘等软组织的急性损伤。本病又称"闪腰",是临床上最常见的腰痛疾病之一。多见于成年人,以青壮年最多,男性多于女性。

本病多因腰部瞬间负荷超过腰部承受能力,或腰部运动不协调而发病。突然弯腰抬重物或腰部过大、过猛活动使一侧腰肌、筋膜、关节囊或韧带受到强烈牵拉而损伤。腰部慢性劳损者或有腰部陈旧损伤者,更易因腰部不协调运动而发病。

本病归属于中医学"腰部筋伤"范畴。多因卒然受扭、闪等暴力而致腰部气滞血瘀,经络不通,筋肉拘急,引发疼痛与活动不利。

【诊断要点】

1. 症状

(1) 腰部疼痛:常在扭伤后突然发生腰部疼痛,少数患者在伤后疼痛不重,尚能勉强继续工作,数小时或1~2日后,腰部疼痛逐渐加重。扭伤较重者,疼痛剧烈,深呼吸、咳嗽、喷嚏甚至大小便均使疼痛加重,疼痛以腰部一侧多见。

(2) 牵涉痛:近半数患者有牵涉性疼痛,多出现在臀部、大腿根部或大腿后部等处。

(3) 功能活动受限:有明显的功能活动障碍,可表现为单一方向,也可呈现为几个方向。患者腰部僵直,坐、卧、翻身困难,左右转侧不利,前后俯仰牵掣作痛。

2. 体征

(1) 压痛点:多数患者有局限性压痛点。压痛点多在大肠俞、腰眼穴及第3腰椎横突尖、髂嵴后部、腰骶部等处。

(2) 肌紧张:主要发生于一侧腰骶部的竖脊肌和臀大肌,这是对腰痛的一种保护性反应。

(3) 腰椎生理曲度改变:约半数以上患者腰椎生理曲度有不同程度的改变,多见患侧倾斜,凸向健侧。疼痛和痉挛解除后,畸形则自行消失。

3. 理化检查 X线检查时多无阳性发现,有时可见到脊柱侧凸、生理曲度改变等,亦可见到棘突偏歪或关节紊乱。

【鉴别诊断】

应与腰椎间盘突出症、椎体压缩性骨折等疾病相鉴别。

【推拿治疗】

1. 治则 舒筋通络,活血止痛。

2. 取穴 肾俞、大肠俞、腰阳关、环跳、委中、殷门、承山等。

3. 手法 按揉法、㨰法、点按法、拔伸法、抖法、斜扳法、摇法等。

4. 操作步骤

(1) 患者俯卧位,医者先用按揉法在患处周围及腰部疼痛部位施术,手法施力由轻到重。若局部疼痛明显,可先用㨰法放松,接着用拇指或肘部在腰部软组织痉挛处用弹拨法。

(2) 接上势,医者用双手拇指分别点按两侧肾俞、大肠俞、腰阳关、环跳、委中、殷门、承山等穴,每穴约 30 秒。

(3) 患者仰卧位,医者与助手分别握住患者两足踝部及两上肢腋窝处,做相反方向拔伸牵引,然后做腰部抖法。

(4) 患者侧卧位,患侧在上,医者用双手分别扶住肩部及臀部做腰部斜扳法。

(5) 患者仰卧位,医者一手扶其脚踝部位,协助患者膝、髋关节屈曲,然后用前臂扶住患者膝部做顺、逆时针方向回旋 3～5 次,以活动腰部。

【临证结语】

推拿治疗本病效果显著,可起到舒筋通络、活血散瘀、改善血液循环、修复损伤组织的作用,并对关节突关节紊乱、滑膜嵌顿者,可纠正其紊乱,使嵌顿的滑膜复位,轻则 2～3 日,重则 1 周左右,症状逐渐消失。损伤早期要减少腰部活动,卧硬板床休息,以利损伤组织的修复,同时注意局部保暖,待病情缓解后,逐步加强腰部肌肉锻炼。

临床上可配合针灸、拔罐、刮痧、湿热敷等其他疗法治疗。

慢性腰肌劳损

慢性腰肌劳损是指由于姿势不良或反复劳累而发生的腰部两侧肌肉、筋膜、韧带、关节囊等软组织的慢性累积性损伤,是腰痛疾病中最常见的病症之一,归属于中医学"筋伤"范畴。根据劳损的解剖结构不同,又称为腰背肌筋膜炎、慢性腰部软组织损伤等。

本病多因人们在日常工作、劳动及运动中,腰部保持同一姿势时间过长,致使肌肉、筋膜及韧带过度疲劳,血供和代谢受到影响。肌肉筋膜韧带的慢性微小损伤及修复,导致局部组织变性、增厚及挛缩,并刺激相应的游离神经纤维而引起慢性腰痛。本病也常见于急性腰扭伤恢复不彻底,或遭受风寒湿邪,导致腰部经络不通,气血凝滞,筋肉拘急,而引发疼痛。

【诊断要点】

1. 症状

(1) 腰部酸痛:腰部酸痛,反复发作,缠绵难愈。劳累后加重,休息后减轻;受风寒后加重,得热则舒。

(2) 臀腿牵涉痛:患者可有牵涉性疼痛,多出现在臀部、大腿后外侧或腹股沟处。

(3) 腰部功能减退:患者一般没有腰部功能活动受限,但常因疼痛而影响正常活动,如患者不能长时间弯腰或弯腰至某个角度时突然出现不适。

2. 体征

(1) 压痛点:腰部压痛广泛,通常可在腰部找到多处压痛点。压痛点多在肾俞、志室、大肠俞、关元俞及第2、第3腰椎椎间关节、第3腰椎横突端部等处,压痛点一般在损伤结构局部。按压痛点时,可诱发臀部、大腿部的牵涉痛。臀部也可出现压痛点。

(2)肌肉紧张:部分患者可有双侧腰骶部竖脊肌和臀大肌紧张。

3. 理化检查　腰椎X线检查时,正侧位片多无阳性发现,有时可见腰椎骶化、骶椎腰化或隐性骶椎裂,亦可见棘突偏歪或椎间关节紊乱。

【鉴别诊断】

应与腰椎退行性脊柱炎、腰椎间盘突出症相鉴别,还要与妇科、内科疾病引发的腰痛相鉴别。

【推拿治疗】

1. 治则　舒筋活血,理筋整复。

2. 取穴　命门、腰阳关、肾俞、志室、大肠俞、委中等。

3. 手法　滚法、按法、揉法、点按法、斜扳法、擦法等。

4. 操作步骤

(1)患者俯卧位,医者用滚法、按法、揉法在背腰部施术约5分钟。

(2)接上势,点按命门、腰阳关、肾俞、志室、大肠俞、委中、阿是穴等,每穴约30秒。

(3)接上势,有椎间关节压痛及棘突偏歪者,可施以腰椎斜扳法。

(4)接上势,以命门、腰阳关穴为中心施腰部、腰骶部擦法,以透热为度。

(5)患者仰卧位,医者做屈膝屈髋被动活动3～5次。

【临证结语】

推拿治疗本病效果明显,治疗后症状即可明显减轻。但需提醒患者改善生活或工作姿势,工作中应有间歇性休息,避风寒,加强腰部肌肉锻炼,以免腰痛症状反复发作。慢性腰部劳损可因轻微扭伤或外感风寒而急性发作,可按急性腰扭伤治疗。

临床上可配合针灸、拔罐、刮痧等其他疗法治疗。

第3腰椎横突综合征

第3腰椎横突综合征是指第3腰椎横突局部肌肉、筋膜急慢性损伤刺激脊神经后支所出现的以腰臀腿痛为主要症状的临床综合征,也是最常见的腰痛疾病之一,归属于中医学"筋伤"范畴。

第3腰椎横突综合征应归属于急、慢性腰部肌肉骨骼系统软组织损伤的一部分,腰部活动或长期姿势不良时,肌肉收缩牵拉肌肉筋膜与横突的附着处,易造成附着处的损伤。除横突局部的筋伤,还可能有上下脊柱节段的椎骨错缝,更重要的是也影响了局部的脊神经后支甚至前支,故腰臀腿痛症状繁杂。

【诊断要点】

1. 症状

(1)腰部疼痛:腰痛以腰两旁为主。本病可为慢性劳损,亦可急性发作,故腰部疼痛可为酸困疼痛,反复发作;又可轻微扭伤后,疼痛剧烈,甚至腰部不能伸直。

(2)牵涉痛:本病通常有明显的牵涉性疼痛,腰痛牵涉臀部、大腿后外侧,或腹股沟部。从刺激脊神经后支的角度而言,应为放射痛。

（3）功能活动受限：慢性患者多无功能活动受限，可在腰部活动至某一角度或维持某一姿势时间较长时，出现腰部酸困加重。急性发作时，可出现明显的腰部功能活动障碍，表现为单一方向活动困难，如不能后伸或前屈，也可呈现为几个方向。患者可呈弯腰挺臀被动体位，翻身困难。

2. 体征

（1）压痛点：第3腰椎横突端部及周围有明显压痛点，点按时局部疼痛明显，并可伴有至臀、腿部的放射痛或疼痛牵涉腹部、腹股沟部。并可在臀部外上方或腹股沟处发现条索及压痛点，也可在肾俞、志室穴发现压痛。

（2）肌痉挛：慢性发病时可无肌痉挛，而急性发病时肌痉挛明显，主要发生于一侧竖脊肌、腰方肌、髂腰肌和臀中肌，按压腰部时可诱发肌痉挛。

（3）腰脊柱生理曲度改变：慢性发病时可无腰段脊柱生理曲度改变，而急性发病可见腰段脊柱生理曲度改变，呈板状腰；或腰段脊柱侧凸，多向健侧倾斜，凸向患侧，即弯腰挺臀姿势。疼痛和肌痉挛解除后，腰段脊柱曲度可恢复正常。

3. 理化检查　X线检查可见第3腰椎横突较长，或左右横突不对称；有时可见到脊柱侧凸，生理曲度改变；也可见到棘突偏歪或椎间关节紊乱。

【鉴别诊断】
应与腰椎间盘突出症、腰椎退行性脊柱炎等疾病相鉴别。

【推拿治疗】
1. 治则　舒筋通络，松解粘连，活血止痛。
2. 取穴　肾俞、志室、腰眼、委中、五枢、维道、冲门等。
3. 手法　㨰法、按法、揉法、点按法、斜扳法、拨法、摇法等。
4. 操作步骤
（1）患者俯卧位，医者先用㨰法、按法、揉法在患处周围及腰部疼痛部位施术约5分钟。
（2）接上势，点按肾俞、志室、腰眼、委中等穴，以及腰部软组织痉挛处，每穴约30秒。
（3）患者侧卧位，患侧下肢在上，医者做腰部斜扳法。
（4）患者仰卧位，医者拨髂前、腹股沟处的髂腰肌3～5次；点按五枢、维道穴及冲门穴，每穴约30秒。
（5）患者仰卧位，做屈膝屈髋被动摇法3～5次。

【临证结语】
推拿治疗本病效果明显，不论急性发作还是慢性病程，都可以第3腰椎横突为中心，循脊神经后支分布部位进行点、拨治疗，并适当调节第2、第3腰椎椎间关节。治疗后可让患者双手叉腰，以拇指点按第3腰椎横突端部。损伤早期要减少腰部活动，卧板床休息，以利于损伤组织的修复。慢性期应加强腰部肌肉锻炼。

临床上可配合针灸、拔罐、刮痧等其他疗法治疗。

骶髂关节综合征

骶髂关节综合征是指骶髂关节连同周围软组织急慢性损伤所引发的临床综合征，又称骶髂关节损伤、骶髂关节错缝、骶髂关节半脱位等，归属于中医学"筋伤"范畴。

本病多因弯腰搬持重物时姿势不正,或跌倒时一侧臀部着地,突然的扭、挫、闪等外力作用使躯干与下肢间的屈伸及扭转力强加于骶髂关节而致关节及韧带急性损伤,或长期姿势不良,导致筋肉拘急,经络不通,气血凝滞,引发疼痛。临床上常将髂骨旋前称为骶髂关节前错缝,将髂骨旋后称为骶髂关节后错缝。由于骶髂关节与骶丛、梨状肌关系密切,故骶髂关节损伤或错缝会波及周围组织而产生相应的临床表现。

骶髂关节慢性损伤多见于孕妇或产后,或见于下交叉综合征患者,一般表现为腰曲增大,骶骨前旋,髂腰肌和竖脊肌紧张,臀大肌和腹肌松弛。

【诊断要点】

1. 症状

(1)腰骶臀部疼痛:常在扭伤后突然发生腰骶部疼痛,并伴有患侧臀部及下肢胀痛不适。站立、行走、久坐时疼痛加重,严重者患侧下肢不能负重。

(2)腰部及下肢功能活动障碍:可出现明显的腰部功能活动障碍,患者腰骶部僵直,前后俯仰牵掣作痛,坐、卧、翻身困难,严重者出现"歪臀跛行"步态。

(3)耻骨联合及腹股沟处疼痛:反复发作的患者可诉患侧腹股沟部疼痛及下腹部胀痛等。

2. 体征

(1)压痛点:在腰骶髂部有局限性压痛点,主要在骶髂关节韧带损伤处。还可触摸到紧张的骶棘韧带、骶结节韧带,在关元俞、小肠俞、膀胱俞及秩边穴也可有压痛点。

(2)肌紧张:患侧腰骶部竖脊肌、臀大肌及腹股沟处髂腰肌可出现肌紧张。

(3)特殊检查:"4"字试验、骶髂关节旋转试验、床边试验阳性。

3. 理化检查

(1)X线检查:正位片可见两侧髂后上棘不在同一水平面;斜位片可见到患侧骶髂关节面排列紊乱,关节间隙增宽。X线检查有助于排除强直性脊柱炎、结核、肿瘤等器质性病变。

(2)CT、MRI检查:可清晰看到两侧骶髂关节不对称,并可排除腰椎间盘突出。

【鉴别诊断】

应与腰椎间盘突出症、急性腰扭伤、慢性腰部劳损等疾病相鉴别。

【推拿治疗】

1. 治则　理筋整复,舒筋通络,活血止痛。

2. 取穴　关元俞、小肠俞、膀胱俞、秩边、环跳、居髎、委中、维道、冲门等。

3. 手法　揉法、擦法、点按法、拨法、扳法等。

4. 操作步骤

(1)患者俯卧位,医者在患侧骶髂关节周围施以掌揉法、擦法。

(2)接上势,点按关元俞、小肠俞、膀胱俞、秩边、环跳、居髎、委中等穴,每穴约30秒。

(3)患者仰卧位,医者以掌揉法放松髂前上棘内下方的髂腰肌,点按维道、冲门穴,每穴约30秒。拨髂腰肌3~5次。

(4)骶髂关节前错位者可采用屈髋屈膝冲压整复法或斜扳法;骶髂关节后错位者可采用单髋过伸骶髂关节整复法。

【临证结语】

推拿治疗本病效果明显,经骶髂关节整复法及局部点穴,症状即可明显缓解。损伤早期要嘱患者卧床休息,以利于损伤组织的修复。症状缓解后可进行骶髂关节前方及后方肌肉的功能锻炼,避免久坐。

临床上可配合针灸、拔罐等其他疗法治疗。

腰椎退行性脊柱炎

腰椎退行性脊柱炎是指随着年龄增长,腰椎椎间盘退变而引发的以椎间关节退变、椎体边缘退变增生为主要病变的脊柱慢性退行性疾病,又称为脊柱骨关节炎、增生性脊柱炎等,为常见的腰痛疾病,归属于中医学"筋伤"范畴。多见于中老年人。

腰椎退行性变是发生本病的主要原因,腰部急、慢性损伤对本病起到重要的促进作用。退变是一种生命现象,势不可挡;退变易诱发损伤,损伤又可加重退变,造成恶性循环。本病常因腰部急性扭伤或慢性腰痛反复发作而就诊,影像学检查提示椎间盘退变、椎体边缘骨质增生、椎间关节增生、韧带钙化等。

中医学认为,本病归属于本虚标实。本虚为肝肾亏虚,气血不荣筋骨;标实为局部感受风寒湿邪,气滞血瘀,经脉阻滞,经筋拘挛,常因劳作、感受风寒而急性发作或加重。

【诊断要点】

1. 症状

(1)腰部疼痛:腰部酸痛不适,僵硬板紧,晨起或久坐后酸痛加重,稍加活动后减轻,但过度活动后又加重。急性发作者腰痛较明显,可牵涉患侧臀部及下肢;刺激脊神经根时可有下肢放射痛或麻木。

(2)腰部活动不利:腰部活动范围可正常,但活动不利,屈伸时行动缓慢。

2. 体征

(1)压痛点:腰部肌肉僵硬,多数患者有局限性压痛,但以酸痛为主。压痛点主要在椎间关节处、棘间或肌肉附着处,如命门、肾俞、志室、腰阳关、大肠俞皆可有压痛。

(2)腰脊柱生理曲度改变:多数患者腰脊柱生理曲度减小,但部分患者可有腰脊柱生理曲度加大。

3. 理化检查

(1)X线检查:可见腰段脊柱生理曲度改变,相应椎间隙变窄,椎间关节、椎体边缘骨质增生,韧带钙化等征象。也可见脊柱侧凸、棘突偏歪等。

(2)CT检查:可清晰显示椎间关节的退变情况。

(3)MRI检查:可显示椎间盘变性程度。

【鉴别诊断】

应与慢性腰部软组织损伤、结核、肿瘤及其他内脏疾患引发的腰痛相鉴别。

【推拿治疗】

1. 治则 舒筋活络,滑利关节,温经止痛。

2. 取穴　命门、肾俞、腰阳关、大肠俞、委中等。

3. 手法　揉法、㨰法、点按法、腰部斜扳法、擦法、摇法等。

4. 操作步骤

(1) 患者俯卧位,医者先用揉法、㨰法施术于背腰部约 5 分钟。

(2) 接上势,点按命门、肾俞、腰阳关、大肠俞、委中穴,每穴约 30 秒。

(3) 患者侧卧位,医者施以相应脊柱节段的腰部斜扳法。

(4) 患者俯卧位,医者擦患侧竖脊肌,或横擦两侧肾俞、腰骶部,以透热为度。

(5) 患者仰卧位,医者用双手扶住膝部或踝部做屈膝屈髋被动摇腰法 3~5 次。

【临证结语】

推拿治疗本病有较好的疗效,经数次治疗后患者腰痛症状可明显缓解。本病患者腰痛的轻重与退变程度并不一定呈正相关,疼痛主要与局部软组织损伤、炎症有关,故手法治疗应主要针对局部的软组织损伤及关节紊乱。症状缓解后,应指导患者进行适当的腰背部功能锻炼,注意腰部保暖,以避免腰痛反复发作。

临床上可配合针灸、拔罐、刮痧、中药熏洗等其他疗法治疗。

腰椎滑脱症

腰椎滑脱症是指某一腰椎相对于下位腰椎出现向前、向后或向侧方位移的疾病,以第 5 腰椎向前滑脱较常见。可以发生于有腰椎椎弓峡部不连者,但多数病例发生于腰椎退行性变。

腰椎椎弓狭部不连引发的腰椎滑脱症多见于青年人,有先天性的,但多数是后天因各种反复、过度外力而引发的,如搬运重物、体育训练、外伤等引发某一腰椎上、下关节突之间的狭部出现断裂,患椎下关节突与下位椎骨上关节突关系良好,而患椎椎体相对于下位椎骨发生位移。退行性腰椎滑脱症常见于中老年人,椎间盘、椎间关节的退变引发椎间隙变窄,韧带松弛,椎间关节不稳,从而造成椎骨间不稳,严重者即发生腰椎滑脱。

发生腰椎滑脱者可无任何症状,仅在拍摄腰椎 X 线片时发现。有症状者称为腰椎滑脱症,多因局部反复软组织损伤或感受风寒湿邪,而导致气滞血瘀,经络不通。

【诊断要点】

1. 症状

(1) 腰部疼痛:多呈慢性、反复性腰部酸痛,劳累后加重。

(2) 下肢疼痛:滑脱伴有腰椎管狭窄者可出现下肢症状,如下肢疼痛、麻木、无力,严重者可出现大、小便异常。

(3) 腰部功能活动异常:患者不能坚持弯腰姿势,甚至日常生活中的刷牙、洗头亦不能完成。每当弯腰至某一体位时,腰部有明显不适感,被迫立即直腰。

2. 体征

(1) 腰椎生理曲度改变:腰部检查可见腰椎前凸增大,滑脱明显时上、下位椎骨棘突间可触及台阶样感。

(2) 肌紧张:可见脊椎旁肌肉紧张。

(3) 压痛点:棘旁有局限性压痛点。压痛点可位于滑脱节段附近的棘突、棘间、椎间关节,以及肌肉的起止点。少数患者椎旁压痛伴下肢放射痛。如神经受累则下肢相应的神经支配区皮肤感觉减退,肌力减弱,腱反射减弱或消失。

3. 理化检查

(1) X线检查:从腰椎侧位片可看出腰椎滑脱程度。正常时,腰椎后缘连线呈凸向前的连续弧线;将滑脱腰椎下一椎体上缘从前向后分为4等分,滑脱椎体后下缘向前滑脱距离或前下缘向后滑脱距离小于1等分为Ⅰ度滑脱,1～2等分为Ⅱ度滑脱,2～3等分为Ⅲ度滑脱,3等分以上为Ⅳ度滑脱。腰椎斜位X线片可观察患椎狭部是否不连,峡部不连时出现"狗脖子戴项链"征象。

(2) CT及MRI检查:可观察椎间盘、椎间关节及马尾神经、硬膜囊受压情况。

【鉴别诊断】

应与棘上韧带损伤、棘间韧带损伤、腰椎间盘突出症等疾病相鉴别。

【推拿治疗】

1. 治则　舒筋通络,整复滑脱,活血止痛。

2. 取穴　腰阳关、大肠俞、关元俞、环跳、委中等。

3. 手法　揉法、㨰法、弹拨法、点按法、扳法、按揉法、擦法等。

4. 操作步骤

(1) 患者俯卧位,医者先用揉法、㨰法施术于患处周围及腰部疼痛部位约5分钟。

(2) 接上势,医者弹拨腰部脊柱两侧;点按腰阳关、大肠俞、关元俞、环跳、委中穴,每穴约30秒。

(3) 接上势,医者一手按腰骶部,另一手手臂从患者大腿前托起双下肢,至弹性限制位时,做适当的瞬间后伸扳法。

(4) 患者仰卧位,屈髋屈膝。医者一手托住腰骶部,另一手臂压住双侧胫骨上端,瞬间加大屈髋,使骨盆及下位椎骨向后。或患者俯卧位,腹部垫枕,在助手拔伸腰椎的情况下,医者双掌在滑脱下位椎骨平面进行瞬间按压。

(5) 患者俯卧位,医者按揉督脉、背腰部夹脊穴及两侧膀胱经,重点在病变部位上下;横擦腰骶部,以透热为度。

【临证结语】

损伤早期应减少腰部活动,卧板床休息。定期复查腰椎X线片,了解滑脱情况;如腰椎滑脱没有明显加重,可以采取非手术治疗。还可以配戴腰围、支具以减轻腰部负担,禁止增加腰部负重的活动。应逐步加强腰部肌肉锻炼以稳定腰椎。前滑脱可采取仰卧位屈髋屈膝位摇篮式"滚床"锻炼,使上位前滑脱椎骨向后;后滑脱可采取俯卧位上半身"燕飞"锻炼,使上位后滑脱椎骨向前。如果出现了严重神经受压症状,影响生活和工作,可考虑手术治疗。

临床上可配合针灸、拔罐、刮痧等其他疗法治疗。

腰椎管狭窄症

腰椎管狭窄症是指各种因素导致腰椎管、神经根管或侧隐窝狭窄,压迫或刺激神经而出现腰腿痛、间歇性跛行等一系列表现的临床综合征,为常见的腰腿痛疾病,归属于中医学"筋伤"范畴。

西医学认为,腰椎管狭窄症可分为先天发育性和后天获得性。先天性椎管狭窄多为本病的基础,脊柱退变及损伤为其发病的原因。腰椎间盘突出、椎体后缘骨质增生、黄韧带肥厚、椎间关节增生、腰椎滑脱、外伤等都可导致椎管狭窄。本症常见于中老年人或者重体力劳动者。

中医学认为,本病多因先后天肾气不足,反复遭受外伤、慢性劳损,以及风寒湿邪的侵袭,气滞血瘀,痹阻经络而致腰腿疼痛。

【诊断要点】

1. 症状

(1) 腰腿疼痛:大多数患者都有腰骶部疼痛病史,常表现为长期反复的腰腿痛、麻木无力。腰痛性质多为酸痛,范围较大,但并不严重。腿痛多累及双侧,可左右交替。初起时劳累后症状加重,休息后减轻。常反复发作,逐渐加重。少数严重病例因压迫马尾神经而出现会阴部麻木,大、小便异常,甚至造成下肢不完全性瘫痪。

(2) 间歇性跛行:约半数患者可出现间歇性跛行。患者在站立或蹲坐时无症状,短距离行走即出现下肢逐渐加重的疼痛、麻木、无力、沉重感,呈跛行步态,蹲下或休息片刻后症状可减轻或消失。若继续行走,症状重新出现而被迫再次休息。爬山、骑自行车时无症状。

(3) 腰部功能活动受限:后伸时腰腿痛症状加重,前屈时症状可减轻。

2. 体征 本病临床表现的特点往往是主诉多而阳性体征少,体征往往与症状严重程度不相符。有广泛的腰腿痛,但受累神经的分布区域并不典型。有些病例可查出神经根或马尾神经受压的体征。

(1) 腰部检查:腰部肌肉僵硬,压痛点不明显。腰部过伸试验可为阳性。

(2) 神经根压迫体征:神经根管狭窄引起相应的神经根分布区痛觉异常、肌力减弱及腱反射异常,甚至出现肌肉萎缩。

(3) 马尾神经压迫症:压迫马尾神经时可出现鞍区麻木和括约肌症状。

3. 理化检查

(1) X 线检查:腰椎 X 线片有助于本病的诊断,可见第 4 腰椎至第 1 骶椎椎间隙狭窄、椎体后缘骨质增生、关节突关节肥大等改变。

(2) CT、MRI、椎管内造影检查:可显示中央椎管、侧隐窝或椎间孔狭窄,从而帮助明确诊断。中央椎管狭窄,正中矢状径≤12 mm;侧隐窝狭窄,前后径≤3 mm。

【鉴别诊断】

应与血管性间歇性跛行(如血栓闭塞性脉管炎)、腰椎间盘突出症、股骨头坏死等疾病相鉴别。

【推拿治疗】

1. 治则 舒筋通络,牵拉整复,活血止痛。

2. 取穴 命门、肾俞、大肠俞、腰阳关、环跳、承扶、委中、昆仑、阳陵泉等。

3. 手法 揉法、滚法、点按法、斜扳法、推法、擦法等。

4. 操作步骤

(1) 患者俯卧位,医者先用揉法、滚法于患处周围及腰部疼痛部位约 5 分钟。

(2) 接上势,点按命门、肾俞、大肠俞、腰阳关、环跳、承扶、委中、昆仑、阳陵泉等穴,每穴约 30 秒。

(3) 患者侧卧位,医者做腰部斜扳法。

（4）患者仰卧位，屈髋屈膝位。医者用双手扶住膝部，或一手托腰骶部，另一手臂按压胫骨上端，牵拉腰骶部3～5次。

（5）患者俯卧位，医者平推两侧竖脊肌3～5遍，横擦腰骶部，以透热为度。

【临证结语】

腰椎管狭窄症是导致慢性腰腿痛的常见疾病，常与椎间盘突出、腰椎退行性变同时存在，因此临床诊治相对复杂。其发病既有先天性因素，也有后天性因素，因此非手术疗法可缓解病情。目前认为，本病应先行非手术治疗，若疗效不明显或逐渐加重可考虑手术治疗。

临床上可配合牵引、针灸、拔罐、刮痧等其他疗法治疗。

脊柱小关节紊乱

脊柱小关节紊乱又称脊柱关节突关节紊乱，是指因脊椎关节突关节的解剖位置改变，而导致脊柱功能失常所引起的一系列临床综合征。多见于青壮年，男性多于女性。

本病多因姿势不良或突然改变体位引起脊柱关节突关节错位、滑膜嵌顿，从而破坏了脊柱的力平衡和脊柱运动的协调性。同时，各种损伤可刺激感觉神经末梢而引起疼痛并反射性地引起肌肉痉挛，进而引发关节解剖位置的改变，发生交锁或扭转。长期的交锁及各种炎性反应的刺激均可导致关节突关节粘连而影响其功能。

本病归属于中医学"椎骨错缝"范畴。《医宗金鉴·正骨心法要旨》中指出："因跌仆闪失，以致骨缝开错，气血郁滞，为肿为痛，宜用按摩法。按其经络，以通郁闭之气，摩其壅聚，以散瘀结之肿，其患可愈。"可见，跌仆闪挫是本病的诱因，骨缝开错、气滞血瘀是本病疼痛的病机。

【诊断要点】

（一）颈椎小关节紊乱

1. 症状

（1）疼痛：此病多由外伤引起，故起病较急，伤后颈部疼痛，转动不便。

（2）活动受限：活动时疼痛加剧，颈部酸痛无力。

2. 体征

（1）项强：颈部肌肉痉挛、强硬，头歪向健侧或略有前倾。

（2）压痛：病变颈椎棘突可有压痛，患侧关节突关节处压痛明显，横突部也可有压痛。

（3）椎骨移位：可触及颈椎棘突轻度偏移，患侧关节突关节向后突起，横突向后或向内偏移。

3. 理化检查　X线正位片可见颈椎向患侧凸，棘突偏离中线。侧位片可见颈椎正常生理弧度前凸变小，患椎椎体上下缘双影征或椎体前后缘连线中断。

（二）胸椎小关节紊乱

1. 症状

（1）局部疼痛：患者在突然外力作用下有过度前屈或后伸肩背运动的受伤史，伤后即出现胸背疼痛，痛连胸前，有背负重物之感，坐卧不宁，走路震动、咳嗽、喷嚏、深呼吸等均可引起疼痛加重。

（2）其他部位疼痛：常可出现胸前区、胁肋区、上腹部、阑尾区的牵涉痛。

2. 体征

（1）压痛：患椎及其相邻数个胸椎棘突或棘突间有压痛，以棘突旁关节突关节处压痛明显，并可在局部触摸到筋结或条索状物。损伤涉及肋椎关节者,可在患椎横突端部与相应肋骨交接处发现压痛。

(2) 棘突触诊异常:患椎棘突略高或凹陷,向左或向右偏歪,或与上、下位椎骨棘突的间隙变宽或变窄。

(3) 强迫体位:关节滑膜嵌顿者可见胸椎后凸或侧屈强迫体位。

3. 理化检查　X线正位片可见部分患者有患椎棘突偏歪改变。

(三) 腰椎小关节紊乱

1. 症状

(1) 疼痛:患者大多有腰部扭挫、闪伤病史。伤后即发生难以忍受的剧烈腰痛,表情痛苦,不敢活动,惧怕别人搬动,轻轻移动下肢则疼痛无法忍受。

(2) 腰肌紧张:全部腰肌处于紧张僵硬状态。待嵌顿解除后,剧痛可自行缓解或转为一般扭伤性腰痛。

2. 体征

(1) 活动受限:患者腰部呈僵硬屈曲位,腰部活动功能几乎完全丧失,以后伸活动受限为甚。

(2) 压痛:在损伤的关节突关节及其同节段上的棘突偏左或偏右有压痛。

(3) 腰脊柱侧凸:严重疼痛者可出现保护性腰脊柱的侧凸体征。

3. 理化检查　X线正位片可见腰椎侧凸,腰椎后关节排列方向不对称,椎间隙左右宽窄不等。侧位片可见腰椎生理曲度变直甚至后凸。

【鉴别诊断】

颈椎小关节紊乱应与颈椎病、落枕、肩关节周围炎等疾病相鉴别。

胸椎小关节紊乱应与肋间神经痛、胸肋关节损伤、急性胆囊炎、急性胸膜炎、急性心肌梗死等疾病相鉴别。

腰椎小关节紊乱应与急性腰肌筋膜扭伤、腰椎间盘突出症等疾病相鉴别。

【推拿治疗】

(一) 颈椎小关节紊乱

1. 治则　舒筋活络,行气止痛,整复错位。

2. 取穴　风池、风府、肩井、肩贞、天宗等。

3. 手法　㨰法、一指禅推法、按揉法、扳法、拿法等。

4. 操作步骤

(1) 患者坐位,医者以㨰法、一指禅推法施术于颈椎两旁及肩部约3分钟。

(2) 接上势,按揉风池、风府、肩井、肩贞、天宗及阿是穴,每穴约30秒。

(3) 接上势,医者用左手拇指指腹顶推偏歪的棘突,其余四指扶持于颈部。右手掌心扶持下颌(或右前臂掌侧紧贴下颌体,手掌环绕过下颌抱住后枕部),向上牵提并向受限侧旋转头颅。与此同时,左手拇指向颈前轻轻顶推棘突高隆处,在指下有棘突轻度移位感时,多可听到“咔嗒”声响,表示复位成功。

(4) 接上势,医者用㨰法、拿法施术于颈项部及肩部约3分钟。

(二)胸椎小关节紊乱

1. 治则　舒筋活络,行气止痛,整复错位。

2. 取穴　华佗夹脊穴、阿是穴等。

3. 手法　㨰法、一指禅推法、按揉法、扳法、推法、擦法等。

4. 操作步骤

(1)患者俯卧位,医者先用㨰法、一指禅推法、按揉法施术于背部华佗夹脊穴及膀胱经第1、第2侧线,重点作用于患侧椎体棘突两侧。

(2)接上势,按揉偏歪棘突旁的压痛点和上下的阿是穴。

(3)患者坐位,两手交叉扣住置于枕部。医者两手从患者腋部伸入其上臂之前、前臂之后,并握住其前臂下段,同时用一侧膝部顶住患部脊柱,两手向后上方用力同时膝部前顶。

(4)接上势,用揉法、推法施术于胸背部,用擦法擦患处,以透热为度。

(三)腰椎小关节紊乱

1. 治则　舒筋活络,行气止痛,整复错位。

2. 取穴　肾俞、命门、环跳、居髎、八髎、委中、秩边等。

3. 手法　㨰法、一指禅推法、揉法、点按法、扳法、按揉法、推法等。

4. 操作步骤

(1)患者俯卧位,医者先用㨰法、一指禅推法、揉法施术于背腰部约5分钟。

(2)接上势,点按肾俞、命门、环跳、居髎、八髎、委中、秩边等穴,每穴约30秒。

(3)患者端坐位,腰部自然放松。医者一手拇指按压在棘突的偏歪侧旁以定位,另一手穿过腋下夹住对侧的肩部,做腰前屈、旋转侧屈、逐渐伸直的复合动作,按在棘突旁的指下有腰椎松动的移位感。

(4)患者俯卧位,医者按揉病变椎骨棘突两旁,揉法、推法施术于腰背部约3分钟。

【临证结语】

脊柱小关节紊乱多发于腰椎小关节和腰骶关节(第5腰椎下关节突和第1骶椎上关节突间的小关节),其次为颈椎小关节和胸椎小关节。新鲜错缝者易于复位而痊愈快;陈旧性错缝者复位较困难,病程越久则恢复越慢。症状缓解或消失后,应适当休息,避免劳累,以稳定治疗效果。局部注意保暖,防止风寒湿邪侵袭经络,阻滞气血运行,而加重病情。适当进行功能锻炼,以加强胸背、腰背肌的力量,增强保护机制。

临床上可配合针灸、针刀、湿热敷、熏蒸、拔罐、理疗、中药等其他疗法治疗。

第二节　四肢部疾病

肩关节周围炎

肩关节周围炎是指肩关节及其周围的肌腱、韧带、腱鞘、滑囊等软组织的急、慢性损伤或退行性变,致局部产生无菌性炎症甚至粘连,从而引起肩部疼痛和功能障碍为主症的一种疾病。

本病简称为肩周炎,因多发生于 50 岁左右的人,与感受风寒有关,且常出现肩关节活动受限或粘连,故又称为五十肩、漏肩风、肩凝症等。中医学认为,本病与外伤、劳损、气血不足和外感风寒湿邪等因素有关,病位在肩部筋肉,病机是经络不通、气血不足或湿邪留滞,致血脉不能濡养筋骨,筋脉拘急而痛,关节屈伸不用。

【诊断要点】

1. 症状

(1) 肩部疼痛:多数呈慢性、渐进性发作,个别患者可急性发作呈现持续性剧痛,常因天气变化和劳累后诱发或加重。疼痛的特点是初期为阵发性,后期逐渐发展成持续性疼痛,并逐渐加重,昼轻夜重,甚者因疼痛而无法入寐。肩部受牵拉、震动或碰撞后,可引起剧烈疼痛,且疼痛可向颈部及上肢部扩散。

(2) 肩关节活动受限:肩关节各方向活动功能均可受限。早期活动受限多因疼痛所致,后期多因肩关节粘连而产生,以上举、外展、内旋及后伸功能受限为多见,特别是当肩关节外展上举时,出现典型的“扛肩”现象,梳头、穿衣等动作均难以完成。病久可发生上臂肌群不同程度的废用性萎缩,使肩部一切活动均受限,此时疼痛反而明显减轻或消失。

2. 体征

(1) 压痛点:本病在肩关节周围可找到疼痛位置明确的压痛点,主要在肩内陵、肩髃、秉风、肩贞、天宗、臂臑、曲池等处,常有不同程度的压痛。

(2) 运动功能障碍:以被动运动检查诊断意义较大,做肩关节上举、外展、后伸、内收、内旋及外旋活动可有不同程度的障碍。

3. 理化检查　X 线检查时,一般无异常改变,且无诊断学意义,但可作为排除骨关节本身病变的依据;MRI 对肩关节周围炎定位定性诊断有较高价值,明显优于其他影像学检查。

【鉴别诊断】

应与颈椎病、冈上肌肌腱炎、肱二头肌肌腱炎、肩袖损伤、肩关节脱位等疾病相鉴别。

【推拿治疗】

1. 治则　疏经通络,活血止痛,松解粘连,滑利关节。

2. 取穴　肩井、天宗、肩内陵、肩贞、肩髃、手三里、合谷等。

3. 手法　揉法、揉法、点按法、摇法、扳法、拔伸法、搓法、拿法等。

4. 操作步骤

(1) 患者坐位,医者用一手托住患者上臂使其微外展,另一手用揉法或揉法施术于肩前部、三角肌部及肩后部,同时配合患肢的被动外展、旋外和旋内活动,8～10 分钟。

(2) 接上势,点按肩井、天宗、肩内陵、肩贞、肩髃、手三里、合谷等穴,每穴约 30 秒;对粘连部位或压痛点用弹拨法操作 5～10 次。

(3) 接上势,医者一手扶住患肩,另一手握住其腕部或托住肘部,以肩关节为轴心做环转摇动数次,幅度由小到大。然后,再做肩关节内收、外展、后伸及内旋的扳动数次。也可握住患者腕部,将患肢慢慢提起,使其上举,同时做牵拉提抖拔伸法。

(4) 接上势,在肩部周围施术搓法、拿法,用搓法从肩部到前臂反复上下搓动 3～5 遍。

【临证结语】

推拿治疗本病效果较好,且痊愈后很少复发,但有糖尿病、结核病或体质较弱的患者,治疗疗程明显增加。因肩关节脱位或骨折而继发的肩周炎,需在骨折愈合、局部软组织修复后,再行推拿治疗。本病在临床上常与颈椎病合并出现,需全面检查以防止漏诊而影响疗效。患者应注意局部保暖,防止受凉,以免加重病情,影响治疗效果。急性发作者因疼痛较剧烈,应避免肩部过度功能锻炼,以防止局部炎症加重,病情反复。待其疼痛缓解后,与其他患者一样需配合适当的肩部功能锻炼,并遵循持之以恒、循序渐进、因人而异的原则。

临床上可配合针灸、拔罐、刮痧、微波、针刀等其他疗法治疗。

冈上肌肌腱炎

冈上肌肌腱炎是指由于肩部外伤、劳损或感受风寒湿邪,造成冈上肌肌腱肩峰区的无菌性炎症,出现肩峰下疼痛及外展活动受限为主症的疾病。好发于中年以上的体力劳动者、家庭妇女和运动员。

本病归属于中医学"筋伤"范畴,与外伤、劳损、肌腱退行性改变和感受风寒湿邪有关,病机是肩部扭挫伤及筋络受损,或因气血瘀滞或气血不足,或因风寒湿邪内侵,致筋脉拘急。

【诊断要点】

1. 症状

(1) 肩部疼痛:肩部外侧疼痛,并扩散到三角肌附着点附近。有时疼痛可向上放射至颈部,向下放射至肘部及前臂。

(2) 活动受限:肩关节外展活动受限,尤以肩关节外展 60°～120°时因疼痛而无法完成外展动作,但当小于或大于这一范围及肩关节其他活动时正常。

2. 体征

(1) 压痛点:常位于冈上肌肌腱的止点,即肱骨大结节的顶部和肩峰下滑囊区、三角肌的止端。同时,可触及该肌腱增粗、变硬等。

(2) 功能障碍:患者在肩部外展 60°～120°时可有因疼痛或无力而无法完成动作,其他范围活动正常。

(3) 肩外展试验(疼痛弧试验)阳性:即患肢肩外展 60°～120°时疼痛加剧。这是由于肩外展 60°～120°时,肱骨大结节与肩峰之间的间隙减小,冈上肌抵止部在其间受肩峰与肱骨大结节的挤压所致。

3. 理化检查　X 线检查时,一般无异常发现,少数患者可显示冈上肌腱钙化;CT 与 MRI 均可对肩关节冈上肌钙化性肌腱炎准确定位、诊断,MRI 能清楚显示局部肌腱及周围组织结构情况。

【鉴别诊断】

应与肩关节周围炎、颈椎病、肱二头肌肌腱炎等疾病相鉴别。

【推拿治疗】

1. 治则　舒筋通络,活血止痛。

2. 取穴　肩井、缺盆、秉风、肩髃、肩贞、曲池等。

3. 手法 滚法、拿法、揉法、弹拨法、点按法、挤压法、摇法、搓法、抖法、擦法等。

4. 操作步骤

(1) 患者坐位,医者以滚法施术于肩外及肩后部,同时配合肩关节的外展、内收及内旋活动,为8~10分钟。然后,用拿法、揉法施术于患侧肩及上肢部,约2分钟。

(2) 接上势,点按肩井、缺盆、秉风、肩髃、肩贞、曲池等穴,每穴约30秒。然后,用拇指弹拨压痛点及病变处5~10次。

(3) 接上势,医者于患侧肩前、肩后做对掌挤压、按揉,同时向外上方牵拉肱骨头,摇肩关节3~5次,搓、抖上肢3~5遍。擦肩关节周围,以透热为度。

【临证结语】

急性损伤时,手法宜柔和舒适,适当限制肩部活动。慢性损伤时,手法宜深透,并适当配合肩部功能锻炼。在运用弹拨法时,刺激要柔和,不宜过重,以免加重损伤。

临床上可配合针灸、拔罐、刮痧、局部湿热敷等其他疗法治疗。

肱二头肌肌腱炎

肱二头肌肌腱炎是因肩臂急慢性损伤、退变及感受风寒湿邪等,致肱二头肌长、短头肌腱发生炎症、粘连、增厚等病理改变,引起局部疼痛和相应功能障碍的一种病证。

本病归属于中医学"筋伤"范畴,病机为外伤劳损或复感风寒湿邪,血行受阻而肿痛,筋脉凝涩不通,则拘急痉挛。如不及时治疗,日久可诱发肩周炎。

【诊断要点】

1. 症状

(1) 肩部疼痛:以肩前部肱二头肌长、短头肌腱附着点处疼痛明显,且渐进性发展,可扩展到整个肩部,受凉或劳累后加重,休息或局部热敷后痛减,并伴有肩部无力。

(2) 肩部肿胀:在疾病早期,可伴有局部肌腱和腱鞘轻度肿胀。

(3) 活动受限:肩关节活动受限,尤以上臂外展、外旋、后伸和用力上举时明显,病程长者可并发肩关节粘连。

2. 体征

(1) 压痛:肩关节前内侧喙突部或肱骨结节间沟处压痛明显,少数患者可触及痉挛、肿胀的条索状物。

(2) 功能障碍:关节活动受限,尤以上臂外展、外旋、后伸和用力上举时明显。

(3) 特殊检查:肩关节内旋或抗阻力试验阳性。

3. 理化检查 X线检查时,一般无阳性结果,病久者可有骨质疏松和肌腱钙化。MRI检查可显示肌腱损伤及局部是否有积液。

【鉴别诊断】

应与肩关节周围炎、冈上肌肌腱炎、颈椎病、斜角肌综合征等疾病相鉴别。

【推拿治疗】

1. 治则 活血化瘀,消肿止痛,理筋通络,松解粘连。

2. 取穴　肩井、肩髃、肩髎、肩贞、曲池、手三里、合谷等。

3. 手法　滚法、一指禅推法、弹拨法、点按法、按揉法、摇法、搓法、抖法等。

4. 操作步骤

(1) 患者坐位，医者一手托住患肘将肩部外展，另一手用滚法、一指禅推法施术于肩前与肩外侧，为8～10分钟；拿揉法施于上肢部，重点在肱二头肌长、短肌腱与三角肌部。

(2) 接上势，弹拨肱二头肌长、短头肌腱的起点；点按肩井、肩髃、肩髎、肩贞、曲池、手三里、合谷等穴，每穴约30秒。

(3) 接上势，双手掌挤压、按揉肩关节约3分钟，然后托肘摇肩及大幅度摇肩法3～5次，最后搓、抖上肢3～5遍。

【临证结语】

对疼痛较剧者，施手法时应注意轻柔，治疗后应减少肩部活动，尤不宜做外展、外旋活动，待其疼痛明显减轻或消失后，可做适当的肩部功能锻炼，使功能逐渐恢复，活动幅度及运动量要循序渐进，防止局部过度锻炼而导致疼痛加重或病情反复。注意保暖，勿受风寒刺激，以免加重病情。

临床上常配合针灸、拔罐等其他疗法治疗。

肱骨外上髁炎

肱骨外上髁炎是因急、慢性损伤而致的肱骨外上髁周围软组织的无菌性炎症，以肘关节外侧疼痛为主，并影响伸腕和前臂旋转功能，好发于前臂运动强度较大的人，如网球运动员，故又称网球肘。

本病归属于中医学"筋伤"范畴，病机为外伤后瘀血留滞，气血运行不畅或陈伤瘀血未去，经络不通。病久气血虚弱，血不荣筋，肌肉失却温煦，筋骨失于濡养，易迁延难愈。

【诊断要点】

1. 症状

(1) 肘后外侧酸痛：多起病缓慢，疼痛呈持续渐进性发展，其疼痛在前臂旋转背伸、提拉、端、推等动作时更为剧烈，如拧毛巾、扫地、端茶倒水等，同时疼痛沿前臂桡侧向下放射，休息时疼痛明显减轻或消失，可反复发作，重者可夜间因局部剧烈疼痛而无法入眠。

(2) 前臂无力：握力减弱，甚至持物落地。

2. 体征

(1) 压痛：肱骨外上髁处及肱桡关节处明显压痛，以及沿腕伸肌行走方向广泛压痛。

(2) 肿胀：肱骨外上髁处肿胀，病程较长者，在压痛部位可触及增厚、变硬的片块状结节组织。

(3) 特殊检查：前臂伸肌紧张试验和密耳(Mill)试验阳性。

3. 理化检查　X线检查时，一般无阳性结果，有的可见钙化阴影或肱骨外上髁粗糙。

【鉴别诊断】

应与颈椎病、斜角肌综合征、骨化性肌炎等疾病相鉴别。

【推拿治疗】

1. 治则　舒筋活血，通络止痛，松肌解痉，理筋整复。

2. 取穴　曲池、手三里、尺泽、合谷、小海、少海等。

3. 手法　滚法、一指禅推法、按揉法、拿法、弹拨法、拔伸法、扳法、擦法、搓法、抖法等。

4. 操作步骤

（1）患者仰卧位，医者用滚法、一指禅推法从肘部沿前臂外侧操作，往返 10 次左右。

（2）接上势，用拇指按揉曲池、手三里、尺泽、合谷、小海、少海，每穴约 30 秒，用拿揉法沿腕伸肌往返提拿揉动，约 5 分钟。

（3）以右侧为例，医者右手持腕，使患者右前臂旋后位，左手用屈曲的拇指端压于肱骨外上髁前方，其他四指放于肘关节内侧。右手逐渐屈曲肘关节至最大限度，左手拇指用力按压肱骨外上髁的前方，然后再伸直肘关节，同时医者左手拇指推至患肢桡骨头之前上面，沿桡骨头前外缘向后弹拨腕伸肌起点，操作后患者有桡侧三指麻木感及疼痛减轻的现象。

（4）接上势，医者一手握肱骨下端，另一手握腕部做对抗用力，拔伸肘关节，握腕部的一手同时做轻度的前臂旋转摇法，握肱骨下端的一手拇指同时按揉桡骨头，在拔伸过程中再做肘关节屈伸扳动数次。并用擦法沿腕伸肌群往返操作，以透热为度，最后搓、抖上肢 3～5 遍。

【临证结语】

在临床上发现多数患者合并颈椎病，在颈椎病得到有效治疗后，本病的相应症状明显减轻，疗程大大缩短。有部分患者是附着于肱骨外上髁肌腱纤维的部分断裂或粘连而造成的，推拿治疗中不宜有过强的刺激，以免产生新的损伤。患者注意保暖，勿受风寒刺激，以免加重病情。

临床上可配合针灸、局部微波照射等其他疗法治疗。

肱骨内上髁炎

肱骨内上髁炎是由于外伤或慢性劳损等因素引起肱骨内上髁部肌腱损伤而出现局部疼痛，前臂旋前、主动屈腕受限为主要表现的病证，又称学生肘、高尔夫球肘。

中医学称之为肘痛，归属于中医学"伤筋"范畴，病机与"肱骨外上髁炎"相近。

【诊断要点】

1. 症状

（1）肘后内侧酸痛：多起病缓慢，患者肱骨内上髁处及其附近酸胀疼痛，疼痛可放射到前臂掌侧，尤其是前臂旋前、主动屈腕关节时，疼痛更加严重，休息后减轻，可与气候变化有关。

（2）屈腕无力：由于局部酸胀疼痛，手握物不敢用力。

2. 体征

（1）压痛：肱骨内上髁处及尺侧腕屈肌、指浅屈肌、旋前圆肌附着部有明显压痛点。

（2）在压痛部位可触及增厚组织。

（3）前臂抗阻力旋前或抗阻力屈腕时疼痛加重。

3. 理化检查　X 线检查时，一般无阳性结果，少数在内上髁可见骨质增生，骨赘形成，或有局部的骨膜反应。

【鉴别诊断】

应与颈椎病、斜角肌综合征、肘关节尺侧副韧带损伤等疾病相鉴别。

【推拿治疗】

1. 治则　舒筋活血,通络止痛,松肌解痉,理筋整复。

2. 取穴　少海、小海、青灵、支正、郄门等。

3. 手法　㨰法、按揉法、拿法、弹拨法、扳法、擦法、搓法、抖法等。

4. 操作步骤

(1)患者仰卧位,上臂外展。医者用㨰法从肘部沿前臂尺侧操作,另一手握住患肢手部,配合前臂做旋前、旋后的被动运动,约2分钟。

(2)接上势,用拇指按揉少海、小海、青灵、支正、郄门、阿是穴,每穴约30秒;同时配合拿法沿腕屈肌往返提拿,约5分钟。

(3)接上势,医者用一手拇指从肱骨内上髁部弹拨腕屈肌腱,反复数次,弹拨范围可上下移动;同时另一手握住患肢手部配合做肘部的被动屈伸运动。

(4)接上势,医者一手托住肘部,另一手握住手部,双手配合,先使肘关节最大限度屈曲,而腕关节尽量背屈,然后将前臂完全旋后,在此动作不变的基础上将肘关节伸直,操作数次;最后用擦法沿腕屈肌群往返操作,以透热为度;搓、抖上肢3～5遍。

【临证结语】

与肱骨外上髁炎相似,临床上发现多数患者合并颈椎病,在颈椎病得到有效治疗后,本病的相应症状明显减轻,疗程大大缩短。因肱骨内上髁和周围腕屈肌群较表浅,推拿治疗中不宜强刺激,以免造成新的损伤。

临床上可配合针灸、局部微波照射等其他疗法治疗。

尺骨鹰嘴突滑囊炎

尺骨鹰嘴突滑囊炎是因肘部长期反复摩擦或碰撞,损伤尺骨鹰嘴滑囊,使滑囊有渗液而肿胀,肘后部产生疼痛的病证。好发于矿工及用肘部支撑用力的工种,故又称矿工肘。

本病归属于中医学“筋伤”范畴,病机为外伤后瘀血渗液积聚留滞,气血运行不畅或陈伤瘀血未去,经络不通。

【诊断要点】

1. 症状

(1)急性损伤:多在尺骨鹰嘴部骤起一肿物,肿物疼痛,按之痛甚,张力增高,皮温稍高。若损伤合并感染,则局部红肿热痛明显,上肢无力,肘部常处于半伸肘位,屈伸活动不利,被动屈肘活动时疼痛加剧,可伴有全身症状,囊内抽出液体可呈脓血性。

(2)慢性劳损:肿物渐起,多在尺骨鹰嘴部位,呈圆形或椭圆形肿胀,大小不等,伴压痛,囊内抽出液体为无色清亮黏液。肘关节屈伸活动轻度受限制。

2. 体征

(1)压痛:尺骨鹰嘴部位有不同程度的压痛。

(2)囊性肿物:肘关节外后方至肱骨内上髁有弧形条索状囊性肿物,小者直径1～2 cm大者达5～6 cm,肿块可以活动,有轻度波动感,囊的硬度与囊壁的厚薄和积液多少有关,有钙化时囊壁发硬。

(3) 关节活动度：肘关节活动轻度受限。

3. 理化检查 X线检查时，肘关节间隙稍增宽，肘后部有组织肿大阴影。滑囊钙化时，该区域有密度增高现象。

【鉴别诊断】

应与肱三头肌肌腱断裂、尺骨鹰嘴骨折、肘关节扭伤等疾病相鉴别。

【推拿治疗】

1. 治则 舒筋通络，活血祛瘀，解痉止痛。

2. 取穴 曲池、肘髎、天井、少海、四渎、手三里等。

3. 手法 揉法、摩法、按法、扳法、擦法等。

4. 操作步骤

(1) 患者坐位，医者用揉法、摩法施术于尺骨鹰嘴滑囊部 10～15 分钟。

(2) 接上势，点按曲池、肘髎、天井、少海、四渎、手三里穴等，每穴约 30 秒。

(3) 接上势，医者一手握患臂腕部，另一手托其患肘后部，做肘关节屈伸扳动。擦肘后部，以透热为度。

【临证结语】

急性期若局部肿胀疼痛剧烈，可外敷消瘀止痛的药膏。若伴有继发感染者，可服用清热解毒的药物。囊内积液多时，除推拿治疗外，还可配合三棱针在囊部边缘点刺，挤压出囊内黏液，外用消毒敷料加压包扎。

桡骨茎突狭窄性腱鞘炎

桡骨茎突狭窄性腱鞘炎是因劳损、外伤或受寒等因素使拇长展肌腱与拇短伸肌腱的腱鞘发生炎症反应，由于肌腱的肿胀而导致腱鞘内张力增加，在腱鞘部位即桡骨茎突处产生肿胀疼痛为特点的病证。腱鞘炎在指、趾、腕、踝等部均可发生，但以桡骨茎突部最为多见。多发于经常用腕部操作的劳动者，属于职业性劳损范围。

本病归属于中医学"筋伤"范畴，病机为劳损或外伤后瘀血留滞，气滞血凝，致使腱鞘狭窄，或年老体弱，肝肾亏损，气血不足，血不荣筋，筋腱失养，久之筋腱变硬，腱鞘增厚。

【诊断要点】

1. 症状

(1) 桡骨茎突部疼痛：初起较轻，逐渐加重，可放射至手或肘肩部，严重时局部有酸胀感或烧灼感，遇寒冷刺激或拇指活动时加剧。

(2) 拇指活动无力：伸拇指或外展拇指活动受限，无法顺利完成拇指参与的握持动作，日久可引起大鱼际萎缩。

2. 体征

(1) 压痛：桡骨茎突部有明显压痛，并可向手或肘肩部放射。

(2) 肿胀：桡骨茎突部有肿胀，可触及硬结，拇指运动时有摩擦感或摩擦音。

(3) 特殊检查：握拳尺偏试验阳性。

3. 理化检查　X线检查时,一般无阳性变化,病久者在桡骨茎突处可见片状肌腱钙化影或骨膜粗糙。

【鉴别诊断】

应与腕舟骨骨折、桡尺关节损伤、腕关节结核、急性腱鞘感染等疾病相鉴别。

【推拿治疗】

1. 治则　舒筋活血,行气止痛,松解粘连。

2. 取穴　手三里、偏历、阳溪、列缺、合谷等。

3. 手法　㨰法、点按法、按揉法、弹拨法、拔伸法、扳法、擦法等。

4. 操作步骤

(1) 患者坐位,腕下垫枕。医者以㨰法施术于前臂伸肌群桡侧;点按手三里、偏历、阳溪、列缺、合谷等穴,每穴约30秒;按揉桡骨茎突处及其上下方,时间约2分钟。

(2) 接上势,弹拨拇长展肌与拇短伸肌到第1掌骨背侧,重点在桡骨茎突部。

(3) 接上势,医者以一手握住患腕,另一手握其手指进行拔伸,并使患腕掌屈、背屈数次,同时缓缓旋腕。

(4) 以右手为例,医者左手拇指置于桡骨茎突部,右手示指及中指夹持患者拇指,向下牵引,同时向尺侧屈曲,持续近1分钟。然后,医者用左手拇指捏紧桡骨茎突部,用力向掌侧推压挤按,同时右手用力将患者腕部屈曲,再伸展,操作时可闻及肌腱松解的声音,反复3~4次。

(5) 接上势,擦桡骨茎突部,以透热为度。

【临证结语】

因治疗部位较表浅,手法操作时刺激量不宜过大,以防加重病情,可配合局部中药热敷、微波治疗和外敷膏药等其他疗法,以活血消肿止痛。患者应减少腕关节的劳动强度,并注意保暖。

腕关节扭伤

腕关节扭伤是指腕关节因用力不当或受直接或间接暴力而造成的关节周围韧带、肌腱、关节囊等软组织受到过度牵拉而发生损伤的病证,包括软组织撕裂、皮下组织出血、肌腱脱位,严重者可合并小片撕脱性骨折。

本病归属于中医学"筋伤"范畴,病机为外伤后损伤腕部气血、筋脉,致使筋脉失其气血荣养所致,或腕部用力不当,筋脉受损,气血瘀滞,不通则痛。

【诊断要点】

1. 症状

(1) 急性损伤:腕部疼痛,活动时痛剧,夜间常因剧痛而无法入睡。腕部肿胀、皮下瘀斑明显。腕关节功能受限。

(2) 慢性劳损:腕关节疼痛不甚,做较大幅度活动时伤处可有痛感。无明显肿胀,腕部常有乏力、沉紧感。

2. 体征

(1) 局部病变:受伤部位有明显的压痛、肿胀和活动受限,因损伤部位不同其压痛点和活动受限方向也不同,与受累肌腱、韧带相反方向的主动活动受限。

(2)应力试验阳性:即做受累肌腱、韧带相反方向的被动活动,在损伤部位可出现明显的疼痛。

1)腕背侧韧带与指伸肌腱损伤:腕关节用力掌屈时,在背侧发生疼痛。

2)腕掌侧韧带与指屈肌腱损伤:腕关节用力背屈时,在掌侧发生疼痛。

3)桡侧副韧带损伤:当腕关节向尺侧倾斜时,在桡骨茎突部发生疼痛。

4)尺侧副韧带损伤:当腕关节向桡侧运动时,尺骨头处疼痛。

5)复合损伤:如果向各种方向运动均发生疼痛,且活动明显受限,则为韧带、三角软骨盘、肌腱等的复合损伤。

3.理化检查　X线检查时,单纯腕与手部扭伤及侧副韧带损伤除有局部软组织肿胀阴影外,其余无明显发现。

【鉴别诊断】

应与腕舟骨骨折、桡骨尺骨下端骨折、桡尺远侧关节损伤、月骨骨折或脱位、三角骨背侧撕脱性骨折等疾病相鉴别。

【推拿治疗】

1.治则　舒筋通络,活血祛瘀,理筋整复。

2.取穴　少海、通里、神门、合谷、阳溪、曲池、尺泽、列缺、太渊等。

3.手法　按法、揉法、拿法、弹拨法、拔伸法、摇法、扳法、擦法等。

4.操作步骤　因损伤部位和时间不同,在手法的具体运用上也有不同。

(1)急性损伤:由于疼痛和肿胀较为明显,手法操作时宜轻柔。

1)患者坐位或仰卧位,医者在伤处周围选用相应经络上的适当穴位,如尺侧掌面,可选手少阴经的少海、通里、神门等穴;桡侧背面,可选手阳明经的合谷、阳溪、曲池等穴;桡侧掌面,可选手太阴肺经的尺泽、列缺、太渊等穴。其他部位同上选穴法,选好穴位后用按法使之得气,每穴约30秒。

2)接上势,揉法、拿法、弹拨法施术于腕周组织及伤处周围3~5分钟。

3)接上势,医者以双手握住患掌的两侧,在持续拔伸的基础上,做腕关节环转摇法数次,并做背屈、掌屈、侧偏等方向的扳动,以恢复正常的关节位置关系和活动功能。

4)接上势,擦法在局部操作,以透热为度。

(2)急性损伤后期和慢性劳损:由于疼痛和肿胀较轻,运用以上手法时,要相应加重,活动幅度逐渐加大。手法操作要注意力度,以防再度损伤。

【临证结语】

急性损伤后,经检查不伴有骨折、脱位、肌腱断裂者,但局部肿胀明显,皮下出血严重,一般在损伤后24~36小时内不做推拿治疗,应及时给予冷敷或加压包扎为宜。过后对肿胀明显者,可配合局部中药热敷、针刺、微波治疗和外敷膏药等其他疗法,以活血消肿止痛,并注意局部保暖。

腱鞘囊肿

腱鞘囊肿是指发生于关节囊或腱鞘附近的囊肿,可嵌顿于关节间隙,突出于关节或腱鞘附近的皮下,形成半球形的隆起,因其外形似瘤,故又称之为筋瘤。日久与周围组织发生粘连,经久不愈。好发于青中年,女性多见。腱鞘囊肿易发部位的顺序是腕关节背、掌侧面,手指背、掌侧面,足背部,趾背面,腕关节的侧面和腘窝。

本病归属于中医学"筋伤"范畴,病机为筋膜受损,邪气所居,瘀滞而运化不畅,水液积聚于骨节经络而成。

【诊断要点】

1. 症状

(1)囊肿:多逐渐出现,发展缓慢,一般呈半球状隆起,似蚕豆大,外形一般光滑。

(2)疼痛:患者局部酸痛或疼痛,有时会向囊肿周围放射。若囊肿和腱鞘相连,相应关节会出现软弱无力的感觉。

(3)压迫症状:有时囊肿可压迫其周围的神经和血管,从而出现相应的神经压迫症状。

2. 体征

(1)大小:囊肿在皮下大小不等,在腕部一般直径不超过 2 cm,在腘窝处直径可超过 5 cm,呈圆形或椭圆形,与皮肤无粘连,但与深部附着组织相连。

(2)质地:囊肿质地较软,可有囊性波动感,且周缘大小可能发生变动,日久囊肿可变小变硬。

3. 理化检查　X 线检查无阳性结果。

【鉴别诊断】

应与滑膜囊肿、腕背骨膨隆症等相鉴别。

【推拿治疗】

1. 治则　活血化瘀,理筋散结。

2. 取穴　囊肿局部。

3. 手法　按揉法、拔伸法、按法、击法。

4. 操作步骤(以腕背部腱鞘囊肿为例)

(1)患者坐位或仰卧位,医者用按揉法施术于囊肿附近并挤推囊肿四周,使之有一定移动度。

(2)接上势,对于腕背侧腱鞘囊肿,可在拔伸、屈曲腕关节的同时,医者双手拇指叠指用力向近端按压囊肿,使囊肿受挤压而破裂。

(3)接上势,囊肿大而坚硬用上法无效时,可将患腕平置于软枕上,腕背向上并略呈掌屈,医者一手握患手维持其位置稳定,另一手持换药用弯盘或叩诊锤,用力迅速而准确地向囊肿敲击,往往一下即可击破,如囊肿坚硬一次未击破时,可加击一二下。

【临证结语】

临床上多见患者自己在囊肿局部进行按揉,造成囊壁增厚及肿胀疼痛,当治疗使囊液消散后,局部仍残留部分相应症状,可配合局部中药热敷,以活血消肿止痛。如囊壁过于坚硬无法击破者,可用三棱针或针刀刺破囊壁将黏液放出。如囊肿反复发生,在治疗后可加压包扎并避免活动 1～2 日。

腕管综合征

腕管综合征是指由于腕管内组织增生或移位,使腕管狭窄致正中神经受到压迫所引起的神经功能障碍的疾病。临床上职业性用腕较多者常见，女性多于男性。

本病归属于中医学"筋伤"范畴，病机为筋骨损伤，瘀阻经络，或寒湿淫筋，风邪袭肌，致气血流通受阻而发病。

【诊断要点】

1. 症状

(1) 初期：主要为正中神经受压症状，患手桡侧三个半手指(拇、示、中、1/2环指)有感觉异样、麻木、刺痛。一般夜间较重，当手部温度增高时更显著，活动或甩动手指，症状可缓解。部分患者出现疼痛向上放射到臂、肩部的症状。寒冷季节患指可发冷、发绀、活动不利。

(2) 后期：患者出现鱼际肌(拇展短肌、拇对掌肌)萎缩，握力减弱，拇指不能掌侧外展(即拇指不能与掌面垂直)，拇、示、中指及环指桡侧的一半感觉消失，甚至皮肤变薄发亮，指甲增厚，并可出现患指溃疡等神经营养障碍。

2. 体征

(1) 感觉障碍：多数患者拇、示、中三指末节掌面痛觉减退，少数患者痛觉敏感，温觉、轻触觉正常。

(2) 运动障碍：鱼际肌萎缩，拇指外展、对掌功能受限。

(3) 手掌叩击试验阳性：叩击腕部掌侧正中时，可引起手指正中神经分布区放射性触电样刺痛。

(4) 屈腕试验阳性：腕关节持续掌屈90°，40秒后可见症状加剧。

3. 理化检查

(1) 肌电图检查：大鱼际肌出现神经传导速度减慢。

(2) X线检查：部分患者可有腕部骨质增生、桡骨下端陈旧性骨折和腕骨陈旧性骨折、脱位等骨性改变的征象。

【鉴别诊断】

应与前斜角肌综合征、颈椎病、多发性神经炎等疾病相鉴别。

【推拿治疗】

1. 治则　舒筋通络，活血化瘀。

2. 取穴　曲泽、内关、大陵、鱼际、劳宫、外关、阳池等。

3. 手法　一指禅推法、㨰法、揉法、点按法、摇法、拔伸法、扳法、擦法等。

4. 操作步骤

(1) 患者端坐位，医者用一指禅推法、㨰法、揉法施术于沿前臂手厥阴经往返操作3～5分钟，在腕管及鱼际处重点治疗。

(2) 接上势，点按曲泽、内关、外关、大陵、鱼际、阿是等穴，每穴约30秒。

(3) 接上势，用摇法施术于腕关节及指骨间关节，捻指骨间关节数次。

(4) 接上势，以右侧为例，患者正坐，前臂放于旋前位，手背朝上。医者双手握患者掌部，右手在桡侧，左手在尺侧，而拇指平放于腕关节的背侧，以拇指指端按入腕关节背侧间隙内。在拔伸情况下摇晃腕关节，然后将手腕在拇指按压下背伸、屈曲扳动数次，并左右各旋转其手腕2～3次。

(5) 接上势，用擦法擦腕掌部，以透热为度。

【临证结语】

占位性病变引起者,以手术治疗为宜,术后再视情况考虑能否给予推拿。推拿操作治疗中,做腕关节的拔伸牵引和被动运动,切忌强力、暴力,以免发生新的损伤。治疗期间,腕部避免用力和受寒。

临床上可配合针灸、微波照射、中药热敷、针刀疗法等其他疗法治疗。

指关节扭伤

指关节扭伤是指外力作用于指关节后,引起的周围肌腱、韧带、关节囊等软组织损伤,从而造成疼痛、肿胀、关节活动受限的一类病证。在人体日常活动中,手使用最为频繁也最易受伤,其中以指骨间关节及掌指关节损伤最为常见。主要是关节侧副韧带及关节囊损伤,严重的可见侧副韧带断裂。

本病归属于中医学"筋伤"范畴。关节扭挫,伤及筋节,气血瘀滞,指节肿胀疼痛如梭;重者伤及骨缝,关节错位,剧痛难忍,不能活动。

【诊断要点】

1. 症状

(1) 病史:有明显的手部暴力外伤史或慢性劳损史。

(2) 疼痛肿胀:指关节肿胀、疼痛,可伴有皮下出血。

(3) 功能活动受限:手指活动受限,或伴有手指畸形,手指偏歪并向一侧活动度增加。

2. 体征

(1) 疼痛:损伤关节周围明显压痛,向一侧侧向活动时加重。

(2) 肿胀:关节呈梭形肿胀,瘀血初起为青紫色,以后逐渐转为紫黄相兼。

(3) 功能障碍:关节屈伸不利。侧副韧带断裂时,关节畸形突向伤侧,侧向活动幅度增大。

3. 理化检查 X线摄片检查可判断是否有关节脱位或撕脱性骨折。

【鉴别诊断】

若为急性损伤要注意排除指骨骨折及关节脱位,慢性损伤应与神经根型颈椎病、手指末梢神经炎等疾病相鉴别。

【推拿治疗】

1. 治则 活血祛瘀,消肿止痛。

2. 取穴 取损伤关节部位。

3. 手法 捻法、按揉法、拔伸法、摇法、捻法、勒法、按揉法、抹法、擦法等。

4. 操作步骤

(1) 患者坐位,医者一手捏住伤指,另一手拇、示二指在其损伤关节的周围用捻法,配合按揉法在局部交替治疗8~10分钟。

(2) 接上势,医者一手用拇、示二指捏住伤指关节近侧的指骨两侧,另一手捏住伤指远端,做关节拔伸法,并轻轻摇动损伤关节5~10次;然后,再做捻法、勒法、按揉法、抹法,并反复伸屈关节数次,时间5~8分钟。

（3）接上势，用擦法施于损伤关节周围，以透热为度。

【临证结语】

推拿治疗指关节扭伤可缓解疼痛，加强血液循环，消除炎症，对关节囊、侧副韧带有较好的修复作用，对手指功能的康复起到积极、有效的作用。

临床上可配合中药浴洗手、理疗等其他疗法治疗。

梨状肌综合征

梨状肌综合征又称梨状肌损伤或梨状肌孔狭窄综合征，是指由于梨状肌受到不当外力作用，引起局部组织充血、水肿、痉挛而压迫刺激坐骨神经，产生以臀及下肢放射性麻木疼痛为主症的临床综合征。

梨状肌属于髋关节外旋肌，内宽外窄，形似梨状，在下肢外展、外旋位突然用力，或外展、外旋蹲位突然起立，可导致梨状肌过度牵拉而受伤，引起肌组织撕裂、出血、渗出，肌肉发生保护性痉挛而形成炎症。日久则局部组织粘连，压迫坐骨神经而出现下肢放射性疼痛、麻木。

本病归属于中医学"筋伤"范畴，因扭挫闪伤或风寒湿邪侵袭，损及臀部肌筋，经脉不通，气血瘀滞，筋络挛急，不通则痛。

【诊断要点】

1. 症状

（1）病史：有髋部闪扭或蹲位负重起立损伤史，或臀部受凉史。

（2）疼痛：患侧臀部深层疼痛，呈牵拉样、刀割样或蹦跳样疼痛，且有紧缩感，可沿坐骨神经分布区域出现下肢放射痛，咳嗽、解大便、喷嚏时疼痛加剧。偶有小腿外侧麻木、会阴部下坠不适。

（3）功能活动受限：髋关节外展、外旋活动受限。患侧下肢不能伸直，自觉下肢短缩，步履跛行，或呈鸭步移行。

2. 体征

（1）压痛点：梨状肌体表投影区有明显深层压痛，有时沿坐骨神经分布区出现放射性痛麻。

（2）肌痉挛：在梨状肌体表投影区可触及条索样或弥漫性肿胀的肌束，日久可出现臀肌松弛或萎缩。

（3）特殊检查：直腿抬高试验、梨状肌紧张试验阳性。

3. 理化检查　X线检查时一般无阳性结果，病程久者可见肌组织的钙化斑；超声检查能清晰显示梨状肌及坐骨神经，其超声改变及两侧梨状肌厚度的差值有助于诊断梨状肌综合征，可为临床提供更多的诊断信息。

【鉴别诊断】

应与腰椎间盘突出症、腰椎管狭窄征、下肢原发性坐骨神经痛等进行鉴别。

【推拿治疗】

1. 治则　舒筋活血，通络止痛。

2. 取穴　环跳、承扶、秩边、风市、阳陵泉、委中、承山等。

3. 手法　㨰法、按揉法、弹拨法、点按法、按压法、擦法等。

4. 操作步骤

(1) 患者俯卧位,医者先用滚法、按揉法施术于梨状肌体表投影区5~8分钟;并于患侧大腿后侧、小腿前外侧施滚法、拿揉法3~4分钟。

(2) 接上势,以弹拨法施术于梨状肌肌腹;点按环跳、承扶、秩边、风市、阳陵泉、委中、承山等穴,每穴约30秒。

(3) 接上势,用掌推法、按压法施术于梨状肌肌纤维,使力达病所;再以肘尖深按梨状肌约2分钟。

(4) 接上势,医者一手扶按髋臀部,另一手托患侧下肢,做患髋后伸、外展及内旋等被动运动,反复数次。用擦法施术于梨状肌体表投影区,以透热为度。

【临证结语】

推拿治疗本病具有较好的疗效,通过理筋手法可以有效地消除炎症,促进肌肉功能修复,改善神经与梨状肌的相对位置,解除神经的压迫和刺激症状,是一种安全可靠的治疗方法。由于梨状肌位置较深,治疗时不可因位置深而施用暴力,以免造成新的损伤。急性损伤期手法宜轻柔,恢复期手法可稍重,并配合弹拨法,一般能获得较好效果。同时,注意局部保暖,避免风寒刺激。在急性损伤期应卧床休息1~2周,以利于损伤组织的修复。若由于先日变异引起而经久不愈者可以考虑手术治疗。

临床上可配合针灸、微波理疗、中药外敷、针刀等其他疗法治疗。

髋关节滑囊炎

髋关节滑囊是指位于髋关节肌腱和关节周围的滑囊,滑囊内含有少量滑液,起到减小摩擦、缓冲震荡的作用。因滑囊过度摩擦刺激、化学反应及类风湿病变,或急、慢性创伤而引起感染,使髋关节周围滑囊积液增多、肿胀和出现炎性反应者,称为髋关节滑囊炎。常见的有坐骨结节滑囊炎、股骨大转子滑囊炎、髂耻滑囊炎等。多见于3~10岁儿童,中老年人劳动强度过大或关节松弛也容易发生本病。

中医学认为,关节过度劳累或损伤,或为风寒湿邪所侵,导致气血凝滞,津液输布受阻,瘀滞为肿,筋肌拘挛为痛,发为本病。

【诊断要点】

1. 症状 患者跛行,髋部疼痛,疼痛可位于关节外侧、腹股沟部、臀部,病变滑囊处肿胀,关节活动受限,患肢常处于强迫体位。

(1) 股骨大转子滑囊炎:行走时股骨大转子有弹响声。患者不能向患侧卧,关节内旋可使疼痛加剧,患肢常呈外展、外旋位。

(2) 坐骨结节滑囊炎:患者坐骨结节部疼痛、肿胀,久坐不能,坐硬板凳时疼痛加剧。臀肌收缩时可产生疼痛并向大腿后侧部放射。坐骨神经受刺激时,可出现坐骨神经痛。

(3) 髂耻滑囊炎:髂腰肌收缩、屈曲髋关节或臀大肌收缩、伸直髋关节时疼痛加剧,疼痛可沿大腿前侧放射至小腿内侧。

2. 体征 髋关节活动受限;滑囊炎部位压痛明显;患部可触及较硬、大小不定、界线清楚的圆形或椭圆形肿块。

(1) 股骨大转子滑囊炎：股骨大转子的后方及上方可有压痛和肿胀，局部可摸到肿块，有时有波动感；髋关节被动活动不受限，可有双下肢不等长，"4"字试验阳性。

(2) 坐骨结节滑囊炎：可在坐骨结节部较深层摸到边缘较清晰的椭圆形囊性肿块，并与坐骨结节粘连，压痛明显。

(3) 髂耻滑囊炎：股三角外侧疼痛和压痛，过度肿胀时腹股沟的正常凹陷消失或隆起，髋关节活动受阻，疼痛可沿大腿前侧放射至小腿内侧，双下肢不等长，"4"字试验阳性。

3. 辅助检查

(1) X线检查：有时可见骨盆轻度倾斜，如关节积液多时，关节间隙增宽，但股骨头无骨质破坏。

(2) 滑囊穿刺：在慢性期一般滑液清晰，急性期时可见血性液体。

【鉴别诊断】

应与股骨头骨骺炎、化脓性髋关节炎、髋关节结核等疾病相鉴别。

【推拿治疗】

1. 治则　舒筋通络，活血化瘀，消肿止痛。

2. 取穴　髋关节周围及臀部阿是穴等。

3. 手法　㨰法、拿法、按揉法、弹拨法、点按法、摇法、擦法等。

4. 操作步骤

(1) 患者俯卧位，医者先用㨰法、拿法、按揉法等施术于坐骨结节及其周围 3～5 分钟；然后嘱患者取侧卧位，患侧在上，再用㨰法、拿法、按揉法施术于髋部外侧肌肉 3～5 分钟；继而患者取仰卧位，髋、膝关节略屈曲，医者用按揉法、㨰法施术于患侧腹股沟区 3～5 分钟。

(2) 患者俯卧位，医者依次弹拨、点按股三角外侧部阿是穴、股骨大转子周围阿是穴、坐骨结节周围阿是穴，时间约 6 分钟。

(3) 患者仰卧位，医者一手扶患侧膝关节，另一手握住小腿远端，屈伸髋关节并做髋关节摇法。

(4) 接上势，医者在患侧髋关节前侧直擦，顺势变为健侧卧位，患侧屈髋屈膝，擦患侧髋关节外侧及坐骨结节部，以透热为度。

【临证结语】

推拿治疗本病具有较好的疗效，通过理筋手法可以有效地消除炎症，促进滑囊功能修复，改善关节运动功能，是一种安全可靠的治疗方法。由于髋关节滑囊炎发生的部位不同，治疗时的部位也有区别；被动运动髋关节时要适度；在使用弹拨手法时，力量宜柔和，以免引起患者的强烈疼痛。同时，注意尽量避免进行使疾病加重的活动，如上下楼、跑步等，当疼痛减轻后，可逐渐开始恢复运动。

临床上可配合针灸、微波理疗、中药外敷、小针刀等其他疗法治疗。

膝关节内、外侧副韧带损伤

膝关节内、外侧副韧带损伤是指由于膝关节受伤、过度内翻或外翻引起膝内侧或外侧副韧带损伤，以膝关节内侧或外侧疼痛、肿胀、关节活动受限，小腿外展或内收时疼痛加重为特征的一种疾病。临床上以内侧副韧带损伤多见，其中以运动损伤居多。当膝关节微屈(约140°)时，如果小腿骤然受到外翻、外旋作用力时,易造成膝内侧副韧带损伤;如果小腿突然受到内翻、内旋力作用,使膝关节过度内翻,易导致膝外侧副韧带损伤。韧带损伤后引起局部出血、肿胀、疼痛,日久血肿机化、局部组织粘连,进一步加重膝关节活动受限。

本病归属于中医学"筋伤"范畴。膝为诸筋之会,足三阴经筋所结之处,足少阳经筋、足阳明经筋的支筋所络。急性损伤、慢性劳损伤及筋结,气血瘀滞而致筋肌拘挛,牵掣筋络,伤肿为痛。

【诊断要点】

1. 症状

(1) 外伤史:有明显的膝关节外翻或内翻损伤史。

(2) 疼痛:膝关节内侧或外侧疼痛、肿胀,或见皮下瘀血。

(3) 功能活动受限:膝关节屈伸活动受限,行走跛行或困难。

2. 体征

(1) 压痛:膝关节内侧或外侧明显压痛。内侧副韧带损伤压痛点常见于股骨内上髁和胫骨内侧面,外侧副韧带压痛点常位于股骨外侧髁。

(2) 肿胀:膝关节内侧或外侧伤处肿胀,多为血肿,初为紫色,后渐为紫黄相兼色。

(3) 放散痛:内侧副韧带损伤时,疼痛常放散到大腿内侧、小腿内侧肌群;外侧副韧带损伤,疼痛常向髂胫束、股二头肌和小腿外侧放散。

(4) 膝关节侧向应力试验阳性。

(5) 韧带断裂:侧副韧带完全断裂时,可在断裂处触及凹陷感。

(6) 合并损伤:合并半月板损伤时麦氏征阳性;合并交叉韧带损伤时抽屉试验阳性;合并腓总神经损伤时,小腿外侧足背部有麻木感,或见足下垂。

3. 理化检查 X线检查:内侧副韧带完全断裂时,做膝关节外翻应力下摄片,可见内侧关节间隙增宽;外侧副韧带完全断裂者,做膝关节内翻位应力下摄片,可见外侧关节间隙增宽;伴有撕脱性骨折时,可见其小型游离骨片。MRI检查可清晰显示侧副韧带损伤程度,是目前最客观的检查方法。

【鉴别诊断】

应与半月板损伤、膝关节交叉韧带损伤、创伤性滑膜炎及骨折等疾病相鉴别。

【推拿治疗】

1. 治则 活血祛瘀,消肿止痛,理筋通络。

2. 取穴 内侧副韧带损伤:血海、曲泉、阴陵泉、内膝眼等;外侧副韧带损伤:膝阳关、阳陵泉、犊鼻、梁丘等。

3. 手法 㨰法、点法、按揉法、弹拨法、搓法、擦法等。

4. 操作步骤

(1) 内侧副韧带损伤

1) 患者仰卧位,患肢外旋伸膝。医者用㨰法施术于膝关节内侧,先在损伤部位周围操作,由远及近,后转到损伤部位操作。再用按揉法施术于股骨内侧髁至胫骨内侧髁,上下往返数遍治疗。

2) 接上势,医者用拇指点、按揉血海、曲泉、阴陵泉、内膝眼等穴,每穴约30秒。

3) 接上势,医者沿韧带纤维垂直方向施轻柔快速的弹拨理筋手法,掌根揉损伤处,配合做膝关节的拔伸和被动屈伸运动。

4）接上势，搓、揉膝部，轻轻摇动膝关节数次，然后用擦法在膝关节内侧做与韧带纤维平行方向的操作，以透热为度。

（2）外侧副韧带损伤

1）患者健侧卧位，患肢微屈。医者用㨰法施术于大腿外侧至小腿前外侧，重点在膝关节外侧部。然后，自股骨外侧髁至腓骨头处施按揉法，上下往返治疗。

2）接上势，医者用拇指按揉膝阳关、阳陵泉、犊鼻、梁丘等穴，每穴约30秒。

3）接上势，医者用弹拨法沿韧带纤维垂直方向施轻柔快速的操作，掌揉损伤处，配合做膝关节的拔伸和被动屈伸运动。

4）患者俯卧位，医者用㨰法施术于大腿后外侧至小腿后外侧。然后转健侧卧位，用擦法在膝关节外侧沿韧带纤维平行方向的操作，以透热为度。搓、揉膝部，轻轻摇膝关节数次。

【临证结语】

推拿治疗本病主要应用于损伤后期，是为了修复关节功能，再建膝关节稳定性而采取的治疗措施。若急性损伤内出血者，视出血程度在伤后24～48小时才能推拿治疗。损伤严重者，应行X线摄片检查，在排除骨折的情况下才能推拿。必要时行膝关节MRI检查，了解韧带损伤程度。若损伤为韧带完全断裂或膝关节损伤三联征者宜建议早期手术治疗。在治疗过程中，应加强股四头肌功能锻炼，防止肌肉萎缩。

临床上可配合中药熏洗、膏药贴敷、微波等其他疗法治疗。

半月板损伤

半月板损伤是指因间接暴力作用于半月板造成的以膝部疼痛、功能障碍为特征的一种病证，为膝关节损伤的常见疾病。半月板是股骨与胫骨关节面之间的两块半月形的软骨板，半月板损伤多发生在下肢负重、膝略屈时，突然的过度内旋或外旋伸膝动作，导致内侧或外侧半月板的撕裂。撕裂类型多见纵形、横形、水平、边缘撕裂等，严重的可发生关节交锁。

本病归属于中医学"筋伤"范畴。病机为急性损伤、慢性劳损，气滞血瘀，筋络痹阻，不通则痛。

【诊断要点】

1. 症状

（1）外伤史：有典型的外伤史，受伤时感觉膝部有撕裂感。

（2）疼痛：患膝疼痛、肿胀。

（3）功能活动受限：膝关节活动受限，走路跛行，患膝有打软感、滑落感，走路时有弹响或交锁现象。

（4）肌肉萎缩：后期可出现股四头肌萎缩。

2. 体征

（1）压痛点：关节间隙压痛，活动时加重。

（2）肿胀：膝关节周围肿胀。

（3）特殊检查：麦氏征阳性，研磨试验阳性。

3. 理化检查　X线检查时，膝关节无异常。膝关节MRI检查可显示半月板损伤部位、损伤分型和程度。膝关节镜检查可观察到膝关节内部结构。

【鉴别诊断】

应与膝关节骨折、脱位、交叉韧带损伤、膝关节骨性关节炎等疾病相鉴别。

【推拿治疗】

1. 治则　活血化瘀,通络止痛。

2. 取穴　内膝眼、外膝眼、委中、委阳、血海、阳陵泉、阴陵泉等。

3. 手法　一指禅推法、滚法、按揉法、拿法、擦法等。

4. 操作步骤

(1) 急性期

1) 患者仰卧位,医者以滚法施术于膝周约3分钟。

2) 接上势,按揉阴陵泉、阳陵泉、血海等穴,每穴30秒。

3) 接上势,关节积血严重者,当穿刺抽吸并加压包扎将膝关节固定于170°位,以制动休息2～3周。

4) 患者仰卧位,屈膝屈髋90°。一助手握持股骨下端,医者握其踝部,两人对抗牵引,医者在牵引状态下内外旋转其小腿数次,然后再使小腿尽量屈曲,再伸直下肢,交锁即可解除。

(2) 慢性期

1) 患者仰卧位,医者用一指禅推法、滚法施术于膝关节周围约3分钟。

2) 接上势,用点法、按揉法施术于内膝眼、外膝眼、委中、委阳、血海、阳陵泉、阴陵泉等穴,每穴30秒。

3) 接上势,用滚法、拿法施术于股四头肌约3分钟。

4) 患者俯卧位,医者用滚法施术于腘窝及其两侧2～3分钟,并配合膝关节的屈伸运动。

5) 接上势,双手抱揉膝关节1分钟;用擦法施术于膝关节两侧2～3分钟,以透热为度。

【临证结语】

膝关节半月板损伤在急性期要考虑对症处理,严重损伤者行膝关节制动,避免行走或下蹲动作。推拿手法治疗多应用于伤筋恢复期,对于软骨修复、关节稳定起到积极有效的作用。治疗期间宜配合股四头肌收缩运动,防止肌肉萎缩。

临床上可配合中药外敷、针灸、微波、超声波等其他疗法治疗。

膝关节骨性关节炎

膝关节骨性关节炎是由于膝关节退行性改变或慢性积累性磨损,引起膝关节软骨变性及反应性增生,骨刺生成,引发膝关节疼痛、活动受限的一种疾病。本病又称退行性膝关节炎、肥大性膝关节炎、老年性膝关节炎。以中老年人最为多见,常见于体质肥胖的女性。

本病发生的病因尚未完全清楚,一般认为主要与膝关节积累性机械损伤和退行性改变有关。膝关节因超负荷持久刺激而引起关节软骨面和相邻软组织的慢性积累性损伤,也可导致膝关节腔内容物的耐受应力降低。在重力长期刺激下,膝关节腔逐渐变窄,内容物相互挤压摩擦,刺激局部血管、神经,使之反射性地应力下降,为骨质增生创造了条件。同时,由于老年人软骨基质中的黏多糖减少,纤维成分增加,软骨的弹性减低,产生退行性改变。因而,膝关节长期的超负荷支撑、过度运动、韧带的起止部反复性机械牵拉刺激及其局部钙盐沉积、纤维化、骨质增生,均形成了骨关节炎发生的条件。由于增生使关节间隙逐渐变窄,增生物直接刺激关节面产生疼痛;刺激关节腔内容物和滑膜,产生无菌性炎症渗出,腔内压增高,导致关节肿胀。后期因关节囊纤维化、增厚,滑膜肥厚、肿胀,出现关节粘连、活动受限,关节周围肌肉萎缩。当软骨面龟裂剥脱,进入关节腔内形成"关节鼠",则会引起关节交锁征。

本病归属于中医学"骨痹"范畴。膝关节为诸筋之会,七七肾衰,肝肾亏虚,精亏血少。肝亏则筋弛,肾虚则骨疏,动之不慎伤节,或复感风寒湿邪,凝聚节窍,发为痹痛,骨疏滋赘,痉挛拘急,屈伸不利。

【诊断要点】

1. 症状

(1) 发病史:起病缓慢,有膝关节慢性劳损史。

(2) 疼痛:初起时仅感膝部乏力,逐渐出现行走时疼痛,后为持续性;劳累后或夜间疼痛较重,上、下楼梯时疼痛明显,跑、跳、跪、蹲均受不同程度的限制。

(3) 其他:行走跛行,少数患者有膝关节轻度肿胀,功能活动受限。

2. 体征

(1) 压痛点:关节内疼痛,关节间隙有深压痛。

(2) 功能活动受限:关节屈伸受限。

(3) 其他:关节活动时可闻及摩擦或弹响音,炎症渗出明显者两侧膝眼饱满肿胀。后期可见股四头肌轻度萎缩、膝关节变形。

3. 理化检查

(1) X线检查:可见关节间隙变窄,关节边缘硬化,胫骨髁间棘增生变尖;股骨内侧髁和外侧髁粗糙,胫股关节面模糊,髌股关节面变尖,髌骨边缘骨质增生及髌韧带钙化。

(2) MRI检查:可显示骨组织及关节腔内容物改变。

【鉴别诊断】

应与膝关节外伤性损害、骨折、肿瘤等疾病相鉴别。

【推拿治疗】

1. 治则 舒筋通络,活血止痛,滑利关节。

2. 取穴 鹤顶、内膝眼、外膝眼、梁丘、血海、阴陵泉、阳陵泉等。

3. 手法 按揉法、㨰法、弹拨法、点按法、拿捏法、摇法、擦法、搓揉法等。

4. 操作步骤

(1) 患者仰卧位,患膝腘窝部垫枕使膝关节呈微屈约30°。医者用按揉法施术于膝关节周围,再以㨰法施术于股四头肌至髌骨两侧及小腿前外侧,重点在髌骨两侧,时间约6分钟。

(2) 接上势,按揉髌骨周围及关节间隙,重点在髌韧带两侧,弹拨髌韧带,时间约5分钟。

(3) 接上势,点按鹤顶、内膝眼、外膝眼、梁丘、血海、阴陵泉、阳陵泉等穴,每穴约30秒。

(4) 接上势,按揉法施术于大腿股四头肌及膝髌周围,并配合做髌骨拿捏手法,时间约3分钟。

(5) 患者俯卧位,医者用㨰法施术于腘窝部、大腿及小腿后侧操作,重点在腘窝部,并与膝关节屈伸、摇动配合进行,按揉委中、承山等穴,每穴约30秒。

(6) 患者仰卧位,医者用擦法施术于膝关节周围,以透热为度。左右摇膝关节 6～10 次。双手掌抱膝搓揉约 3 分钟。

【临证结语】

膝关节骨性关节炎归属于老年性退行性病变,与生活习惯、工作环境亦有密切关系。推拿手法治疗本病主要侧重于改善症状、减缓疼痛,同时患者自身的养生锻炼康复活动亦很重要,膝关节肿痛严重者应卧床休息,避免超负荷活动与劳动,以减轻膝关节负担。要注意患膝保暖,可佩戴护膝予以保护。并适当进行膝关节功能锻炼,防止股四头肌萎缩和关节粘连。

临床上可配合中药熏洗、膏药贴敷、针灸、微波、超声波等其他疗法治疗。

髌下脂肪垫劳损

髌下脂肪垫劳损是由于膝关节的极度过伸或直接遭受外力的撞击,使髌下脂肪垫受到挤压,引起膝关节酸痛无力和活动欠利的一种疾病。

本病归属于中医学"筋伤"范畴。髌下脂肪垫受损后引起局部充血、水肿等无菌性炎性,病史较长者则发生脂肪垫肥厚,并与髌韧带发生粘连。多见于运动员及膝关节运动频繁之人,如经常爬山、下蹲或步行者。

【诊断要点】

1. 症状

(1) 疼痛肿胀:站立或运动时膝关节过伸则出现酸痛无力,髌韧带及其两膝眼部位肿胀、膨隆。

(2) 功能活动受限:晚期患者,脂肪垫肥厚并与髌韧带粘连,可影响膝关节的活动。

2. 体征

(1) 压痛点:膝关节前方髌韧带两侧有压痛。

(2) 肿胀:膝关节前方髌韧带两侧轻度肿胀。

3. 理化检查　X 线检查,可排除骨与关节病变。

【鉴别诊断】

应与膝关节半月板损伤、侧副韧带损伤、膝关节骨性关节炎等疾病相鉴别。

【推拿治疗】

1. 治则　舒筋活血,通络止痛。

2. 取穴　梁丘、血海、膝眼、阴陵泉、阳陵泉、足三里、伏兔、犊鼻等。

3. 手法　滚法、推法、点按法、拔伸法、弹拨法、揉法、擦法等。

4. 操作步骤

(1) 患者仰卧位,医者用滚法、推法施术于患者膝关节周围约 3 分钟;点按梁丘、血海、膝眼、阴陵泉、阳陵泉、足三里、伏兔、犊鼻等穴,每穴约 30 秒。

(2) 接上势,患者将膝关节屈曲 90°,医者一手前臂放于腘窝处,另一手握小腿部,放于腘窝处之手向上用力,握小腿部之手向下用力,牵引下轻度旋转小腿,然后使膝关节尽量屈曲后再伸直拔伸,反复操作 1～2 分钟。

（3）接上势，以弹拨法施术于两膝眼处3～5遍。

（4）接上势，以掌根揉法施术于患处3～5分钟；最后施以擦法，以局部透热为度。

【临证结语】

膝关节肿痛严重者，应注意休息。治疗期间宜加强膝关节功能锻炼，每日做伸屈膝关节动作20～30次。如伴有膝部其他疾病者，应同时给予治疗。

临床上可配合中药外敷、针灸、微波等其他疗法治疗。

踝关节扭伤

踝关节扭伤是指踝关节过度内翻或外翻，致使踝关节外侧或内侧副韧带受到强大的张力作用而导致的损伤，为临床常见病。以踝部肿胀、疼痛、瘀青和关节活动功能障碍为主要特征，尤以青壮年更为多见。

本病归属于中医学"筋伤"范畴。踝为腿足之枢纽，足三阴、三阳经筋所结聚。因用力不当，经筋受伤，气血离经，为瘀为肿，伤处作痛。

【诊断要点】

1. 症状

（1）外伤史：有足踝急性内翻位或外翻位损伤病史。

（2）疼痛：踝关节外侧或内侧出现疼痛、肿胀，多数见有伤处皮下瘀青。轻者局部肿胀，重者则整个踝足部均会肿胀。

（3）功能障碍：踝关节活动受限，行走呈跛行或不敢用力着地行走。

2. 体征

（1）压痛点：外侧副韧带损伤时，压痛点主要在外踝前下方（距腓前韧带）或下方（跟腓韧带）。内侧副韧带损伤时，压痛点常位于内踝下方。胫腓下联合韧带损伤时，则在胫腓下关节处压痛。

（2）血肿：损伤部常见皮下瘀血、肿胀，轻者局限于外踝前下方或内踝下方，重者可扩散到整个踝关节。伤后3日，皮下瘀青更加明显。

（3）被动运动：外侧副韧带损伤，做足内翻跖屈时外踝部疼痛加剧；内侧副韧带损伤，做足外翻动作时踝内侧疼痛加剧。

（4）其他：伴有外踝、内踝撕脱性骨折时，可触及骨折碎片。

3. 理化检查 X线检查可明确是否有骨折、脱位及其程度。在足部强力内翻或外翻位时摄片，若见踝关节间隙明显不等宽或疑似距骨脱位的征象，则提示韧带完全断裂。MRI检查可显示韧带损伤的程度。

【鉴别诊断】

应与足踝骨折、肿瘤等疾病相鉴别。

【推拿治疗】

1. 治则 活血化瘀，消肿止痛。

2. 取穴 外侧副韧带损伤：阳陵泉、足三里、丘墟、解溪、申脉、金门等。内侧副韧带损伤：商丘、照海、太溪等。

3. 手法　滚法、按揉法、点按法、拔伸法、摇法、推法、擦法等。

4. 操作步骤

（1）外侧副韧带损伤

1）患者仰卧位,医者用滚法、按揉法施术于小腿外侧至踝外侧及损伤周围,手法宜轻柔缓和,时间约 5 分钟。

2）接上势,点按足三里、阳陵泉、丘墟、解溪、申脉、金门等,每穴约 30 秒。

3）接上势,医者以一手托住患足跟部,另一手握住其足趾部做牵引拔伸,在拔伸的同时轻轻摇动踝关节,并配合做足部逐渐向内翻牵拉,然后再做足部外翻动作。重复操作 3～5 次。

4）接上势,医者在损伤局部施擦法,以透热为度。然后,用推法自上而下理顺筋肌。

（2）内侧副韧带损伤

1）患者侧卧位,健肢屈曲,患肢伸直。医者用按揉法、滚法施术于小腿下端经内踝至内侧足弓部,手法宜轻柔缓和,时间约 5 分钟。

2）接上势,点按商丘、照海、太溪等穴,每穴约 30 秒。

3）接上势,医者以一手托住患足跟部,另一手握住其足趾部做牵引拔伸,在拔伸的同时轻轻摇动踝关节,并配合做足部逐渐向外翻牵拉,然后再做足部内翻动作施拔伸摇法。重复操作 3～5 次。

4）接上势,医者在损伤局部施擦法,以透热为度。然后,用推法自上而下理顺筋肌。

【临证结语】

踝关节扭伤归属于临床常见病,要注意急性期的及时正确处理,防止损伤进一步加重,并排除骨折、脱位等情况。在踝关节功能稳定的康复期加强手法治疗,促进症状痊愈。同时,患者应加强功能锻炼,如踝关节的内、外翻及跖屈、背伸活动练习,对于预防粘连、恢复踝关节的功能均有益。

临床上可配合针灸、湿热敷、中药贴敷、理疗等其他疗法治疗。

踝管综合征

踝管综合征是指由于足踝部扭伤,使踝管内肌腱、腱鞘发生炎症,局部肿胀,压迫刺激胫后神经而产生的临床综合征。本病亦可以由于韧带退变增厚、踝管内骨刺形成或骨折等原因,导致踝管狭窄,形成对血管、神经的压迫而发病。

中医学认为,由于寒湿淫筋,风邪袭肌,痹阻经络;或局部筋脉拘急,慢性损伤,气血瘀滞经络,而发生本病。

【诊断要点】

1. 症状

（1）病史:早期常因行走、站立过久而出现内踝部不适感,休息后即可缓解,常发于男性。

（2）疼痛不适感:患足底面有烧灼或针刺感,时见疼痛,行走、站立过久会加重。

（3）神经感觉:有的患者可见向小腿内侧的放射痛,一般不会超过膝关节。足底感觉减退或消失。

2. 体征

（1）放射痛:叩击或重压内踝下方的胫后神经可引起疼痛及麻木发作。

（2）疼痛和麻木感:将足外翻或背屈,足底可有疼痛及麻木感。

（3）触诊：内踝后方可触及条索肿块或结节。

（4）肌肉萎缩：可见踇展肌、小趾外展肌等发生萎缩。

（5）特殊检查：止血带试验阳性。

3. 理化检查　X线检查时，可显示造成骨性压迫的原因。肌电图检查时，可显示踝内侧神经或踝外侧神经所支配的足小趾肌震颤。

【鉴别诊断】

应与踝关节内侧韧带损伤、内踝部的腱鞘炎等疾病相鉴别。

【推拿治疗】

1. 治则　活血化瘀，消肿止痛。

2. 取穴　太溪、昆仑、承山、三阴交、内外膝眼、委中、阴陵泉等。

3. 手法　滚法、一指禅推法、点按法、拔伸法、推法、擦法等。

4. 操作步骤

（1）患者仰卧位，医者用滚法、一指禅推法施术于内踝处及患处，时间为5～6分钟。

（2）接上势，点按太溪、昆仑、承山、三阴交、内外膝眼、委中、阴陵泉等穴，每穴30秒。

（3）接上势，医者用一手拿足趾，另一手拿足跟部，将拇指置于内踝后下方，摇晃拔伸踝关节并使之外翻背屈，拇指自踝管由远端向近端推捋数次。重复操作2～3遍。

（4）接上势，擦内踝及患处，以透热为度。

【临证结语】

推拿治疗本病效果较好，可加快局部血液循环，促进代谢，降低踝管内压力，消除炎症，减轻对胫后神经的刺激压迫，有效缓解症状。

临床上可配合针灸、拔罐、刮痧、足浴等其他疗法治疗。

跟痛症

跟痛症是指跟骨下组织因急、慢性损伤而引起的一种无菌性炎性疾病，以跟骨下肿胀、疼痛及足跟部不能着地行走为主要特征，包括跟骨下滑囊炎、跟下脂肪垫损伤、跟骨骨膜炎及跟骨骨刺等症。本病以骨刺症引起的疼痛最为多见，好发于中老年人及肥胖者。

本病归属于中医学"筋伤"和"骨痹"范畴。足底为足太阳经筋所结，因足底着力不当，或用力过度，牵掣经筋损伤，气血瘀滞，筋拘而肿痛。或年老体弱，肝肾亏虚，久虚及骨，以致骨赘形成而为骨痹。

【诊断要点】

1. 症状

（1）外伤史：有急、慢性跟底损伤史。

（2）疼痛：跟底部疼痛，初起时仅为跟底酸胀痛，渐为疼痛明显。运动后加重，休息后减轻。

（3）其他：站立、行走、跑跳动作时，足跟不敢着地，呈踮足尖跛行。

2. 体征

（1）压痛：足跟部有明显压痛点。脂肪垫损伤和跟骨下滑囊炎的压痛点在跟底中部或偏内侧，跟骨骨膜炎的压痛点在跟底后偏外侧，跟骨骨刺的压痛点在跟底脂肪垫前、跟骨结节前内侧。

(2) 肿胀：足底部肿胀，局部皮肤增厚，但少数患者肿胀不明显。

(3) 其他：跟骨有骨刺者，足底跟骨基底结节处可触及骨性隆起，并有明显压痛。

3. 理化检查　X 线检查可排除骨折。跟骨骨膜炎后期显示骨膜增厚，可见跟骨结节部有粗糙的骨质增生或骨刺形成。

【鉴别诊断】

应与跟骨骨折、肿瘤等疾病相鉴别。

【推拿治疗】

1. 治则　舒筋通络，活血止痛。

2. 取穴　涌泉、然谷、阳陵泉等。

3. 手法　滚法、一指禅推法、按揉法、点按法、敲击法、擦法等。

4. 操作步骤

(1) 患者俯卧位，医者用滚法、一指禅推法、按揉法施术于足跟底部至足心，时间约 5 分钟。

(2) 接上势，揉足底跟骨基底结节部约 2 分钟；点按涌泉、然谷、阳陵泉等穴，每穴约 30 秒。

(3) 接上势，患侧下肢屈膝 90°，足心朝上。医者以一手握其足底部使足背屈以固定踝关节，另一手持敲击槌，对准骨刺部位敲击数次，要求敲击时用腕力，如蜻蜓点水状，频率要快，有节奏感，不可用蛮力，以被敲击部位有麻木感为宜。

(4) 敲击完毕后，按揉足底 2 分钟，并沿足底腱膜方向施擦法，以透热为度。

【临证结语】

本病与劳累、长时间行走、站立有关，亦与年老骨质退化有关，推拿治疗可以有效地缓解疼痛，改善症状，起到很好的治疗效果。同时患者的自我疗养亦很重要，治疗期间要注意患足的休息，避免足底过多与地面等硬物接触。穿软底鞋以缓冲对骨刺的过度刺激。

临床上可配合针灸、拔罐、刮痧、足浴等其他疗法治疗。

第七章 内科疾病

导学

通过本章的学习,应掌握常见内科疾病的推拿治疗,熟悉辨证要点,了解其他治疗方法。

感冒

感冒是常见的外感疾病,尤以冬春两季多见。临床上以鼻塞、流涕、喷嚏、咳嗽、头痛、恶寒发热、全身不适为主要特点,又称"伤风""冒风"等。本病多因寒热失调、起居不慎、疲劳等,使人体正气不足,卫外不固,外邪侵袭,客于肺卫,以致肺失宣发肃降,从而发病。就临床所见,一般可分为风寒证、风热证、暑湿证和阳气不足证四种证型。

本病相当于西医学的上呼吸道感染、流行性感冒等疾病。

【诊断要点】

主症 以恶寒发热、流涕、鼻塞、咳嗽、头痛、周身酸楚为主要症状。

风寒感冒:恶寒重,发热轻,鼻塞声重,时流清涕,咽痒作咳,痰液清稀色白,肢节酸痛,口不渴或渴喜热饮,苔薄白,脉浮或浮紧。

风热感冒:发热重,恶寒轻,鼻流浊涕,咯痰色黄而黏,咽喉肿痛,口渴欲饮,苔薄黄,脉浮数。

暑湿感冒:身热,咳嗽痰黏,心烦口渴,或口中黏腻,渴不多饮,肢体酸重疼痛,头昏胀痛,胸脘痞闷,泛恶,苔薄黄而腻,脉濡数。

阳气不足:阵阵恶寒,甚则蜷缩寒战,身有微热,无汗或有自汗,面白语低,神倦,四肢厥冷,舌质淡,脉沉细无力。

【鉴别诊断】

应与流行性感冒、过敏性鼻炎、病毒感染性疾病等疾病相鉴别。

【推拿治疗】

(一) 基本治法

1. 治则 疏经通络,祛风解表。

2. 取穴 风池、大椎、肺俞、曲池、尺泽、列缺、合谷、外关、印堂、太阳等。

3. 手法 一指禅推法、拿法、点法、按法、抹法、揉法等。

4. 操作步骤

(1) 患者仰卧位,医者先以一指禅推法施术于风池、大椎、肺俞穴,每穴约1分钟。患者坐位,医者站于患者身后,由上而下拿颈项部、拿肩井,反复3~5遍。

(2) 患者坐位,点按曲池、尺泽、列缺、合谷、外关,每穴1分钟。

(3) 患者仰卧位,医者用双手拇指分抹前额及双侧眼眶,反复5~8次;点揉印堂和太阳穴各1分钟。

(二) 辨证治疗

风寒感冒者,加揉风府、风门,每穴1分钟左右;用推法、擦法沿足太阳膀胱经背部两条侧线,操作3~5分钟,以透热为度。

风热感冒者,重点施术于曲池、尺泽、外关、鱼际、合谷等穴,每穴按揉1分钟;并可用一指禅推法施术于风府至大椎,反复操作3~5分钟;再按揉大椎穴1分钟。

暑湿感冒者,加顺时针方向摩腹5分钟;一指禅推中脘、足三里,每穴2分钟;拿三阴交2分钟。

阳气不足者,加按揉肾俞、命门、足三里穴,每穴2分钟;并重按合谷、太阳、肺俞、足三里。

【临证结语】

推拿治疗本病主要在于疏风解表。在治疗风寒感冒时手法刺激量宜强,以求发汗。在治疗风热感冒时要注意手法不宜太重,以免发汗过重,伤及阴津。患病期间应注意休息,多饮白开水,有利于疾病的恢复。

临床上可配合针灸、刺络放血、拔罐、耳针等其他疗法治疗。

头痛

头痛是一种自觉症状,临床上较常见,可见于多种急、慢性疾病中,如脑部、眼及口鼻等头面部及许多全身性疾病均可出现头痛症状。本病在中医学也称"头风""脑风"。

在西医学上多见于高血压病、偏头痛、丛集性头痛、紧张性头痛、感染性发热、脑外伤及五官科疾病。

【诊断要点】

主症 以患者自觉头痛为主要症状。

1. 外感头痛

风寒头痛:多发于吹风受寒以后,恶风寒,喜以布裹头,有时痛连项背,口不渴,苔薄白,脉浮或紧。

风热头痛:头胀痛甚则如裂,恶风发热,面红目赤,口渴欲饮,尿黄,便秘,苔薄黄或舌尖红,脉浮数。

暑湿头痛:头痛如裹,脘闷纳呆,肢体倦怠,身热汗出,心烦口渴,苔腻,脉濡数。

2. 内伤头痛

肝阳头痛:头胀痛或抽掣而痛,痛时常有烘热感,面红目赤,耳鸣如蝉,心烦口干,舌红,苔薄黄,脉弦。

血虚头痛:头痛绵绵,头晕,神疲乏力,面色㿠白,遇劳加重,舌淡,脉细弱。

痰浊头痛:头痛胀重,或兼目眩,胸闷脘胀,恶心食少,痰多,苔白腻,脉弦滑。

肾虚头痛：头空痛,耳鸣目眩,腰膝酸软,遗精带下;阳虚者四肢作冷,舌淡胖,脉沉细无力;阴虚者口干少津,舌质红,脉细数。

瘀血头痛：头痛反复,经久不愈,痛有定处,痛如锥刺,舌紫暗或有瘀斑,脉细弦或细涩。

【鉴别诊断】

应与颅内疾病中的脑脓肿、脑血管疾病急性期、颅内占位性疾病等疾病引起的头痛相鉴别。

【推拿治疗】

外感头痛

(一) 基本治法

1. 治则　祛风解表,通络止痛。
2. 取穴　风池、风府、印堂、神庭、百会、头维、鱼腰等。
3. 手法　一指禅推法、拿法、㨰法、按揉法、抹法等。
4. 操作步骤

(1) 患者坐位,医者用一指禅推法施术于风池、风府穴及项部两侧膀胱经;拿颈项部,上下往返4～5遍。

(2) 患者坐位,医者用一指禅推法从印堂开始,至神庭、百会,再沿发际至头维、太阳,往返3～5遍,配合按揉鱼腰;指抹法从印堂经鱼腰、太阳至头维3～5遍。

(二) 辨证治疗

风寒头痛者,加㨰法在项背部治疗2～3分钟;按揉肺俞、风门,每穴约1分钟;再拿两侧肩井,直擦背部两侧膀胱经,以透热为度。

风热头痛者,加按揉肺俞、风门、大椎、曲池、合谷等穴,每穴约1分钟;拍击背部两侧膀胱经,以皮肤潮红为度。

暑湿头痛者,加拍击背部两侧膀胱经,提捏印堂及项部皮肤,以皮肤透红为度。

内伤头痛

(一) 基本治法

1. 治则　疏通经络,活血止痛。
2. 取穴　印堂、神庭、头维、太阳、睛明、角孙、风池等。
3. 手法　一指禅推法、按法、揉法、拿法等。
4. 操作步骤

(1) 患者坐位或仰卧位,医者以一指禅推法从印堂至神庭,再至头维、太阳,往返3～4遍;接上,以一指禅偏峰推法,沿眼眶周围行"∞"字推法,反复3～4遍;接着按揉印堂、头维、睛明、角孙穴,每穴30秒。

(2) 接上势,拿风池、颈项部,约3分钟。

(二) 辨证治疗

肝阳头痛者,加自上而下推桥弓,两侧交替进行,操作3～5遍;在头部颞侧用扫散法;按揉太冲、行间穴,每穴1分钟;擦涌泉,以透热为度。

血虚头痛者,加摩腹6～8分钟;一指禅推中脘、气海、关元,以透热为度;按揉两侧心俞、膈俞、足三里、三阴交,每穴约1分钟。

痰浊头痛者,加一指禅推中脘、天枢穴;按揉脾俞、胃俞、大肠俞、足三里、丰隆、内关;横擦左侧背部。

肾虚头痛者,加摩腹6～8分钟,以气海、关元为重点;横擦肾俞、命门及腰骶部,以透热为度。

瘀血头痛者,加按揉、抹太阳、攒竹穴及前额、头两侧胆经循行部位;擦前额及两侧太阳穴部位,以透热为度;按揉局部阿是穴2～3分钟。

【临证结语】

在治疗本病时应首先排除颅脑疾病,如颅脑内占位性病变、脑血管意外急性期、脑外伤等所引起的头痛。患者平素应注意生活起居,饮食宜清淡,并注意调节情志、劳逸结合。

临床上可配合针灸、耳针、皮肤针等其他疗法治疗。

眩晕

眩晕是目眩与头晕的总称,眩为眼花,视物模糊;晕是头晕,如坐车船,旋转不定,中医学又称"头眩""掉眩""冒眩""风眩"等。轻者闭目可止,重者可有恶心呕吐、汗出、欲仆等症状。

眩晕的发生多与内伤情志、恣食肥甘厚味、劳伤过度、跌仆损伤等因素有关。实证多由风、火、痰、瘀阻于脉络,上扰清窍而发;虚证为气血亏虚或肾精亏耗,清窍失养而致。

在西医学上多见于颈椎病、梅尼埃病、椎基底动脉供血不足、神经衰弱、脑震荡、贫血、高血压病和脑血管病等。

【诊断要点】

主症 以头晕目眩、视物模糊为主要表现。轻者闭目即止,重者如坐车船,旋摇不止,难以站立,甚则仆倒。

1. 实证

肝阳上亢:眩晕耳鸣,头痛且胀,易怒,失眠多梦,或面红目赤,口苦,舌红苔黄,脉弦数。

痰浊中阻:头重如裹,视物旋转,胸闷作恶,呕吐痰涎,苔白腻,脉弦滑。

瘀血阻窍:眩晕头痛,耳鸣耳聋,失眠心悸,精神不振,面唇紫暗,舌有瘀斑,脉涩或细涩。

2. 虚证

气血亏虚:头晕目眩,面色淡白,神倦乏力,心悸少寐,舌淡,苔薄白,脉弱。

肾精不足:眩晕反复发作,经久不愈,视力减退,少寐健忘,心烦口干,耳鸣,腰膝酸软,舌红,苔薄,脉弦细。

【鉴别诊断】

应与中风、厥证等疾病相鉴别。

【推拿治疗】

实证

(一) 基本治法

1. **治则** 补虚泻实,调整阴阳。

2. **取穴** 印堂、神庭、太阳、百会、率谷、角孙、风池等穴。

3. **手法** 一指禅推法、按揉法、拿法、抹法、扫散法等。

4. **操作步骤**

(1) 患者仰卧位,医者以一指禅推法从印堂至神庭,再至太阳,往返3~4遍;一指禅偏峰推法,沿眼眶周围行"∞"字推法,反复3~4遍。

(2) 接上势,按揉印堂、神庭、百会、率谷、角孙穴,每穴约1分钟。

(3) 患者坐位,医者拿头部五经,扫散少阳经。

(4) 接上势,拿风池、颈项部,时间约3分钟。

(二)辨证治疗

肝阳上亢者,加用拇指桡侧面沿桥弓自上而下进行推抹,两侧交替进行,推抹5~6遍;拇指按揉太冲、行间穴,每穴1分钟;小鱼际擦涌泉,以透热为度。

痰浊中阻者,加摩腹;一指禅推中脘、天枢穴,以腹部有温热感为佳;按揉足三里、丰隆、脾俞、胃俞、大肠俞;横擦背部脾俞、胃俞部位,以透热为度。

瘀血阻窍者,加按揉膈俞、局部阿是穴,每穴1分钟。

虚证

(一)基本治法

1. **治则** 补益气血,益精填髓。

2. **取穴** 印堂、神庭、太阳、百会、角孙、肾俞、肝俞、气海、关元等穴。

3. **手法** 一指禅推法、按揉法、摩法、擦法。

4. **操作步骤**

(1) 患者仰卧位,医者以一指禅推法从印堂至神庭,再至太阳,往返3~4遍;一指禅偏峰推法,沿眼眶周围行"∞"字推法,反复3~4遍。

(2) 按揉印堂、神庭、百会、角孙穴,每穴1分钟。

(3) 按揉肾俞、肝俞、关元、气海穴,每穴1分钟。

(二)辨证治疗

气血亏虚者,加摩腹,以透热为度;用拇指按揉脾俞、胃俞、血海、足三里,每穴1分钟;掌擦背部督脉,横擦背部脾俞、胃俞穴部位,以透热为度。

肾精不足者,加按揉肾俞、命门、悬钟、太溪。

【临证结语】

在治疗本病时手法应由轻到重,避免强刺激,在头面部操作时不要使患者头部晃动,以免诱使眩晕症状加重。患者应保证良好的休息,避免情绪激动,防止七情内伤,饮食宜清淡。肾精不足者应节制房事,痰浊中阻者忌食肥甘厚味。

临床上可配合针灸、耳穴、穴位埋线、中药贴敷等其他疗法治疗。

不寐

不寐又称"不得眠""不得卧""目不眠",是指经常不能获得正常睡眠为特征的一种病证。轻者难以入眠,或睡中易醒,或醒后不能寐;重者彻夜不寐。本病病位在心,与肝、脾、肾密切相关。其基本病机为阳盛阴衰,阴阳失调。

在西医学上多见于神经衰弱、贫血、更年期综合征、抑郁症等。

【诊断要点】

主症 轻者难以入寐,或睡中易醒,或醒后不能寐;重者彻夜不寐。

心脾两虚:多梦易醒,忽寐忽醒,甚至彻夜不眠,心悸健忘,神疲乏力,饮食无味,面色少华,舌质淡,苔薄,脉细弱。

阴虚火旺:心烦不寐,时寐时醒,颧红潮热,手足心热,头晕耳鸣,口干少津,腰膝酸软,或有梦遗,心悸健忘,舌质红,少苔,脉细数。

痰热内扰:夜寐不安,多梦,心烦懊恼,头重,头晕目眩,口苦痰多,胸闷脘痞,舌质红,苔黄腻,脉滑数。

肝郁化火:心烦不能入睡,急躁易怒,头痛面红,目赤口苦,胸闷胁痛,食欲不振,小便黄赤,大便秘结,舌质红,苔黄,脉弦数。

【鉴别诊断】

应与少眠、继发性失眠等疾病相鉴别。

【推拿治疗】

(一) 基本治法

1. **治则** 调理脏腑,镇静安神。

2. **取穴** 印堂、神庭、太阳、攒竹、睛明、鱼腰、角孙、百会、安眠、中脘、气海、关元、心俞、肝俞、脾俞、胃俞等。

3. **手法** 一指禅推法、抹法、按揉法、振法、摩法、㨰法、推法、振法等。

4. **操作步骤**

(1) 患者取仰卧位,医者用一指禅推法从印堂穴向上推至神庭穴,往返5~6遍;再从印堂向两侧沿眉弓推至太阳穴,往返5~6遍,然后从印堂穴开始沿眼眶周围治疗,往返3~4遍,沿上述部位用双手抹法治疗5~6遍;指按揉印堂、攒竹、睛明、鱼腰、太阳、神庭、角孙、百会、安眠穴,每穴1~2分钟;用拇指分推法分推前额约3分钟;掌振百会、指振印堂,侧击头部。

(2) 接上势,用掌摩法摩腹部约5分钟;用一指禅推法推中脘、气海、关元各1分钟,双手自肋下至耻骨联合从中间向两边平推3~5次,掌振腹部1~3分钟。

(3) 患者俯卧位,医者用㨰法施术于患者背部、腰部施术,重点在心俞、肝俞、脾俞、胃俞、肾俞、命门等部位,时间约5分钟;拿肩井1分钟;用拇指按揉肝俞、脾俞、胃俞、肾俞、命门各1分钟左右;用掌推法从背部沿脊柱自上而下推至腰骶部,反复操作3~4遍。

(二) 辨证治疗

心脾两虚者,加按揉神门、足三里、三阴交,每穴约1分钟,擦督脉以透热为度。

阴虚火旺者,加拇指推左右桥弓20~30次,横擦命门、肾俞,再擦涌泉穴。

痰热内扰者,加按揉大椎、中脘、天枢、足三里、丰隆,每穴约1分钟。

肝郁化火者,加点按肝俞、胆俞、章门、期门、太冲,每穴约1分钟,搓胁肋1分钟。

【临证结语】

推拿治疗失眠具有良好疗效。失眠常见于功能性疾病,但也可由于器质性疾病所引起,应注意鉴别。本病为心神病变,心理调节尤为重要。患者平时需注意精神调摄,保持心情舒畅。睡前不宜饮咖啡、浓茶等刺激兴奋之品。尽量避免或消除居处环境噪声以及灯光等影响睡眠的不良因素。劳逸结合,适当参加体力劳动,加强体育锻炼。作息要有规律,养成良好的睡眠习惯。饮食有节,尤其晚饭不宜过饱。

临床上可配合针灸、耳穴、穴位埋线、中药贴敷等其他疗法治疗。

〔附〕多寐

多寐是一种以睡眠节律紊乱而时时欲睡为特征的病证,又称"嗜睡""嗜卧",常与素体虚弱、劳倦过度、感受湿浊、嗜食肥甘厚味等因素有关。本病病位在脑,与脾、肾相关。基本病机为湿阻脑脉、精血亏虚及髓海失养。

在西医学上多见于原发性睡眠增多症、发作性睡病等。

【诊断要点】

主症 昏昏欲睡,睡眠增多,甚则白昼工作时无法抗拒睡意。

湿浊困脾:兼见身体重着,形体肥胖,少气懒言,舌胖大有齿痕,苔白腻,脉濡或细滑。

肾精不足:兼见健忘,腰膝酸软,耳鸣目眩,小便频数,舌淡,苔白,脉沉细或弱。

气血亏虚:兼见形体消瘦,面色萎黄,爪甲不荣,动则汗出,舌淡,脉细弱无力。

【推拿治疗】

（一）基本治法

1. 治则 调神醒脑。

2. 取穴 印堂、神庭、百会、四神聪、风池、太阳、水沟、足三里穴、肩井等。

3. 手法 一指禅推法、推法、抹法、按揉法、滚法、拿法等。

4. 操作步骤

（1）患者坐位或仰卧位,医者用一指禅推法自印堂向上推至神庭、百会,反复5～6次;分推前额,指抹法从印堂至神庭,手法宜重,反复5～6次。

（2）接上势,按揉百会、四神聪、风池、太阳、水沟、足三里穴,每穴约1分钟。

（3）患者坐位,医者用一指禅推法或滚法操作于颈项部,反复5～6次。

（4）接上势,拿五经5～6次,头部扫散法左右两侧颞部各1分钟,拿肩井3～5次。

（二）辨证治疗

湿浊困脾者,加摩腹10分钟;按揉脾俞、胃俞、三阴交、丰隆,每穴约1分钟。

肾精不足者,加按揉肾俞、命门、气海、关元,每穴约1分钟;擦腰骶部以透热为度。

气血亏虚者,加摩腹10分钟;按揉中脘、血海、心俞、脾俞,每穴约1分钟;擦督脉以透热为度。

【临证结语】

推拿对多寐具有良好疗效。在治疗中应明确诊断,排除抑郁症等其他类似表现的疾病。患者平时需注意精神调摄,保持心情舒畅。平时可适量饮咖啡、浓茶等刺激兴奋之品。加强体育锻炼。作息要有规律,养成良好的睡眠习惯。

临床上可配合针灸、耳穴、穴位埋线、穴位注射等其他疗法治疗。

咳嗽

咳嗽是指外邪袭肺、肺失宣肃、肺气上逆而出现的病证,是肺系病变的主要症状之一。有声无痰谓之咳,有痰无声谓之嗽,两者常同时并存,故合称咳嗽。

本病相当于西医学的上呼吸道感染、气管炎、支气管炎、肺炎等。中医学认为,咳嗽分为外感及内伤两大类,外感咳嗽为六淫之邪侵袭肺系,内伤咳嗽为脏腑功能失调累及于肺,导致肺失宣降、肺气上逆而致。

【诊断要点】

主症　以咳嗽、咯痰为主要表现。

1. 外感咳嗽

风寒咳嗽:咳嗽声重,痰白色稀。

风热咳嗽:咳嗽气粗,痰稠色黄,汗出口渴。

燥热咳嗽:干咳作呛,胸痛,痰黏难咯,鼻燥咽干。

多伴有头痛、喉痒、鼻塞流清涕或黄涕,骨节酸痛,恶寒无汗,舌红少津,咽喉疼痛,恶风发热,舌苔薄白或薄黄,脉浮紧或浮数等表证。

2. 内伤咳嗽

痰湿犯肺:咳嗽反复发作,咳声重浊,痰多,痰质黏腻或稠厚成块,色灰白,每于晨起或食后咳甚痰多,伴脘闷纳呆、体倦、便溏。

肝火犯肺:上气咳逆阵作,咳时面赤,痛引两胁,常感痰滞咽喉,咯之难出,量少质黏,多伴胸胁胀痛,口干苦,舌苔白腻或舌红少津,脉濡滑或弦数。

【鉴别诊断】

应与哮喘、支气管炎等疾病相鉴别。

【推拿治疗】

外感咳嗽

(一) 基本治法

1. 治则　疏散风邪,宣肺止咳。

2. 取穴　大椎、风门、肺俞、尺泽、曲池、太渊、合谷、风池、肩井、内关、缺盆、膻中、章门、中府、云门等。

3. 手法　按法、推法、点法、揉法、拿法等。

4. 操作步骤

(1) 患者坐位,医者指按大椎、风门、肺俞、尺泽、曲池、太渊、合谷等穴,每穴约1分钟;拿风池、肩井。

(2) 患者仰卧位,医者双手在胸部用分推法,沿任脉天突穴经膻中穴至鸠尾穴,分别向两侧分推到胁肋,反复3~5遍;再以点法或揉法施术于膻中、缺盆、章门、内关等穴。

(3) 患者坐位,医者指揉于中府、云门、膻中、肺俞、风门等穴,每穴约1分钟。

(二) 辨证治疗

风寒咳嗽者,加在足太阳膀胱经项背段的拿法、揉法、擦法,介质选择姜汁等辛温发散之品;点按风池、风府,每穴约 1 分钟。

风热咳嗽者,加在足太阳膀胱经项背段用擦法施术,以透热为度。

内伤咳嗽

(一) 基本治法

1. 治则 调理脏腑,宣肺止咳。

2. 取穴 肺俞、肝俞、脾俞、肾俞、阿是穴、中府、云门、天突、膻中、风池、肩井等。

3. 手法 揉法、点法、一指禅推法、拿法等。

4. 操作步骤

(1) 患者俯卧位,医者先用掌根按揉法在背部操作 3～5 遍;再用点法或揉法施术于肺俞、肝俞、脾俞、肾俞等穴,每穴约 1 分钟左右;然后在患者背部寻找阿是穴进行按揉。

(2) 患者仰卧位,医者用一指禅推法或指揉法施术于中府、云门、天突、膻中等穴,每穴约 1 分钟;拿风池、肩井 3～5 遍。

(二) 辨证治疗

燥热咳嗽者,加一指禅推人迎穴 5～10 分钟。

痰湿咳嗽者,加点按中脘、天枢、气海、关元、足三里、太白、公孙等穴,每穴约 1 分钟。

肝火咳嗽者,加分推两胁 5～10 遍,重点点按章门、期门、太冲、内关,每穴约 1 分钟。

【临证结语】

外感咳嗽起病急,病位浅,病情轻,手法宜重。内伤咳嗽病程较长,病情复杂,手法宜轻。患者还应注意加强锻炼,增强体质,以提高抗病能力。

临床上可配合针灸、耳穴、拔罐、中药贴敷等其他疗法治疗。

哮喘

哮喘是一种发作性的痰鸣气喘疾患。发作时喉中哮鸣有声,呼吸气促困难,甚则喘息不能平卧。"哮"是呼吸急促,喉间哮鸣。"喘"是呼吸困难,甚则张口抬肩,鼻翼煽动。本病反复发作,可见于任何年龄和季节,尤以寒冷季节和气候骤变时多发。

本病病位在肺,涉及肾、脾二脏。以宿痰伏肺为主因,常因外邪侵袭、饮食失当、体虚劳倦、情志刺激而诱发。基本病机为痰气搏结,壅阻气道,肺失宣降。

西医学上多见于支气管哮喘、喘息型支气管炎、肺气肿等。

【诊断要点】

主症 呼吸急促,喘鸣有声,甚至张口抬肩,难以平卧。

风寒袭肺:喘急胸闷,伴咳嗽,咯痰稀薄,色白,清稀,口淡不渴,多遇寒而诱发,形寒怕冷,苔白滑,脉浮紧。

风热犯肺:喘促气粗,甚则鼻翼煽动,咳嗽痰黄而稠,胸闷烦躁,口苦或口渴喜冷饮,汗出,舌质红,苔黄,脉浮数。

痰浊阻肺:气喘咳嗽,痰多而黏,咯出不爽,甚则喉中有痰鸣声,胸中满闷,恶心纳呆,口淡无味,苔白腻,脉滑。

肺气虚:喘促气短,自汗畏风,言语无力,咳声低弱,痰少质黏,咽干口燥,面潮红,舌红苔薄,脉软弱或细弱。

肾气虚:喘促日久,呼长吸短,气不得续,动则喘息更甚,形瘦神疲,气不得续,汗出,肢冷,面唇青紫,甚则肢体浮肿,小便不利,心悸不安,舌质淡,脉沉细。

【鉴别诊断】

应与心源性哮喘、支气管肺癌、气管内膜病变等疾病相鉴别。

【推拿治疗】

(一) 基本治法

1. 治则　宣肺,降气,平喘。

2. 取穴　桥弓、风池、肩井、天突、膻中、章门、中脘、大椎、膏肓、肺俞、脾俞、肾俞、气海、足三里、丰隆、定喘穴等。

3. 手法　推法、拿法、按揉法、一指禅推法、擦法、点按法、搓法、抖法等。

4. 操作步骤

(1) 患者坐位,医师用拇指面自耳垂后翳风穴至缺盆行推桥弓20~30次;自风池穴开始,推颈项部;拿风池、肩井1分钟。

(2) 患者仰卧位,医者按揉天突、膻中、章门、中脘、气海,每穴1分钟。

(3) 患者坐位,医师横擦前胸部2分钟;两手顺其两侧肋间隙搓胁肋,反复5~7次。

(4) 患者俯卧位,医者用一指禅推大椎、定喘穴、膏肓、肺俞、脾俞、肾俞,直推督脉,横擦腰骶部。

(5) 患者仰卧位,医者用大鱼际直擦上肢内外侧,搓抖上肢1分钟,点按足三里、丰隆各1分钟。

(二) 辨证治疗

风寒袭肺者,加按揉肺俞、膈俞,每穴约1分钟;拿风池、肩井、合谷,每穴约1分钟。

风热犯肺者,加直擦背部膀胱经;三指拿颈项部约3分钟。

痰浊阻肺者,加按揉脾俞、内关、足三里、丰隆,每穴约1分钟。

肺气虚者,加横擦前胸上部及背部心俞、肺俞区域;按揉肺俞、脾俞、肾俞,每穴约1分钟。

肾气虚者,加推背部督脉;横擦腰部肾俞、命门;按揉肺俞、肾俞,每穴约1分钟。

【临证结语】

推拿治疗轻、中型哮喘疗效较好,对重症哮喘或伴有感染者,应综合治疗。在哮喘的缓解期,坚持推拿治疗可有效地防止其发作。哮喘发作时,可点按背部的定喘穴、风门、肺俞,每穴1分钟,或以酸胀为度。坚持自我推拿保健,结合少林内功、气功、太极拳等体育锻炼。饮食合理,尽量避免各种已知的过敏原。本病治疗需要长期坚持,在缓解期仍要坚持治疗,在夏季还可以进行冬病夏治。

临床上可配合针灸、耳穴、拔罐、中药熏蒸、中药贴敷等其他疗法治疗。

胁痛

胁痛是以一侧或两侧胁肋部疼痛为主要表现的病证,其发生多与情志不畅、外伤、饮食所伤、外感湿热和劳欲久病等因素有关。本病病位主要与肝、胆,与脾、胃、肾有关。基本病机是脉络不通或脉络失养。

在西医学上多见于急慢性肝炎、肝硬化、肝癌、胆囊炎、胆石症、胆道蛔虫症及肋间神经痛等。

【诊断要点】

主症 以一侧或两侧胁肋部疼痛为主要表现。

肝郁气滞:胁肋胀痛,痛无定处,常因情志波动而发作,伴胸闷嗳气,苔薄白,脉弦。

肝胆湿热:胁肋胀痛灼热,拒按,伴口苦口黏,胸闷纳呆,恶心呕吐,小便黄赤,或有黄疸,舌红,苔黄腻,脉弦滑而数。

瘀血阻络:胁肋刺痛,痛处固定不移,入夜尤甚,舌质紫暗,脉涩。

肝阴不足:胁肋隐痛,缠绵不已,劳则加重,伴头晕目眩,咽干口燥,舌红,少苔,脉细弦而数。

【鉴别诊断】

应与中医的悬饮、黄疸、胸痹等疾病相鉴别。

【推拿治疗】

(一) 基本治法

1. 治则 疏肝利胆,行气止痛。

2. 取穴 膈俞、肝俞、胆俞、阿是穴、章门、期门、阳陵泉、胆囊穴、太冲、行间等。

3. 手法 点法、按法、㨰法、一指禅推法、擦法、揉法、搓法等。

4. 操作步骤

(1) 患者取坐位或俯卧位,医者用点法或按法在患者背部膈俞、肝俞、胆俞及阿是穴处施术,每穴约3分钟,刺激要强;用㨰法或一指禅推法在背部膀胱经施术,约3分钟;擦背部膀胱经。

(2) 患者取坐位,医者用指按揉患侧章门穴、期门穴,每穴约1分钟;搓胁肋约1分钟。

(3) 患者坐位或仰卧位,医者位于患者身侧,用点法或按法在阳陵泉、胆囊穴、太冲、行间处治疗,每穴约1分钟。

(二) 辨证治疗

肝郁气滞者,按揉章门、期门的时间可延长;加点按厥阴俞、脾俞,每穴约1分钟。

肝胆湿热者,加点按脾俞、胃俞,每穴约1分钟;一指禅推或指按揉中脘、天枢、大横,每穴约1分钟。

瘀血阻络者,加掌摩胁肋部,约3分钟;指摩右上腹及剑突下,约1分钟。

肝阴不足者,加摩气海俞、关元俞,每穴约1分钟;指按揉三阴交、太溪,每穴约1分钟。

【临证结语】

患者应适当进行体育锻炼,增强体质;饮食要有节制,宜清淡,避免暴饮暴食,控制高脂肪、高胆固醇的食物;保持心情舒畅,避免抑郁、恼怒等不良情绪的影响;养成良好的大便习惯,保持胃肠道的正常生理功能。胁痛存在于多种疾病中,治疗时应注意鉴别。

临床上可配合针灸、耳穴、穴位埋线等其他疗法治疗。

胃脘痛

胃脘痛是指上腹胃脘部发生的疼痛,又称胃痛、心下痛。其发生常与寒邪犯胃、饮食伤胃、肝气郁结和脾胃虚寒等因素有关。本病病位在胃,与肝、脾密切相关。基本病机是胃气失和致胃络不通,不通则痛,或胃失温养,不荣则痛。无论是胃腑本身病变还是其他脏腑的病变影响到胃腑,使胃络不通或胃失濡养均可导致胃痛。

在西医学上多见于急慢性胃炎、消化系溃疡、胃肠神经症、胃黏膜脱垂、胃痉挛、胃扭转、胃下垂等。

【诊断要点】

主症 以上腹胃脘部疼痛为主要表现,有实证与虚证之分。

寒邪犯胃:胃痛暴作,喜暖恶寒,得温痛减,遇寒痛剧,口不渴,喜热饮,苔薄白,脉弦紧。

饮食伤胃:有暴饮暴食史,胃脘胀闷,甚而疼痛,嗳腐吞酸或呕吐酸腐,嘈杂不舒,吐后痛减,大便不爽或夹不消化食物,苔厚腻,脉滑。

肝气犯胃:胃脘胀满,攻撑作痛,连及两胁,嗳气频频,吞酸,大便不畅,情志抑郁或烦躁,每于情志刺激或紧张后加剧,心烦易怒,善太息,苔薄白,脉弦。

脾胃虚寒:隐隐冷痛,泛吐清水,神疲乏力,或手足不温,喜暖畏寒,喜按,空腹痛甚,得食则减,尤喜热食,大便溏薄,舌淡,苔薄,脉虚弱或迟缓。

【鉴别诊断】

应与心血管疾病、肝胆疾病及胃的梗阻、穿孔、肿瘤、溃疡大出血等疾病相鉴别。

【推拿治疗】

（一）基本治法

1. 治则 理气止痛。

2. 取穴 中脘、气海、天枢、足三里、膈俞、肝俞、脾俞、胃俞、三焦俞等。

3. 手法 一指禅推法、摩法、㨰法、按揉法、擦法等。

4. 操作步骤

（1）患者仰卧位,医者先用轻快的一指禅推法、摩法在胃脘部治疗,使热量渗透于胃腑;按揉中脘、气海、天枢和足三里,时间约 10 分钟。

（2）患者俯卧位,医者用一指禅推法或㨰法,从背部脊柱两旁沿膀胱经自上而下至三焦俞,往返 4～5 次;然后依次按揉膈俞、肝俞、脾俞、胃俞、三焦俞,时间约 5 分钟;擦背部膀胱经。

（二）辨证治疗

寒邪犯胃者,加按揉脾俞、胃俞、足三里,每穴约 1 分钟;掌振胃脘部,时间约 5 分;直擦两侧膀胱经。

饮食伤胃者,加按揉中脘、内关、天枢,时间约 5 分钟;顺时针方向摩腹,时间约 5 分钟。

肝气犯胃者,加一指禅推膻中、章门、期门,时间 5～10 分钟;患者取俯卧位,医者位于患者身侧,重按肝俞、胆俞各 1 分钟。

脾胃虚寒者,加按揉气海、关元、足三里,每穴约 1 分钟,气海穴治疗时间可适当延长;患者取俯卧位,医者直推督脉及两侧膀胱经,横擦左侧背部(第 7～12 胸椎)及腰部肾俞、命门穴。

【临证结语】

临床上一定要明确诊断,切忌诊断不清,见痛止痛。排除心、肝胆、胰等脏器的严重疾病或胃的梗阻、穿孔、肿瘤、扭转等急腹症,若不能排除,不宜随便处理,当请会诊后再行治疗。慢性胃脘疼痛者,要使患者树立信心,调动其积极性。患者生活起居要有规律,饮食有节,切忌暴饮暴食或饥饱不匀,可少食多餐,以清淡易消化的食物为宜,忌食烈酒及辛辣刺激性食物。避免情志刺激与过度疲劳,要保持心情舒畅。一般预后良好,近期疗效较满意,以急性疼痛尤好。慢性者坚持治疗亦可取得满意疗效,但治疗不彻底者可复发,或由急性转为慢性。

临床上可配合口服中药、针灸、耳穴、拔罐、中药贴敷等其他疗法治疗。

呕吐

呕吐系因胃失和降,胃气上逆,而出现以胃内容物从口吐出为主要临床表现的病证。一般是以有物有声谓之呕,有物无声谓之吐,无物有声谓之干呕。临床上呕与吐常同时发生,故合称为呕吐,其发病多与饮食失调有关。呕吐的病因主要有外邪犯胃、饮食不节、情志失调、久病体虚。基本病机为胃失和降,胃气上逆,其病位主要在胃。

西医学的神经性呕吐、胃肠炎、幽门梗阻、肝胆疾病等疾病中都可出现呕吐症状。

【诊断要点】

主症 以呕吐为主要表现。

外邪犯胃:突然呕吐,急骤剧烈,有感寒等六淫所伤病史,伴发热、恶寒、身痛,呕吐前胸脘满闷、嘈杂泛酸、恶心,吐后诸症减轻,苔白腻,脉滑。

饮食内伤:暴饮暴食或酗酒,饮食后呕吐宿食痰涎,吐后舒适,呕吐物酸臭,嗳腐吞酸,胃脘胀满疼痛,大便干结臭秽,完谷不化,苔白腻,脉滑。

肝胃不和:呕吐清水痰涎或食物,每因情志刺激而诱发,胸胁胀满,攻撑作痛,泛酸,烦闷易怒,舌红苔薄,脉滑或弦。

脾胃虚弱:呕吐反复发作,稍有不慎即恶心欲吐,脘痞纳呆,消瘦乏力,面色苍白,四肢不温,口干,饥不欲食,大便溏薄,舌淡苔白,脉濡弱无力。

【鉴别诊断】

应与反胃、噎膈等疾病相鉴别。

【推拿治疗】

(一) 基本治法

1. **治则** 降逆止呕为主。

2. **取穴** 中脘、天枢、神阙、脾俞、胃俞、膈俞、内关、足三里等。

3. **手法** 一指禅推法、摩法、点按法、按揉法等。

4. **操作步骤**

(1)患者屈膝仰卧位,医者用轻快的一指禅推法沿腹部任脉从上而下往返治疗,重点在中脘穴,时间约5分钟;顺时针方向掌摩上腹部,时间约3分钟;点按中脘、天枢、神阙穴,每穴2~3分钟。

(2)患者俯卧位,一指禅推法沿背部两侧膀胱经往返操作5~8遍;用拇指按揉法施于脾俞、胃俞、膈俞穴。

(3)用手指按揉法施于内关、足三里穴,每穴1~2分钟。

（二）辨证治疗

外邪犯胃者，加掌揉上腹部、摩腹2～3分钟。

饮食内伤者，加掌揉上腹部2～3分钟；按揉足三里穴、丰隆、解溪穴处3～5分钟。

肝胃不和者，用双手沿胸骨正中自上而下，向左右顺序推疏至胁肋部，往返操作15分钟；并按揉章门穴1～2分钟，按揉肝俞穴2～3分钟。

脾胃虚弱者，加用中指揉法关元、气海穴，每穴1～2分钟；拇指揉三焦俞、脾俞、胃俞，每穴1～2分钟。

【临证结语】

呕吐为消化系统的常见症状，轻者仅是胃肠黏膜自我保护的一种生理功能，如咽喉部异物刺激等，重者可提示为某些凶险急症的预兆，如脑血管疾病、恶性肿瘤等。推拿治疗呕吐具有较好的治疗效果，一般在呕吐缓解后为确保疗效稳定，尚需坚持治疗3～5日，以巩固疗效，防止复发。患者应注意少食多餐，忌食生冷不洁及肥甘厚味食物，饮食以清淡易于消化为主，对于急腹症、消化道出血及脑水肿引起的呕吐，应根据病情迅速采取其他抢救措施，以防贻误病情。

临床上可配合针灸、耳穴、拔罐、中药贴敷等其他疗法治疗。

呃逆

呃逆是指以胃气上逆动膈，气逆上冲，喉间呃呃连声，声短而频，难以自制为主要临床表现的病证。其病因主要有饮食不当、情志不畅、病后体虚，病机主要为胃失和降，膈间气机不利，胃气上逆动膈。胃主纳谷，以降为顺，而体虚邪实均可影响胃气下降。

西医学的单纯性膈肌痉挛，以及其他疾病如胃肠神经症、胃炎、胃扩张、胃癌、肝硬化晚期、脑血管病、尿毒症和胃、食管术后所引起的膈肌痉挛等都可出现呃逆症状。

【诊断要点】

主症　以喉间呃呃连声，声短而频，难以自制为主要表现。

胃中寒冷：呃声沉缓有力，胸膈及胃脘不舒，得热则减，遇寒则甚，口淡不渴，或渴喜热饮，苔白润，脉沉缓。

胃中燥热：呃声洪亮，连续有力，冲逆而出，口臭烦渴，喜冷饮，面赤，舌苔黄，脉滑数。

气郁痰阻：呃逆连声，胸胁胀闷，由抑郁、恼怒而发作，情志转舒则稍缓，或时有恶心，饮食不下，头目昏眩，苔薄腻，脉弦而滑。

正气虚亏：呃声低沉无力，气不得缓，面色苍白，手足不温，食少困怠，舌淡苔白，脉细弱无力。

【鉴别诊断】

应与干呕、嗳气等疾病相鉴别。

【推拿治疗】

（一）基本治法

1. 治则　和胃降逆。

2. 取穴　缺盆、膻中、中脘、膈俞、胃俞等。

3. 手法　按法、揉法、摩法、一指禅推法、搓法等。

4. 操作步骤

(1)患者仰卧位,医者按揉缺盆穴,每侧 30 秒,按揉膻中 30 秒;用摩法在腹部做顺时针方向推摩,以中脘穴为重点,时间为 6~8 分钟。

(2)患者俯卧位,医者用一指禅推法,自上而下在背部膀胱经治疗 3~4 遍,重点在膈俞、胃俞,时间约 6 分钟;按揉膈俞、胃俞,搓背部及两胁,使之有温热感。

(二)辨证治疗

胃中寒冷者,加按揉气海穴,时间 2 分钟;摩擦左侧背部。

胃中燥热者,加横擦八髎,按揉足三里、大肠俞。

气郁痰阻者,加按揉胸腹部的中府、云门、章门、期门和背部的肺俞、肝俞、胆俞;横擦胸上部,斜擦两胁;按揉内关、足三里、丰隆,每穴均 30 秒。

正气亏虚者,加横擦左侧背部脾胃区域,直擦督脉,按揉足三里、内关穴各 30 秒。

【临证结语】

呃逆一证,轻重差别极为明显,轻者不治自愈。若呃逆连声,不能自制者,可先用简易止呃法试治。若无效,推拿依据辨证而治,一般均可见效。若见危重疾病出现频频呃逆,推拿效果不佳,预后亦较差。

临床上可配合针灸、耳穴、拔罐、中药贴敷等其他疗法治疗。

泄泻

泄泻指大便次数增多,粪质稀薄,甚至泻出如水样而言。以大便溏薄而势缓者为泄,以大便清稀如水而直下者为泻,古有濡泻、洞泻、飧泻、注泻、下利、泄泻等名称。本病一年四季均可发生,尤以夏秋两季多见。

泄泻的主要病位在于脾胃与大、小肠。其致病原因可分为外因和内因两类,外因包括感受外邪和饮食所伤,内因包括情志失调和脾肾阳虚。泄泻的基本病机为脾胃受损,运化失司,小肠无以分清别浊,大肠传化失司,水反为湿,谷反为滞,合污而下,发为泄泻。

本病相当于西医学的消化器官功能性病变或器质性病变导致的腹泻,如急慢性肠炎、肠结核、过敏性结肠炎、慢性胰腺炎、肠易激综合征、肠道肿瘤、吸收不良综合征等。

【诊断要点】

主症 以大便稀薄或如水样、次数增多,可伴腹胀腹痛为主要表现。

急性泄泻:以湿邪侵袭为主,发病急骤,大便稀薄或夹黏液,每日数次或者 10 余次,腹痛肠鸣,可伴有恶寒、发热、肢体酸痛,苔白腻或黄腻,脉濡或滑数。

慢性泄泻:起病缓慢,病程较长,反复发作,时轻时重,饮食不当、受寒凉或情绪变化可诱发。脾胃虚弱者,大便时溏时稀,完谷不化,反复发作,稍食油腻则大便次数增多,食欲不振,舌淡苔白,脉缓弱。脾肾阳虚者,若症多发作于黎明之前,脐周作痛,肠鸣即泻,泻后痛减,并有腹部畏寒、腰酸肢冷,舌淡苔白,脉沉细。肝气乘脾者,若泄泻每因精神因素、情绪波动而诱发,平时有腹痛肠鸣,胸胁痞满,嗳气食少,苔薄,脉弦细。

【鉴别诊断】

应与痢疾、霍乱等疾病相鉴别。

【推拿治疗】

(一)基本治法

1. 治则 健脾和胃,温肾壮阳,疏肝理气。
2. 取穴 中脘、气海、关元、天枢、脾俞、胃俞、肾俞、大肠俞、长强等。
3. 手法 一指禅推法、摩法、拨法、按揉法、擦法等。
4. 操作步骤

(1)患者仰卧位,医者用一指禅推法由中脘开始缓慢向下移至气海、关元、天枢,往返操作5~6遍;用掌摩法逆时针方向摩腹,时间约8分钟。

(2)患者俯卧位,医者用拨法沿脊柱两旁从脾俞操作到大肠俞,每穴约1分钟;按揉脾俞、胃俞、大肠俞、长强,每穴1~2分钟;再在左侧背部用擦法治疗。

(二)辨证治疗

湿邪侵袭者,加按揉阴陵泉、足三里,每穴约2分钟;拿腹部3~5次,擦背部膀胱经及腰骶部。

脾胃虚弱者,加按揉气海、关元、足三里,每穴约2分钟,在气海穴治疗的时间可以适当延长;摩腹,重点在胃脘部,以顺时针方向进行。

脾肾阳虚者,加按揉气海、关元,每穴约2分钟;直擦背部督脉,横擦腰部肾俞、命门及骶部八髎穴。

肝气乘脾者,加按揉两侧章门、期门,每穴约2分钟;斜擦两胁;按揉背部肝俞、胆俞、膈俞及太冲、行间,每穴约2分钟。

【临证结语】

急性泄泻应到肠道隔离门诊治疗,进行大便常规检查,在排除肠道传染病的情况下,始能做推拿治疗。因此,推拿治疗的患者大部分为慢性泄泻。手法治疗泄泻疗效显著,病程短的患者治疗3~5次,即可治愈。

临床上可配合针灸、耳穴、拔罐、中药贴敷等其他疗法治疗。

便秘

便秘是指大便秘结不通,排便时间延长,或欲大便而临厕努挣乏力,艰涩不畅的一种病证。便秘在临床上可单独存在,也可见于各种急慢性疾病中。本病根据临床表现,结合病因病机的不同,可分为实秘、虚秘两类。若脾胃运化和大肠传导功能正常,则大便通畅,不致发生便秘;若肠胃受病,或其他原因影响肠胃功能时,则可发生便秘。本病主要由于大肠传导功能失常,粪便在肠内停留时间过久,水分被过量吸收,而使粪质干燥、坚硬所致。

本病相当于西医学的功能性便秘,如由肠梗阻、肠麻痹、急性腹膜炎、脑血管意外、急性心肌梗死、肛周疼痛性疾病等急性疾病引起的便秘,以及药物性便秘、内分泌及代谢性疾病便秘和肌力减退所致的排便困难等。

【诊断要点】

主症 以大便干燥、排便困难为主要表现,经常三五日或七八日排便一次;或有的大便次数正常,但粪质干燥,坚硬难排;或少数患者时有便意,大便并不干燥,但排出艰难。便秘日久,可导致肛裂或痔疮。

胃肠燥热：大便干结,小便短赤,面红身热或兼微热,口干,心烦,舌红苔黄或黄燥,脉滑数。

气机郁滞：大便秘结,欲便不得,嗳气频作,胁腹痞满,甚则腹中胀痛,纳食减少,苔薄腻,脉弦。

气血亏损：大便不畅,临便努挣,便后汗出,短气,便下并不干结,舌淡,苔薄,脉虚弱,为气虚便秘;大便秘结,面色少华,头晕目眩,心悸,唇舌淡,脉细,为血虚便秘。

阴寒凝结：大便艰涩,难以排出,小便清长,四肢欠温,喜热恶寒或腹中冷痛,腰脊酸冷,舌淡、苔白,脉沉迟。

【鉴别诊断】

应与结肠炎、肠梗阻等疾病相鉴别。

【推拿治疗】

(一) 基本治法

1. 治则　和肠通便,调理气机。

2. 取穴　中脘、天枢、大横、肝俞、脾俞、胃俞、肾俞、大肠俞、八髎、长强等。

3. 手法　一指禅推法、摩法、按法、按揉法等。

4. 操作步骤

(1) 患者仰卧位,医者以一指禅推中脘、天枢、大横,每穴约 2 分钟;用掌摩法以顺时针方向摩腹约 5 分钟。

(2) 患者俯卧位,医者用一指禅推法或按法沿脊柱两侧从肝俞、脾俞至八髎穴往返施术,时间约 5 分钟;按揉肾俞、大肠俞、八髎、长强穴,每穴约 2 分钟。

(二) 辨证治疗

胃肠燥热者,加按揉足三里、大肠俞、支沟、曲池;推足阳明胃经,从足三里向下推至下巨虚,约 3 分钟。

气机郁滞者,加按揉中府、云门、膻中、章门、期门和背部的肺俞、肝俞、胆俞;横擦胸上部,斜擦两胁部。

气血亏损者,加横擦胸上部、左侧背部及骶部八髎穴;按揉足三里、脾俞穴各 1 分钟,可配合捏脊 3 遍。

阴寒凝结者,加擦肩背部及腰部肾俞、命门及骶部八髎穴,擦背部督脉。

【临证结语】

便秘是由多种原因引起的,治疗必须审证求因,推拿对习惯性便秘疗效卓著。患者要保持精神舒畅,进行适当的活动和配以食疗,如黑芝麻、胡桃肉、松子仁等份研细加蜜冲服,对阴血亏损的便秘颇有功效。

临床上可配合针灸、耳穴、火罐、中药贴敷等其他疗法治疗。

癃闭

癃闭是以小便量少,排尿困难,甚则小便闭塞不通为主症的一种病证。其中小便不畅,点滴而短少,病势较缓者称为"癃";小便闭塞,点滴不通,病势较急者称为"闭"。《证治准绳·闭癃》曰:"闭癃合而言之一病也,分而言之有暴久之殊。盖闭者暴病,为溺闭,点滴不出,俗名小便不通是也;癃者久病,溺癃淋漓,点滴而出,一日数十次或百次。"由此可见,癃与闭都是指排尿困难,两者只是在程度上有差别,因此多合称为癃闭。

本病相当于西医学的尿潴留及无尿症,如神经性尿闭、膀胱括约肌痉挛、尿道结石、尿路肿瘤、尿道损伤、尿道狭窄、前列腺增生症、脊髓炎等病所出现的尿潴留,以及肾功能不全引起的少尿、无尿症等。

【诊断要点】

主症　以小便量少,排尿困难,甚则小便闭塞不通为主要表现。起病急骤或逐渐加重,多见小便不利,点滴不畅,甚或小便闭塞,点滴全无,尿量明显减少,甚或伴有水肿、头晕、喘促等肾元衰竭证候。

膀胱湿热:小便量少难出,点滴而下,甚或点滴不畅,小腹胀满,口干不欲饮,舌红苔黄腻,脉数。

肺热壅盛:小便不畅或点滴不通,咽干,烦渴欲饮,呼吸急促,或有咳嗽,舌红苔薄黄,脉数。

肝气郁滞:小便突然不通,或通而不畅,胁痛,小腹胀急,口苦,多因精神紧张或惊恐而发,苔薄白,脉弦细。

肾阳不足:小腹坠胀,小便欲解不得出,或滴沥不爽,排尿无力,伴畏寒,腰膝酸软,精神萎靡,食欲不振,面色㿠白,舌淡苔薄白,脉沉细弱。

瘀血凝聚(尿路结石):小便滴沥不畅,或尿如细线,甚或阻塞不通,小腹胀满疼痛,舌质紫暗或有瘀点,脉涩。

【鉴别诊断】

应与淋证、水肿等疾病相鉴别。

【推拿治疗】

(一) 基本治法

1. 治则　疏调气机,通利小便。

2. 取穴　中极、气海、关元、髀关、足五里、三阴交等。

3. 手法　摩法、一指禅推法、按揉法、揉法等。

4. 操作步骤

(1) 患者仰卧位,医者用掌摩法顺时针方向摩小腹,约5分钟;一指禅推或指按揉中极、气海、关元,每穴约1分钟,以疏调气机。

(2) 患者仰卧位,医者用掌揉两大腿内侧,约2分钟;指揉髀关、足五里、三阴交,每穴约2分钟。

(二) 辨证治疗

膀胱湿热者,加指按揉阴陵泉、膀胱俞,每穴约1分钟;横擦骶部八髎穴。

肺热壅盛者,加横擦前胸上部,横擦大椎及后背部,横擦骶部八髎穴;按揉中府、云门、曲池、太渊、合谷,每穴约1分钟;斜擦两胁。

肝气郁滞者,加按揉太冲、行间,每穴约1分钟;斜擦两侧肋间隙3～5分钟。

肾阳不足者,加指按揉肾俞、命门,每穴约1分钟;横擦肾俞、命门、八髎穴,直擦督脉。

瘀血凝聚或尿路结石者,加指按揉肾俞、志室、三焦俞、膀胱俞、水道、阳陵泉,每穴约1分钟;横擦腰骶部。

【临证结语】

推拿疗法对膀胱充盈性的尿潴留具有明显的效果,但对真性无尿(如尿毒症等)目前尚不能治疗。在推拿治疗过程中,医者手法需轻柔、缓和,用力深沉。患者宜保持镇静,配合医者手法治疗,同时应戒烟酒,少食辛辣刺激之品,节制房事。

临床上可配合针灸、耳穴、拔罐、贴敷等其他疗法治疗。

阳痿

阳痿是指成年男子性交时,由于阴茎痿软不举,或举而不坚,或坚而不久,无法进行正常性生活的病证,又称为阴器不用。阳痿的病因主要有劳伤久病、饮食不节、七情所伤、外邪侵袭。基本病机为肝、肾、心、脾受损,经脉空虚,或经络阻滞,导致宗筋失养而发为阳痿。

本病相当于西医学的勃起功能障碍,包括由血管、神经、激素等导致的器质性功能障碍,心理性功能障碍及两者共存的混合性功能障碍。

【诊断要点】

主症 阴茎痿而不举,或举而不坚,坚而不久,不能进行正常性生活。

命门火衰:阳事不举,或举而不坚,精薄清冷,神疲倦怠,畏寒肢冷,面色少华,头晕耳鸣,腰膝酸软,夜尿清长,舌淡胖苔薄白,脉沉细。

心脾两虚:阳事不举,心悸,失眠多梦,神疲乏力,面色萎黄,食少纳呆,腹胀便溏,舌淡苔薄白,脉细弱。

肝经湿热:阴茎痿软,阴囊潮湿,瘙痒腥臭,睾丸坠胀作痛,小便赤涩灼痛,胁胀腹满,肢体困倦,泛恶口苦,舌红苔黄腻,脉滑数。

肝气郁滞:阳事不举,心情抑郁,胸胁胀痛,脘闷不适,食少便溏,苔薄白,脉弦。

【鉴别诊断】

应与早泄等疾病相鉴别。

【推拿治疗】

(一) 基本治法

1. 治则 益肾壮阳。

2. 取穴 神阙、气海、关元、中极、心俞、脾俞、肾俞、命门、腰阳关、三阴交等。

3. 手法 一指禅推法、摩法、按揉法、擦法、拿法等。

4. 操作步骤

(1) 患者仰卧位,医者以一指禅推法在患者的腹部操作约3分钟,尤其以下腹部为主;摩下腹部约5分钟;指按揉关元、气海、中极、神阙等穴,每穴约1分钟;掌振下腹部约2分钟。

(2) 患者俯卧位,医者以指按揉心俞、脾俞、肾俞、命门,每穴约1分钟;擦腰阳关穴,按揉三阴交穴,每穴1分钟。

(3) 接上势,用拿揉法施术于大腿内侧2分钟。

（二）辨证治疗

命门火衰者，加按揉三阴交、太溪穴，每穴约1分钟；擦肾俞、命门、八髎、涌泉。

心脾两虚者，加指按揉心俞、脾俞、内关，每穴约1分钟；直擦督脉及背部膀胱经。

肝经湿热者，加点按太冲、肝俞、阴陵泉，每穴约1分钟；拿腹直肌和大腿内收肌约3分钟。

肝气郁滞者，加按揉章门、期门、太冲，每穴约1分钟；斜搓两胁肋部、小腹部。

【临证结语】

嘱患者消除紧张恐惧心理，保持心情舒畅；鼓励患者树立战胜疾病的信心，特别是夫妻之间要互相关怀体贴；要劳逸结合，适当参加体育锻炼和体力劳动；生活要有规律，戒除烟酒，戒除手淫，节制房事。此外，应重视肝郁在阳痿发病中的重要性，现代社会由于生活节奏快，社会竞争激烈，工作压力大，致使精神紧张、情志内伤、肝气郁结引起的阳痿日益增多，在治疗时可配合心理暗示疗法。

临床上可配合针灸、耳穴、中药内服等其他疗法治疗。

遗精

遗精是指不因性生活而精液遗泄的病证。其中因梦而遗精的称梦遗，无梦而遗精，甚至清醒时精液流出者谓滑精。凡成年未婚男子，或婚后夫妻分居，长期无性生活者，一月遗精1~2次属生理现象。如遗精次数过多，每周2次以上，或清醒时流精，并有头昏、精神萎靡、腰腿酸软、失眠等症，则属病态。其基本病机为肾失封藏，精关不固。其病位在肾，与心、肝、脾三脏密切相关。

西医学的神经衰弱、神经症、前列腺炎、精囊炎、包皮过长、包茎等疾病中可出现遗精症状。

【诊断要点】

主症　以男子梦中遗精，每周超过2次以上；或清醒时，不因性生活而排泄精液为主要表现。

阴虚火旺：少寐多梦，梦则遗精，阳事易举，心中烦热，头晕目眩，口苦胁痛，小溲短赤，舌红苔薄黄，脉弦数。

湿热下注：遗精时作，小溲黄赤，热涩不畅，口苦而腻，舌红苔黄腻，脉濡数。

心脾两虚：劳则遗精，失眠健忘，心悸不宁，面色萎黄，神疲乏力，纳差便溏，舌淡苔薄，脉弱。

肾虚不固：遗精频作，精液清稀而冷，甚则滑泄不禁，形寒肢冷，面色少华，头晕目眩，耳鸣，腰膝酸软，夜尿多，舌淡苔白滑，脉沉细。

【鉴别诊断】

应与早泄、精浊等疾病相鉴别。

【推拿治疗】

（一）基本治法

1. 治则　益肾固精。

2. 取穴　神阙、中极、气海、关元、肾俞、命门、腰阳关、八髎、三阴交等。

3. 手法　摩法、揉法、按揉法、振法、擦法等。

4. 操作步骤

（1）患者仰卧位，医者摩小腹部约5分钟；掌根揉神阙，指按揉中极、气海、关元，每穴约1分钟；掌振小腹部约1分钟。

（2）患者俯卧位，医者按揉肾俞、命门，每穴约 1 分钟；横擦肾俞、命门、腰阳关、八髎部位；按揉两侧三阴交，每穴约 1 分钟。

（二）辨证治疗

阴虚火旺者，加按揉内关、神门、曲池、三阴交、太溪，每穴约 1 分钟；擦涌泉。

湿热下注者，加逆时针方向摩腹约 5 分钟；按揉三焦俞、膀胱俞、曲池、阴陵泉，每穴约 1 分钟。

心脾两虚者，加按揉心俞、厥阴俞、脾俞、胃俞、内关、足三里，每穴约 1 分钟；直擦背部膀胱经。

肾虚不固者，加按揉志室、大肠俞、关元俞，每穴约 1 分钟；直擦背部督脉。

【临证结语】

推拿治疗遗精强调医患积极配合。阴虚火旺的遗精，临床上较为多见。病由心而起，在治疗的同时亦应特别注意调摄心神，排除杂念，节制房事，戒除手淫。养成侧卧习惯，被褥不宜过厚、过软，内裤宜宽松舒适。适当参加体育锻炼和体力劳动。

临床上可配合中药内服、针灸疗法、耳穴等其他疗法治疗。

中风病

中风病是以猝然昏仆、半身不遂、口眼㖞斜、舌强语涩为主症的一类疾病，又称为半身不遂、偏枯、偏瘫等，为临床上老年患者的常见病与多发病之一。病轻者可无昏仆而仅见口舌嘴斜或伴有半身不遂等症状，本病一年四季均可发病，但以冬春两季为高发季节。中风病机则可归纳为痰、风、火、瘀、虚；病变涉及心、肝、脾、肾等脏。

本病相当于西医学中的脑血管意外，包括缺血性和出血性疾病，如脑血栓、局限性脑梗死、原发性脑出血和蛛网膜下腔出血等。

【诊断要点】

主症　以半身不遂，口舌㖞斜，舌强言謇，偏身麻木，甚则神志恍惚、迷蒙、神昏、昏聩为主症。

肝阳上扰：头痛眩晕，面红目赤，口苦咽干，心烦易怒，尿赤便干，舌质红绛，舌苔薄黄，脉弦数有力。

风痰阻络：头晕目眩，痰多而黏，舌质暗淡，舌苔薄白或白腻，脉弦滑。

痰热腑实：眩晕头痛，腹胀，便干便秘，舌质暗红，苔黄腻，脉弦滑而大。

阴虚风动：眩晕耳鸣，手足心热，咽干口燥，舌质红而体瘦，少苔或无苔，脉弦细数。

气虚血瘀：气短乏力，自汗出，口流涎，心悸，便溏，手足肿胀，舌质暗淡，苔白腻，脉沉细。

元气暴脱：意识障碍，伴口禁不开，牙关紧闭，两手握固，面赤气粗，喉中痰鸣，二便不通，脉滑而数。或半目合口张，鼻鼾息微，手撒肢冷，二便失禁，脉细弱。

【鉴别诊断】

应与脑肿瘤、脑外伤等疾病相鉴别。

【推拿治疗】

（一）基本治法

1. 治则　平肝息风，舒筋通络。

2. 取穴　大椎、膈俞、肾俞、命门、大肠俞、环跳、委中、承山、居髎、风市、阳陵泉、伏兔、梁丘、膝眼、足三里、丘墟、解溪、太冲、内陵穴,拿曲池、合谷、下关、颊车、地仓、水沟等穴。

3. **手法** 按法、揉法、㨰法、拿法、摇法、一指禅推法等。

4. **操作步骤**

(1)患者俯卧位,医者先按揉背部脊柱两侧约5分钟,在腰骶部同时配合腰后伸被动运动;按揉大椎、膈俞、肾俞、命门、大肠俞、环跳、委中、承山诸穴,擦腰骶部。

(2)患者侧卧位,医者施㨰法于居髎、风市、阳陵泉,每穴2分钟,并按揉上述各穴。

(3)患者仰卧位,医者施㨰法于大腿前侧、小腿前外侧至足背部,并使患侧膝关节做极度屈曲,背伸踝关节;然后按揉伏兔、梁丘、两膝眼、足三里、丘墟、解溪、太冲诸穴位,拿委中、承山、昆仑、太溪。

(4)患者坐位,医者施㨰法于肩井和肩关节周围到上肢掌指部5分钟,在肩前缘时结合肩关节上举、外展的被动运动,在腕部时结合腕关节屈伸被动运动;按揉肩内陵穴,拿曲池、合谷穴,摇掌指关节,捻指关节,最后搓肩部及上肢。

(5)患者坐位或仰卧位,医者一指禅推下关、颊车、地仓、水沟、承浆,每穴约1分钟;点按两侧风池、肩井,每穴1分钟。

(二)辨证治疗

肝阳上扰者,加抹桥弓,用拇指桡侧面沿桥弓自上而下进行推抹,两侧交替进行,推抹5~6遍;按揉太冲、行间、风府、风门、风池,每穴1分钟。

风痰阻络者,加摩腹;一指禅推中脘、天枢穴,按揉足三里、丰隆、脾俞、胃俞、大肠俞,配合按揉风府、风门、风池、脾俞、胃俞,每穴1分钟。

痰热腑实者,加推法、擦法和拍法沿足太阳膀胱经背部两条侧线,反复操作约5分钟;按揉足三里、丰隆、脾俞、胃俞、大肠俞,每穴1分钟。

阴虚风动者,加按揉涌泉、太溪、关元,每穴2~3分钟;横擦背部两侧膀胱经,以透热为度;配合按揉风府、风门、风池,每穴1分钟。

气虚血瘀者,加按揉脾俞、胃俞、血海、足三里,每穴1分钟;配合点按膈俞、局部阿是穴,每穴1分钟。

元气暴脱者,加摩腹约5分钟;一指禅推气海、关元穴,每穴1分钟;擦涌泉,以透热为度。

【临证结语】

中风病病程直接影响患者瘫痪肢体的康复情况,故需要尽早进行推拿治疗的干预,一般在病情稳定后即可进行推拿治疗。操作过程要避免使用暴力和蛮力,手法轻柔,还应注意配合患者肢体、关节的主动运动和被动运动。主张采取针灸、推拿、中药、理疗等综合疗法。当病情好转后,根据各人的体质,进行适当功能锻炼,促进肢体功能的恢复,但不宜过度疲劳。患者要保持情绪稳定,生活规律,禁忌烟酒,低脂饮食。保持身体清洁,防止褥疮,保持呼吸道通畅。

临床上可配合中西药内服、针灸治疗、功能锻炼等其他疗法治疗。

面瘫

面瘫又称"口僻""吊线风",是以口角向一侧歪斜、眼睑闭合不全为主要临床表现的病症。基本病机是经气痹阻,经筋功能失调。

西医学中周围性面神经麻痹可参考本节辨证治疗。

【诊断要点】

主症 一侧面部肌肉板滞、麻木、瘫痪,额纹消失,眼裂变大,露睛流泪,鼻唇沟变浅,口角下垂歪向健侧,病侧不能皱眉、蹙额、露齿、鼓颊;部分患者初起时有耳后疼痛,还可出现患侧舌前 2/3 味觉减退或消失等症。

外感风寒:见于发病初期,面部有受凉史。一侧面部肌肉板滞、麻木、瘫痪,舌淡苔薄白,脉浮紧。

外感风热:见于发病初期,多继发于感冒发热。一侧面部肌肉板滞、麻木、瘫痪,舌红苔薄黄,脉浮数。

气血不足:多见于恢复期或病程较长的患者。一侧面部肌肉板滞、麻木、瘫痪,兼见肢体困倦无力、面色淡白、头晕等症,舌淡苔薄,脉细。

【鉴别诊断】

应与中枢性面瘫、多发性神经炎等疾病相鉴别。

【推拿治疗】

(一) 基本治法

1. 治则 舒经通络,活血化瘀。

2. 取穴 印堂、攒竹、睛明、阳白、太阳、四白、迎香、下关、颊车、风池等。

3. 手法 一指禅推法、按揉法、擦法、拿法等。

4. 操作步骤

(1) 患者仰卧位,医者施一指禅推法于印堂、攒竹、睛明、阳白、太阳、四白、迎香、下关、颊车、地仓、环唇至承浆穴,往返 3 次。其中攒竹,阳白、下关、颊车、地仓各推 100 次以上,配合按揉各穴,擦患侧面颊。

(2) 患者坐位,医者拿两侧风池穴 2 分钟,拿合谷穴 2 分钟,按揉患侧翳风穴 1 分钟,按揉健侧下关、颊车、地仓,每穴约 1 分钟。

(二) 辨证治疗

外感风寒者,加拿风池、肩井;点按合谷、内关、风池、颊车、下关、地仓、承浆、阳白,每穴约 1 分钟;按揉足三里 1 分钟。

外感风热者,加点按曲池、外关、合谷、颧髎、隐白、地仓、翳风、迎香,每穴约 1 分钟。

气血不足者,加摩腹 3~5 分钟;一指禅推中脘、下脘、天枢等穴;按揉梁丘、血海、心俞、膈俞、脾俞、胃俞,每穴约 1 分钟;横擦脾俞、胃俞一线。

【临证结语】

推拿常作为辅助性疗法治疗面瘫。轻者 2 周之内可以基本恢复,重者 2 个月左右,病程在半年以上者收效较慢。患者平时应注意面部保暖,做好口腔护理,可配合面部热敷,避免冷水洗脸,外出需戴口罩和围巾,饮食宜清淡,忌食生冷肥甘厚味。当神经功能开始恢复后,对镜练习患侧面肌的随意运动。若患病 6 个月以上尚未恢复者,则痊愈可能性不大。对少数面神经功能不能恢复者,应考虑手术治疗。

临床上还可应用针灸、耳穴、中药内服、中药贴敷等其他疗法。

〔附〕面肌痉挛

面肌痉挛又称"面风""筋惕肉瞤",是指以一侧面部肌肉阵发性不自主抽动为主要临床表现的疾病。其发生常与外邪侵入、正气不足等因素有关,基本病机是外邪阻滞,壅遏筋脉或虚风内动。

【诊断要点】

主症　以一侧面部肌肉阵发性抽搐为主要特点。初起多为眼轮匝肌阵发性痉挛,逐渐扩散到同侧面部、眼睑和口角,痉挛范围不超过面神经支配区。少数患者阵发性痉挛发作时,伴有面部轻微疼痛。晚期可出现肌无力、肌萎缩和肌瘫痪。

风寒阻络:多有面部受寒史,出现一侧面部肌肉不自主抽搐,舌淡苔薄白,脉浮紧。

风热袭络:一侧面部肌肉不自主抽搐,呈阵发性发作,多继发于感冒发热,伴口渴,大便干舌红,苔薄黄,脉浮数。

虚风内动:阵发性、不规则的一侧面部肌肉不自主抽搐,伴头晕,耳鸣,心烦失眠、神疲乏力,舌红苔少,脉细弦。

【鉴别诊断】

应与继发性面肌痉挛、癫痫及习惯性面肌抽搐等疾病相鉴别。

【推拿治疗】

(一) 基本治法

1. 治则　舒筋通络,息风止痉。

2. 取穴　鱼腰、太阳、四白、下关、听会、颊车、地仓、翳风、合谷、手三里、风池、肩井等。

3. 手法　一指禅推法、抹法、按揉法、揉法等。

4. 操作步骤

(1)患者仰卧位,医者用一指禅推痉挛侧颜面部5分钟;点按鱼腰、太阳、四白、下关、听会、颊车、地仓、翳风、合谷、手三里,每穴约1分钟;抹痉挛侧颜面2分钟;以拇指指腹施按揉法于面部,分别沿攒竹、鱼腰、丝竹空、瞳子髎、颧髎、四白、承泣、睛明穴在眼眶周围往返操作3～5遍,同时做健侧辅助治疗。

(2)患者俯卧位,医者以掌根揉背部脊柱两侧;点按肝俞、肾俞,每穴约1分钟。

(3)患者坐位,医者拿揉颈项部;点按风池、翳风、肩井,每穴约1分钟;用中指、示指、拇指将痉挛处肌肉轻轻提起,用颤法沿地仓至颊车一侧小幅度高频率治疗约2分钟。

(二) 辨证治疗

风寒阻络者,加用拿风池、肩井;点按攒竹、四百、空骨,每穴约1分钟。

风热袭络者,加点按曲池、外关、合谷、颧髎、隐白、地仓、翳风、迎香,每穴约1分钟。

虚风内动者,加点按三阴交、太溪、太冲,每穴约1分钟。

【临证结语】

面肌痉挛病因并不十分明确,推拿治疗面肌痉挛可减少发作次数和程度,缓解临床症状。但对于病程较长且症状较重者疗效差。治疗期间患者应保持心情舒畅,避免情绪激动,注意保持充足睡眠,忌用冷水洗脸。

临床上还可应用针灸、耳穴、中药、穴位注射等其他疗法治疗。

消渴

消渴又称"消瘅""膈消",是以多饮、多食、多尿、乏力、消瘦,或尿有甜味等为主要临床表现的一种疾病。早期一般无明显临床症状,以食郁为先导,逐渐发展为六郁相兼为病,基本病机为中满内热。

西医学中的糖尿病,如见多尿、烦渴等临床表现,可参照本篇辨证治疗。

【诊断要点】

主症 早期临床症状不明显,中后期以多饮、多食、多尿、形体消瘦,或尿有甜味等临床症状为主。晚期可伴发胸痹、中风、雀目、痈疽等病证。若有肥胖史及家族性消渴病史需高度重视。葡萄糖耐量试验(OGTT)、糖化血红蛋白检测等有助于临床诊断。

脾胃壅滞:腹型肥胖,脘腹胀满,嗳气、矢气频频,得嗳气、矢气后胀满缓解,大便量多,舌质淡红,舌体胖大,苔白厚,脉滑。

肝郁气滞:形体中等或偏瘦,口干口渴,情绪抑郁,喜太息,遇事易紧张,胁肋胀满,大便干结,舌淡红,苔薄白,脉弦。

湿热蕴脾:口干口渴,或口中甜腻,脘腹胀满,身重困倦,小便短黄,舌质红,苔厚腻或微黄欠润,脉滑数。

脾虚痰湿:形体肥胖,腹部增大,或见倦怠乏力,纳呆便溏,口淡无味或黏腻,舌质淡有齿痕,苔薄白或腻,脉濡缓。

气阴两虚:形体偏瘦,倦怠乏力,口干口渴,夜间为甚,五心烦热,自汗,盗汗,气短懒言,心悸失眠,舌淡苔白,脉沉细。

【鉴别诊断】

应与口渴症、瘿病等疾病相鉴别。

【推拿治疗】

(一)基本治法

1. 治则 调节气机,健运脾胃。
2. 取穴 天枢、建里、关元、中脘、胰俞、脾俞、胃俞、肾俞、三焦俞等。
3. 手法 摩法、揉法、运法、振法、点按法、弹拨法等。
4. 操作步骤

(1)患者仰卧位,医者以脐为中心,顺时针方向摩腹约5分钟,团揉腹部约5分钟;平脐水平线,以掌根推运腹部至对侧,再用指腹做弧形回带约5分钟;用掌心对准脐心,前臂静止性用力,振动腹部约1分钟;点按天枢(双侧)、建里、关元、中脘,每穴约1分钟;一指禅推中府、库房,每穴约1分钟。

(2)患者俯卧位,医者在背部膀胱经第1、第2侧线分别施以擦法、按揉、弹拨法2～3遍;点按胰俞、脾俞、胃俞、肾俞、三焦俞,每穴约1分钟;横擦肾俞、命门。

(二)辨证治疗

脾胃壅滞者,加指振双侧天枢穴,按揉血海、足三里,每穴约1分钟;拿肩井3～5次。

肝郁气滞者,加擦胁肋部、拿胸大筋约 2 分钟,点按太冲穴约 1 分钟。

湿热蕴脾者,加点按上脘、中脘、气海、关元,每穴约 1 分钟。

脾虚痰湿者,加点按丰隆、足三里,每穴约 1 分钟;摩腹 2 分钟。

气阴两虚者,加点按足三里、三阴交,每穴约 1 分钟;擦涌泉,以透热为度。

【临证结语】

现代消渴(糖尿病)多以肥胖为特征,一般以食郁为先导,渐成六郁相兼为病,初见中满,郁久化热。推拿疗法着眼于整体,作用于脏腑,基于"气机升降理论",重在调理气血、恢复气机升降出入的功能。临床上要注意掌握推拿疗法介入时机,一般发病初期疗效显著,中后期主要对症改善相关并发症情况,预后较差。指导患者科学饮食、运动是十分必要的,同时要注意引导患者树立信心,注重自我管理。

临床上还可应用口服药物、注射胰岛素及类似物制剂等其他疗法治疗。

痹证

痹症是由于风、寒、湿、热等外邪侵袭人体,痹阻经络,影响气血运行,引起的以肢体关节及肌肉酸痛、麻木、重着、屈伸不利,甚或关节肿大灼热等为主要临床表现的一类病证。具有渐进性或反复发作的特点。基本病机是经络不通,气血痹阻。

西医学的类风湿关节炎、风湿性关节炎、痛风性关节炎等可参照本篇辨证治疗。

【诊断要点】

主症 关节肌肉疼痛,屈伸不利;甚则关节肿大、强硬、变形;关节活动障碍及晨僵,活动后方能缓解或消失。

风寒湿痹:行痹(风痹)者兼见疼痛游走,痛无定处,恶风发热,舌淡苔薄白,脉浮。痛痹(寒痹)者兼见疼痛较剧,痛有定处,遇寒痛增,得热痛减,局部皮色不红,触之不热,苔薄白,脉弦紧。着痹(湿痹)者兼见肢体关节酸痛,重着不移,或有肿胀,肌肤麻木不仁,阴雨天发作或加重,苔白腻,脉濡缓。

风湿热痹:兼见关节疼痛,局部红肿灼热,痛不可触,得寒凉稍舒,可累及多个关节,多有发热恶风、口渴烦闷等全身症状,苔黄燥,脉滑数。

痰瘀痹阻:肌肉关节刺痛,固定不移,或关节肌肤紫暗、肿胀,按之较硬,肢体顽麻或重着,或关节僵硬变形,屈伸不利,有硬结、瘀斑,面色黧暗,眼睑浮肿,或胸闷痰多。舌质紫暗或有瘀斑,舌苔白腻,脉弦涩。

肝肾亏虚:关节屈伸不利,肌肉瘦削,腰膝酸软,或畏寒肢冷,阳痿,遗精,或骨热劳蒸,心烦口干。舌质淡红,舌苔薄白或少津,脉沉细弱或细数。

【鉴别诊断】

应与痿证等疾病相鉴别。

【推拿治疗】

(一)基本治法

1. 治则 通经活络,行气止痛。

2. 取穴　病变部位及其周围腧穴。

3. 手法　按法、揉法、拿法、一指禅推法、搓法、捻法、摇法、擦法、抖法、掖法、拍法等。

4. 操作步骤

(1) 关节部位操作：在病变关节周围施按揉法，时间约 5 分钟，同时配合该关节的被动活动；施拿法于病变关节，时间约 5 分钟；病变关节较大者施以搓法，病变关节较小者施以捻法，时间约 2 分钟；病变关节活动受限者，施以摇法。最后，患侧肢体施以抖法，时间约 2 分钟。

(2) 肌肉部位操作：在病变部位及其周围施以掖法，时间约 5 分钟；按揉病变部位及其周围的穴位，时间约 5 分钟；分别施拿法、拍法、擦法于局部，时间约 5 分钟。

（二）辨证治疗

风寒湿痹者，加按揉关元、气海、风池、肺俞、肾俞、膈俞、血海、阴陵泉、足三里，每穴约 1 分钟；按揉、推、直擦背部膀胱经第 1、第 2 侧线。

风湿热痹者，加按揉大椎、曲池、肩井、合谷，每穴约 1 分钟；搓揉患部；对病变关节做缓慢的小幅度摇法。

痰瘀痹阻者，加按揉中脘、膈俞、脾俞、胃俞、血海、足三里、阴陵泉、丰隆，每穴约 1 分钟；拿揉或搓揉患肢 3～5 遍。

肝肾亏虚者，加按揉膈俞、肝俞、胆俞、肾俞、命门，每穴约 1 分钟；横擦腰部肾俞、命门穴及腰骶部，以透热为度。

【临证结语】

推拿治疗痹证可有效改善临床症状，一般预后良好，但病情缠绵，感受外邪后容易引起复发。若病久痰瘀痹阻，出现关节畸形，或内涉脏腑，引起心痹者，则难以恢复，预后较差。嘱患者避免感受风寒湿邪、过度劳累及精神刺激等，适当进行体育锻炼，以增强体质，提高抗病能力。

临床上还可应用针刺、针刀及药物等其他疗法治疗。

痿证

痿证又称"痿躄"，是指以肢体筋脉弛缓、软弱无力，日久因不能随意运动而致肌肉萎缩的一种病证。基本病机为气血津液输布不畅，筋肉四肢失养而痿弱不能用。

西医学的运动神经元疾病、周围神经损伤、急性感染性多发性神经根炎、重症肌无力、周期性麻痹等疾病，出现与本病类似的临床表现时，均可参照本篇辨证治疗。

【诊断要点】

主症　以下肢或上肢，一侧或双侧筋脉弛缓痿软无力，甚至瘫痪日久，肌肉萎缩为主要临床表现。

肺热伤津：发病急，两足痿软不用，渐至肌肉消瘦，皮肤枯燥，心烦口渴，呛咳无痰，咽干不利，小便短赤热痛，大便干燥，舌红，苔黄，脉细数。

湿热浸淫：起病较缓，肢体逐渐出现痿软无力，尤以下肢或两足痿弱为甚，或兼见微肿，手足麻木，喜凉恶热，或有发热、胸脘痞闷、小便赤涩热痛、苔黄腻，脉濡数或滑数。

脾胃虚弱：起病缓慢，肢体痿软无力逐渐加重，纳少便溏，腹胀气短，面浮而色不华，神疲乏力，苔薄白，脉细弱。

肝肾亏虚:起病缓慢,下肢痿软无力,腰脊酸软,不能久立,甚至步履全废、腿胫大肉渐脱,头昏目眩,发落耳鸣,咽干、遗精、早泄,遗尿,妇女月经不调,舌红少苔,脉细数。

脉络瘀阻:久病体虚,四肢痿弱,肌肉瘦削,手足麻木不仁,四肢青筋显露,可伴有肌肉活动时隐痛不适。舌痿不能伸缩,舌质暗淡或有瘀点、瘀斑,脉细涩。

【鉴别诊断】

应与偏枯、风痱、痹证等疾病相鉴别。

【推拿治疗】

(一) 基本治法

1. 治则　益气生津,强筋壮骨。

2. 取穴　中府、云门、膻中、中脘、气海、关元、肩髃、臂臑、曲池、尺泽、手三里、外关、列缺、阳陵泉、解溪、环跳、居髎、承扶、风市、委中、承山等。

3. 手法　一指禅推法、按揉法、滚法、拿法、捻法、擦法等。

4. 操作步骤

(1) 患者仰卧位,医者用一指禅推或以指按揉中府、云门、膻中、中脘、气海、关元等,每穴约1分钟;在肩及上肢部施以滚法,同时配合患肢的被动运动,时间约3分钟;以指按揉肩髃、臂臑、曲池、尺泽、手三里、外关、列缺等,每穴1分钟;拿腕关节,捻掌指关节、指关节等,约2分钟;最后擦上肢部,以透热为度。

在下肢前侧、内侧、外侧施以滚法,同时配合下肢的被动运动,时间约5分钟;在上述部位施以拿法,时间约3分钟;指按揉阳陵泉、解溪,每穴1分钟。

(2) 患者俯卧位,医者在患者下肢后侧、外侧、内侧,施以滚法,时间约5分钟,同时配合下肢的被动运动,以拇指按揉环跳、居髎、承扶、风市、委中、承山,每穴约1分钟;以掌平推臀部向下至足跟部,时间约2分钟。

(二) 辨证治疗

肺热伤津者,加拿风池、肩井,按揉中府、云门、膻中、风门、尺泽、鱼际,每穴约1分钟。

湿热浸淫者,加掌摩腹部3分钟;点按中脘、脾俞、胃俞、肝俞、胆俞,每穴约1分钟;按揉中极、足三里、阴陵泉、三阴交,每穴约1分钟。

脾胃虚弱者,加掌摩腹部5分钟;点按中脘、脾俞、胃俞,每穴约1分钟;指按揉足三里、三阴交、阳陵泉、悬钟,每穴约1分钟。

肝肾亏虚者,加点按肝俞、肾俞、命门,每穴约1分钟;以指按揉阴陵泉、三阴交、太溪,每穴1分钟;横擦肾俞、命门、八髎,均以透热为度。

脉络瘀阻者,加按揉上、下肢阳明经穴位,指按揉气海、关元,膈俞,每穴约1分钟;拿血海、三阴交,每穴约1分钟。

【临证结语】

推拿治疗本病需着眼于整体,具有一定疗效,但疗程较长,需耐心施治。疗效不显著者,需采用相应的西医治疗措施。长期卧床患者应保持四肢功能体位,以免造成足下垂或内翻,必要时可用护理支架及夹板托扶。卧床期间应经常翻身,防止褥疮,并注意肢体末端的防寒保暖。治疗期间也应加强主动及被动肢体功能锻炼,以助尽早康复。注意调节情志,避免不良情绪的影响。

临床上可应用针灸、耳穴、穴位注射等其他疗法治疗。

郁证

郁证又称"梅核气""脏躁""百合病",是指以心情抑郁,情绪不宁,胸胁满痛,或易怒易哭,或咽中如有异物哽塞等为特征的一类病证。基本病机是气机郁滞,脏腑阴阳气血失调。

西医学的抑郁症、癔症、焦虑症、更年期综合征、神经衰弱、反应性精神病等可参照本篇辨证治疗。

【诊断要点】

主症 以心情抑郁,情绪不宁,胸胁满痛,或易怒善哭,或咽中有异物感等为主要表现。

肝气郁结:兼见胸胁胀满,脘闷嗳气,不思饮食,大便不调,舌苔薄腻,脉弦。

气郁化火:性情急躁易怒,口苦咽干,或头痛、目赤、耳鸣,或吞酸嘈杂、便秘,舌红苔黄,脉弦数。

心神失养:精神恍惚,心神不宁,多疑易惊,悲忧善哭,喜怒无常,时时欠伸,舌质淡,苔薄白,脉弦细。

心脾两虚:善思多虑,头晕神疲,健忘失眠,心悸胆怯,面色少华,倦怠易汗,舌质淡,苔薄白,脉细或细数。

阴虚火旺:心悸,眩晕,少寐多梦,健忘,心烦易怒,口咽干燥,颧红盗汗,手足心热,男子或遗精腰酸,妇女或月经不调,舌红少津,脉细数。

【鉴别诊断】

应与内源性抑郁症、反应抑郁症等疾病相鉴别。

【推拿治疗】

(一) 基本治法

1. 治则 疏肝调神,理气解郁。

2. 取穴 章门、期门、肝俞、脾俞、胃俞等。

3. 手法 摩法、揉法、振法、㨰法、一指禅推法等。

4. 操作步骤

(1) 患者仰卧位,医者以患者肚脐为中心,掌摩腹部约3分钟;以单掌或双掌略拱起,团揉腹部约5分钟;用掌心对准脐心,前臂静止性用力,振动腹部约1分钟;指摩胁肋部3～5次;以指按揉章门、期门,每穴约1分钟。

(2) 患者俯卧位,医者用㨰法施术于患者背腰部脊柱两侧膀胱经,时间约5分钟;一指禅推或以指按揉肝俞、脾俞、胃俞,每穴约1分钟。

(二) 辨证治疗

肝气郁结者,加掌揉中脘约2分钟;点按肺俞、胆俞、天突,每穴约1分钟;斜擦两侧胁肋部,并点揉章门、期门,每穴约1分钟。

气郁化火者,加推抹桥弓,每侧均20～30次;斜擦两侧胁肋部;点按章门、期门、行间、太冲穴,每穴约 1 分钟。

心神失养者,加拿下肢内侧和前侧的肌肉约 3 分钟;按揉心俞、厥阴俞、内关、神门、足三里,每穴约 1 分钟。

心脾两虚者,加掌揉中脘约 3 分钟;按揉膻中、巨阙、血海、三阴交,每穴约 1 分钟;按揉心俞、肝俞、脾俞、小肠俞、肾俞,每穴约 1 分钟;掌擦背部膀胱经和督脉。

阴虚火旺者,加按揉三阴交、太溪、肾俞,每穴约 1 分钟;擦涌泉穴,透热为度。

【临证结语】

推拿对郁证有一定疗效。同时要进行精神调摄,医者要用诚恳、关怀、同情、耐心的态度对待患者,取得患者的充分信任,引导患者正确对待各种事物,调畅情志,保持乐观情绪;规律个人生活,注重饮食调养;保证充足的睡眠;适当参加体力劳动和体育活动,劳逸结合,是预防郁证的重要措施。

临床上可配合针灸、耳穴、药物等其他疗法治疗。

胸痹

胸痹又称"卒心痛""厥心痛",是指胸部闷痛,甚则胸痛彻背、喘息不得卧为主症的一种病证,轻者仅感胸闷如窒、呼吸欠畅;重者则有胸痛;严重者心痛彻背、背痛彻心。多见于中老年人,往往发生于情绪激动、多饮暴食、劳累或受到寒热刺激后,疼痛持续数分钟至数日不等。基本病机为心脉痹阻。

西医学的冠状动脉粥样硬化性心脏病(心绞痛、心肌梗死)、心包炎等疾病可参照本篇辨证论治。

【诊断要点】

主症 以胸部闷痛,甚则胸痛彻背、喘息不得卧为主要表现。

寒凝心脉:卒然心痛如绞,心痛彻背,喘不得卧,多因气候骤冷或骤感风寒而发病或加重,伴形寒,甚则手足不温,冷汗自出,胸闷气短,心悸,面色苍白,苔薄白,脉沉紧或沉细。

瘀血阻络:心胸疼痛,如刺如绞,痛有定处,入夜为甚,甚则心痛彻背,背痛彻心,或痛引肩背,伴有胸闷,日久不愈,可因暴怒、劳累而加重,舌质紫暗,有瘀斑,苔薄,脉弦涩。

痰浊闭阻:胸闷重而心痛微,痰多气短,肢体沉重,形体肥胖,遇阴雨天而易发作或加重,伴有倦怠乏力,纳呆便溏,咯吐痰涎,舌体胖大且边有齿痕,苔浊腻或白滑,脉滑。

心肾阳虚:心悸而痛,胸闷气短,动则更甚,自汗,面色㿠白,神倦怯寒,舌质淡胖,边有齿痕,苔白或腻,脉沉细迟。

【鉴别诊断】

应与胃脘痛、真心痛等疾病相鉴别。

【推拿治疗】

(一) 基本治法

1. 治则 散寒宣痹,化痰祛浊,行气活血,温养心阳。

2. 取穴 大杼、心俞、膈俞、厥阴俞、至阳、郄门、神门、内关、阴郄、太溪等穴。

3. 手法 按揉法、擦法、一指禅推法等。

4. 操作步骤

(1) 患者俯卧位,医者用全掌按揉法由轻至重按揉膀胱经第一侧线5遍;点按大杼、心俞、膈俞、厥阴俞、至阳,每穴约1分钟;横擦心俞到至阳区域,以透热为度。

(2) 患者仰卧位,医者用一指禅推任脉5遍;指揉膻中穴约1分钟;擦两胁部30遍;团揉腹部约3分钟;振腹1分钟;指揉郄门、神门、内关、阴郄、太溪,每穴约1分钟。

（二）辨证治疗

寒凝心脉者,加指揉膻中穴2分钟;擦两胁以透热为度;点按压内关、神门穴,每穴约1分钟;掌推督脉及膀胱经10遍。

瘀血阻络者,加按压左侧渊液、大包,每穴约1分钟;点按极泉穴至上肢有麻木感为度;用拇指指腹端按揉膻中、内关、三阴交,每穴约1分钟。

痰浊闭阻者,加点按内关、神门、太渊、丰隆、心俞、肺俞、脾俞,每穴约1分钟。

心肾阳虚者,加按揉百会穴约1分钟;拿肩井3~5次;指揉膻中穴约1分钟;点按内关、神门、三阴交,每穴约1分钟;推督脉、足太阳膀胱经3~5遍。

【临证结语】

推拿治疗胸痹可有效改善临床症状,尤其适用于缓解期治疗,如急性发作应予正确处置。发作期患者应注意卧床休息,缓解期适当休息,保证充足的睡眠,坚持力所能及的活动,做到动中有静。发病时应加强巡视,密切观察舌、脉、体温、呼吸、血压及精神神志的变化,必要时给予吸氧、心电监护及保持静脉通道畅通,并做好抢救准备。日常嘱患者注意调摄精神,避免情绪波动,保持良好的人际关系和稳定的心态。注意饮食、生活起居,寒温适宜。劳逸结合,坚持适当活动。

临床上可配合针刺、药物及手术治疗等其他疗法治疗。

心悸

心悸是指以自觉心中悸动,惊惕不安,甚则不能自主等为主要临床表现的病证,多反复发作,伴胸闷、气短、失眠、健忘、眩晕、耳鸣等症。病情较轻者为心悸,病情较重者为怔忡,可呈持续性。基本病机是脏腑功能失常,心神失养。

西医学中各种原因引起的心律失常,如心动过速、心动过缓、期前收缩、心房颤动或扑动、房室传导阻滞、病态窦房结综合征、预激综合征和心功能不全、心肌炎等以心悸为主要临床表现时,可参照本篇辨证治疗。

【诊断要点】

主症 自觉心中悸动,时作时息,并伴善惊易恐,坐卧不安,甚则不能自主。

心虚胆怯:惊悸不安,因惊恐而发,气短自汗,神疲乏力,少寐多梦,苔薄白或如常,脉细数或弦细。

心血不足:心悸不安,头晕目眩,失眠健忘,面色无华,倦怠乏力,纳呆食少,舌淡红,脉细弱。

阴虚火旺:心烦少寐,头晕目眩,手足心热,耳鸣腰酸,口干盗汗,舌质红,少苔或无苔,脉细数。

心阳不振:胸闷气短,动则尤甚,面色苍白,大汗淋漓,形寒肢冷,舌淡苔白,脉虚弱或沉细无力。

水饮凌心:眩晕,胸闷痞满,渴不欲饮,小便短少,或下肢浮肿,形寒肢冷,伴恶心,欲吐,流涎,舌淡胖,苔白滑,脉弦滑或沉细而滑。

瘀阻心脉:胸闷不舒,心痛时作,痛如针刺,唇甲青紫,舌质紫暗或有瘀斑,脉涩或结代。

痰火扰心:时发时止,受惊始作,胸闷烦躁,失眠多梦,口干苦,大便秘结,小便短赤,舌红苔黄腻,脉弦滑。

【鉴别诊断】

应与真心痛、奔豚等疾病相鉴别。

【推拿治疗】

(一) 基本治法

1. 治则　养心,安神,定悸。

2. 取穴　印堂、风池、百会、眉弓、桥弓、心俞、肺俞、膈俞、膻中、中府、云门、内关、神门等。

3. 手法　推法、揉法、按法、一指禅推法等。

4. 操作步骤

(1) 患者仰卧位,医者以一指禅推印堂、眉弓一线5~10遍;自上而下推桥弓,左右交替,每侧约1分钟;按揉百会、风池,每穴约1分钟;揉膻中、中府、云门,每穴约1分钟;按揉双侧内关、神门,拿双上肢约3分钟。

(2) 患者俯卧位,医者以一指禅推心俞、肺俞、膈俞,每穴约1分钟。

(二) 辨证治疗

心胆虚怯者,加按揉神门、巨阙,拿风池、玉枕,每穴约1分钟;用小鱼际沿胸骨正中分别向左右腋中线推运至两胁部3~5分钟。

心血不足者,加揉中脘,拿血海、足三里,一指禅推脾俞、胃俞,每穴约1分钟;双手掌重叠按揉或一指禅推心俞、华佗夹脊穴,时间约3分钟。

阴虚火旺者,加按揉翳风、风池、哑门、肾俞、听宫、听会,每穴约1分钟;点按太冲、行间,每穴约1分钟。

心阳不振者,加摩腹约3分钟,振腹约1分钟;点按中极、关元、气海、中极,每穴约1分钟;揉八髎、肾俞、命门、三阴交,每穴约1分钟。

水饮凌心者,加按揉章门、期门,每穴约1分钟;搓两胁,点揉中府、膻中,每穴约1分钟;运腹部3分钟。

瘀阻心血者,加按揉膈俞、心俞、三阴交,每穴约1分钟;掌擦背部膀胱经以透热为度。

痰火扰心者,加按揉天突、足三里、丰隆、阳陵泉,每穴约1分钟;横擦脾俞、胃俞以透热为度。

【临证结语】

推拿治疗功能性病变所致心悸疗效显著,但手法要轻柔和缓,切忌手法粗暴,过重的手法刺激可诱发心悸症状的加重。颈源性心悸需注意与原发病鉴别;如遇器质性病变应及时采用综合治疗措施,以免延误病情。治疗时应嘱患者注重畅达情志,保持环境安静,充分休息,避免忧思、恼怒、惊恐等刺激。注意劳逸结合,适当参加体育活动,避免剧烈活动和强体力劳动。饮食宜低脂低盐,忌过饱、过饥,戒烟酒、浓茶。

临床上可配合针刺、药物等其他疗法治疗。

第八章 妇科疾病

导学　　　通过本章的学习,应掌握常见妇科病证的推拿治疗方法,熟悉辨证要点,了解其他疗法。

月经不调

月经不调又称"经血不调",是指月经的周期、经期、经色、经质等发生异常并伴有其他症状的一种疾病。临床上包括月经先期、月经后期、月经先后不定期、月经过多、月经过少等症。本篇主要讨论月经先期、月经后期、月经先后不定期。月经先期为月经周期提前 7 日,甚至 1 个月两至者;月经后期为月经周期延后 7 日,甚至四五十日一至者;月经先后不定期为月经不按周期来潮,或提前或延后 7 日以上者。

【诊断要点】

主症　　月经周期及经量、经色、经质异常,可兼有少腹不适、胀满疼痛,乳房或胁肋胀满疼痛,恶心、呕吐、二便失常、腰酸等症。

月经先期:月经先期而至,甚则一月经行 2 次。若量多,色紫黏稠,心胸烦闷,苔薄黄,脉浮数,为实热;若量少,色红,颧赤,手心热,舌红苔黄,脉细数,为阴虚血热;若有瘀块,胸胁、乳房、小腹胀痛,烦躁易怒,脉弦,为肝郁化热;若量少、色淡、质清稀,神疲气短心悸,小腹空坠感,舌淡苔薄,脉虚,为气虚。

月经后期:经期延后,若带少色暗红,小腹绞痛,得热痛减,面青肢冷,苔薄白,脉沉紧,为实寒;若量少色淡,腹痛喜按喜暖,面色苍白,舌淡苔白,脉沉迟无力,为虚寒;若量少,小腹胀痛,精神郁闷,胸痞不舒,嗳气稍减,苔黄,脉弦涩,为气郁;若小腹空痛,面色萎黄,皮肤不润,眼花,心悸,舌淡苔薄,脉虚细,为血虚。

月经先后不定期:经期或先或后,若行而不畅,胸胁、乳房、小腹胀痛,精神抑郁,胸闷不舒,常叹息,脉弦,为肝郁;若量少,色淡质清稀,面色晦暗,头晕耳鸣,腰膝酸软,夜尿多,舌淡苔薄,脉沉弱,为肾虚。

【鉴别诊断】

应与肿瘤、炎症、异位妊娠、痔疮出血等疾病相鉴别。

【推拿治疗】

(一) 基本治法

1. 治则　调和气血。

2. 取穴　关元、气海、中极、脾俞、肝俞、肾俞、三阴交、太冲、太溪等。

3. 手法　一指禅推法、揉法、摩法、按法等。

4. 操作步骤

(1) 患者仰卧位,医者用一指禅推法或揉法于关元、气海、中极等穴,每穴约 1 分钟;顺时针方向摩小腹 6～8 分钟。

(2) 患者俯卧位,医者用一指禅推背部两侧膀胱经,重点在脾俞、肝俞、肾俞等处,时间 3～5 分钟;然后,按揉脾俞、肝俞、肾俞等穴,每穴约 1 分钟;按揉三阴交、太冲、太溪等穴,每穴约 1 分钟。

(二) 辨证治疗

实热者,加按揉大敦、行间、隐白、三阴交、解溪、血海等穴,每穴约 1 分钟;按揉肝俞、胃俞、大肠俞,每穴约 1 分钟。

阴虚血热者,加擦肾俞、命门、八髎、涌泉,以透热为度。

肝郁者,加按揉章门、期门,每穴约 1 分钟;按揉膈俞、肝俞,每穴约 1 分钟。

气虚者,加按揉中脘、气海、足三里,每穴约 1 分钟;横擦腰骶部,透热为度。

实寒者,加掌按神阙穴,间断按压约 3 分钟;掌擦背部督脉和肾俞、命门,透热为度。

虚寒者,加摩腹约 3 分钟;掌擦肾俞、命门、腰骶、八髎,透热为度。

血虚者,加按揉脾俞、胃俞,每穴约 1 分钟;掌擦背部脾胃区,透热为度。

肾虚者,加掌按关元穴约 3 分钟;掌擦肾俞、命门,透热为度;按揉涌泉穴约 1 分钟。

【临证结语】

操作时动作宜和缓从容,循序渐进,切忌动作粗暴,急于求成,推拿宜在经期前后进行。注意调节饮食,避免暴饮暴食,或过食肥甘厚味、生冷寒凉、辛辣之品。注意气候环境变化,不要着凉,但亦不宜过热。保持心情舒畅,避免情志过极,扰及冲任而发本病。注意休息,不宜过度疲劳或剧烈运动。避免房劳过度,注意避孕,以免流产损伤冲任及肾气。

临床上可配合针灸、耳穴、皮肤针、贴敷等其他疗法治疗。

痛经

痛经又称经行腹痛,是指妇女在行经前后,或正值行经期间,小腹及腰部疼痛,甚至剧痛难忍,常可伴有面色苍白、头面冷汗淋漓、手足厥冷、泛恶呕吐等症,并随着月经周期发作。

【诊断要点】

主症　以经行小腹疼痛,伴随月经周期而发作为主要症状,严重疼痛可牵涉至腰骶、外阴、肛门等部位。

气滞血瘀:每于经前一二日或经期中出现小腹胀痛、拒按,经量少或经行不畅,经色紫暗有块、血块排出时而疼痛减轻,常伴胸胁、乳房胀痛不适,舌质暗或见瘀点,脉沉弦。

寒湿凝滞:经前数日或经期出现小腹冷痛,得热痛减,按之痛甚,经色暗黑有血块,或畏寒身痛,苔白腻,脉沉紧。

气血虚弱：经后或经期小腹部隐隐作痛,按之痛减,经色淡而清稀,或神疲乏力,面白无华,或纳少便溏,舌淡苔薄,脉虚细。

肝肾虚损：经后一两日内出现小腹部绵绵作痛,腰部酸胀,经血暗淡、量少而稀薄,或伴有耳鸣、头晕、眼花,或腰骶酸痛,小腹空坠不温,或潮热颧红,舌淡,苔薄白或薄黄,脉沉细。

【鉴别诊断】

应与子宫内膜异位症、膀胱炎、经血外流受阻所致腹痛、慢性阑尾炎、子宫肌瘤、卵巢恶性肿瘤等疾病引起的腹痛相鉴别。

【推拿治疗】

(一) 基本治法

1. 治则 通调气血。

2. 取穴 气海、关元、肾俞、八髎等。

3. 手法 摩法、一指禅推法、按揉法、滚法、按法、擦法等。

4. 操作步骤

(1) 患者仰卧位,医者用摩法按顺时针方向施术于小腹部,时间为3~5分钟;一指禅推法或按揉法施术于气海、关元穴,每穴约1分钟。

(2) 患者俯卧位,医者用滚法施术于腰部脊柱两旁和骶部,时间为3分钟;一指禅推法或按法作用于肾俞、八髎穴,每穴约1分钟。

(3) 接上势,用擦法作用于八髎穴,透热为度。

(二) 辨证治疗

气滞血瘀者,加按、揉章门、期门、肝俞、膈俞,每穴约1分钟;拿血海、三阴交,以酸胀为度。

寒湿凝滞者,加直擦背部督脉,横擦腰部肾俞、命门,以透热为度;按、揉血海、三阴交,每穴约1分钟。

气血虚弱者,加直擦背部督脉,横擦左侧背部,以透热为度;摩腹时加摩中脘2~3分钟;按揉脾俞、胃俞、足三里,每穴约1分钟。

肝肾虚损者,加直擦背部督脉,横擦腰部肾俞、命门,以透热为度;按揉照海、太溪、肝俞、肾俞、涌泉,每穴约30秒。

【临证结语】

经期注意保暖,避免寒冷,注意经期卫生。适当休息,不要过度疲劳。情绪安宁,避免暴怒、忧郁。在月经来潮前1周,治疗2次,以后每个月在月经前1周治疗2次,连续3个月治疗6次为1疗程。应坚持周期性治疗,治疗后不宜立即下床。对原发性、非器质性病变引起的痛经,预后良好。对器质性病变引起的痛经,远期疗效尚不满意。

临床上可配合针刺、药物、外敷等其他疗法治疗。

闭经

闭经是指女子年逾18岁,月经尚未来潮,或曾来而又中断,达3个月以上者。若因生活环境变迁、精神因素影响等出现停经(3个月内)但无其他症状,在机体适应后,月经可自然恢复,则不属闭经范围。妊娠期、哺乳期、绝经期以后的停经,均属生理现象。

西医学将闭经分为原发性闭经和继发性闭经。先天性无子宫、无卵巢、无阴道或处女膜闭锁及部分由于器质性病变所致的闭经,均非推拿所能治疗,不属本篇讨论范围。

【诊断要点】

主症　以月经闭止为主要表现。有虚实之分,虚证有头晕、纳差、肢软、失眠、心悸等症,实证有胸胁、小腹胀满等症。

肝肾不足:女子18岁,尚未行经,或初潮迟晚,或有月经后期,量少,色淡,逐渐至闭经,体质虚弱,腰酸腿软,头晕耳鸣,或口干咽燥,五心烦躁,潮热盗汗,两颧暗红,舌质红或舌淡苔少,脉细弦或细涩。

肝气郁结:月经数月不行,精神郁滞,烦躁易怒,胸胁胀满,少腹胀痛或拒按,脉沉弦或沉涩。

气血虚弱:月经后延,量少渐至停经,或头晕眼花,心悸气短,神疲肢倦,食欲不振,毛发不泽或易脱落,羸瘦微黄,舌质淡,苔少或薄白,脉沉缓或细弱。

痰湿阻滞:月经停闭,形体肥胖,胸胁胀满,呕恶痰多,神疲倦怠,带下量多色白,面浮足肿,苔白腻,脉滑。

【鉴别诊断】

应与早孕、外阴发育异常等疾病相鉴别。

【推拿治疗】

(一) 基本治法

1. 治则　理气活血。
2. 取穴　关元、气海、血海、三阴交、足三里、肝俞、脾俞、肾俞等。
3. 手法　摩法、按揉法、一指禅推法、按法、揉法等。
4. 操作步骤

(1) 患者仰卧位,医者坐位或立于患者一侧,逆时针方向摩小腹部,配合按揉关元、气海、血海、三阴交、足三里、肝俞、脾俞、肾俞,每穴约1分钟。

(2) 患者俯卧位,医者用一指禅推法、㨰法于腰部脊柱两侧,重点在膀胱经的肝俞、脾俞、肾俞,每穴约1分钟。

(二) 辨证治疗

肝肾不足者,加横擦前胸中府、云门,左侧背部脾胃区,腰部肾俞、命门,均以透热为度。

肝气郁结者,加按、揉章门、期门,每穴约1分钟;按、掐太冲、行间,以患者感觉酸胀为度;斜擦两胁肋部,微热为度。

气血虚弱者,加直擦背部督脉,横擦骶部,以小腹透热为度。

痰湿阻滞者,加按、揉八髎穴,以酸胀为度。

【临证结语】

注意感受风寒及饮食生冷的影响,保持精神愉快。

临床上可配合针灸、耳穴、皮肤针、贴敷等其他疗法治疗。

慢性盆腔炎

慢性盆腔炎是指女性内生殖器官、周围结缔组织及盆腔腹膜发生的慢性炎症。常因急性盆腔炎治疗不彻底或因患者体质差、病情迁移所致,也有未经急性盆腔炎的过程,而直接表现为慢性盆腔炎者,为妇科的常见病、难治病,当机体抵抗力下降时可诱发急性发作。

本病与中医学腹痛、带下病、痛经及癥瘕等病证的某些症状相似。

【诊断要点】

主症 以下腹坠痛及腰骶酸痛,劳累、性交后及排便时或月经前后加剧为主要症状。

气滞血瘀:素性抑郁,或愤怒过度,肝失条达,气机不利,气滞而血瘀,冲任阻滞,胞脉血行不畅,不通则痛,以致腹痛。

湿热瘀结:宿有湿热内蕴,流注下焦,阻滞气血,瘀积冲任,或经期产后,余血未尽,感受湿热之邪,湿热与血搏结,瘀阻冲任,胞脉血行不畅,不通则痛,以致腹痛。

寒湿凝滞:经期产后,余血未尽,冒雨涉水,感寒饮冷,或久居寒湿之地,寒湿伤及胞脉,血为寒湿所凝,冲任阻滞,血行不畅,不通则痛,以致腹痛。

肾阳虚衰:禀赋肾气不足,或房事过度,命门火衰,或经期摄生不慎,感受风寒,寒邪入里,损伤肾阳,冲任失于温煦,胞脉虚寒,血行迟滞,以致腹痛。

血虚失荣:素禀体虚,血虚气弱,或忧思太过,或饮食不节,劳役过度,损伤脾胃,化源匮乏,或大病久病,耗伤血气,以致冲任血虚、胞脉失养而痛;且血虚气弱,运行无力,血行迟滞亦可致腹痛。

【鉴别诊断】

应与子宫内膜异位症、慢性阑尾炎相鉴别。

【推拿治疗】

(一)基本治法

1. 治则 活血化瘀,消炎止痛。

2. 取穴 章门、期门、中脘、气海、关元、曲骨、横骨、神阙、水道、膈俞、肝俞、脾俞、胃俞、大肠俞、小肠俞、关元俞、胞肓、命门、八髎等。

3. 手法 一指禅推法、按揉法、摩法、擦法、揉法等。

4. 操作步骤

(1)患者仰卧位,两下肢微屈。医者立于一侧,用一指禅推法或按揉法于章门、期门、中脘、气海、关元、曲骨、横骨、神阙、水道、带脉,每穴约1分钟。

(2)接上势,在少腹部进行摩腹、揉脐约5分钟。

(3)患者俯卧位,医者用擦法或按揉法于背部膀胱经;点按膈俞、肝俞、脾俞、胃俞、大肠俞、小肠俞、关元俞、胞肓,每穴约1分钟;直擦督脉,横擦命门、八髎,以透热为度。

(二)辨证治疗

气滞血瘀者,加按揉府舍、归来、气冲、血海、阴陵泉、地机、三阴交、丘墟、太冲,每穴约1分钟。若有癥瘕包块,按揉府舍、归来、气冲、血海、足三里、三阴交,每穴约1分钟。掌振下腹部约1分钟。

湿热瘀结者,加点按血海、三阴交、丘墟、太溪、太冲,每穴约 1 分钟。

寒湿凝滞者,加点按归来、气冲、血海、足三里、三阴交,每穴约 1 分钟;掌振下腹部约 1 分钟。

肾阳虚衰者,加按揉气海、关元、肾俞、命门、大肠俞,每穴约 1 分钟;横擦腰骶部,以透热为度。

血虚失荣者,加点按中脘、气海、血海、足三里、三阴交,每穴约 1 分钟;摩腹约 3 分钟。

【临证结语】

女性生殖道在解剖、生理上具有比较完善的自然防御功能。在健康妇女阴道内虽有某些病原体存在,但不一定引起炎症。如果在月经期间不注意卫生,使用不合格的卫生巾或卫生纸,或有性生活,就会给细菌提供逆行感染的机会,导致盆腔炎。

临床上可配合针灸、耳穴、皮肤针、贴敷等其他疗法治疗。

围绝经期综合征

围绝经期综合征又称更年期综合征,是指妇女在绝经前后由于精神、心理、神经、内分泌、代谢变化所引起的各器官系统的症状和体征,属于经断前后诸证范畴,常见于 49 岁左右的妇女。

【诊断要点】

主症   以烦躁易怒,烘热汗出,眩晕耳鸣,心悸失眠,月经紊乱,记忆力减退为主要症状。

肝肾阴虚:头晕耳鸣,烦躁易怒,烘热汗出,五心烦热,心悸不安,腰膝酸软,记忆减退,倦怠嗜卧,情志异常,恐惧不安,或皮肤瘙痒,或如蚁行,或感麻木,口干咽燥,大便干结,月经紊乱,经量多少不定,或淋漓不绝,色紫红,质稠,舌红少苔,脉细数。

心肾不交:月经紊乱,心悸,失眠多梦,烦躁健忘,头晕耳鸣,腰酸腿软,口干咽燥或见口舌生疮,舌红而干,少苔或无苔,脉细数。

脾肾阳虚:面色晦暗,精神萎靡,形寒肢冷,腰酸如折,纳少便溏,面浮肢肿,尿清长而频,白带清稀量多,月经量多,或淋漓不止,色淡质稀,舌淡胖大,苔白滑,舌边有齿痕,脉沉迟无力。

心脾两虚:头晕目眩,心悸失眠,多梦易惊,神疲体倦,少气懒言,腹胀食少,健忘,经量多或淋漓不止,舌淡,脉细软无力。

阴阳俱虚 时而烘热汗出,时而畏冷,眩晕耳鸣,失眠多梦,手足心热,心悸自汗,纳少便溏或便秘,神疲肢肿,腰膝酸软,尿余沥不尽,月经紊乱,舌淡苔白,脉沉细。

阴血亏虚:神志错乱,性情异常,喜常人所恶,恶常人所喜;善悲欲哭,呵欠频作,坐立不安,心悸神疲,时有欠伸,神不自主或沉默少言,多思善虑,舌淡白,苔薄,脉象弦细。

肝郁脾虚:情志抑郁不舒,心烦易怒,嗳气频作,胁肋胀痛,食欲不振,腹泻便溏,月经紊乱,经行小腹胀痛或有血块,舌淡苔薄,脉弦。

冲任不固:月经周期紊乱,出血量多,行经时间长,精神恍惚,肢体乏力,腰膝酸软,小腹不适,舌质淡而胖大,苔薄白,脉沉细弱。

气郁痰结:精神忧郁,情绪不稳,善疑多虑,失眠,胸闷,咽中似异物梗塞不适,多咯痰,体胖乏力,嗳气频作,腹胀不适,舌淡苔白腻,脉弦滑。

【鉴别诊断】

应与心绞痛、高血压病、食管癌、子宫颈及子宫肿瘤等疾病相鉴别。

【推拿治疗】

（一）基本治法

1. 治则　调和阴阳,补肾安神。

2. 取穴　膻中、中脘、气海、关元、中极、厥阴俞、膈俞、肝俞、脾俞、肾俞、命门、太阳、攒竹、四白、迎香、百会、肩井等。

3. 手法　一指禅推法、摩法、按揉法、拿法、抹法、揉法、擦法等。

4. 操作步骤

（1）患者仰卧位,医者用一指禅推膻中、中脘、气海、关元、中极,每穴约1分钟;顺时针方向揉摩胃脘部和下腹部约5分钟。

（2）接上势,用鱼际揉法施于前额部约3分钟;用分抹法施于前额、眼眶和鼻翼两旁5～10次;按揉太阳、攒竹、四白、迎香、百会,每穴约1分钟。

（3）患者俯卧位,医者用一指禅推法或拇指按揉法施于厥阴俞、膈俞、肝俞、脾俞、肾俞、命门穴,每穴约1分钟;拿风池和颈部两侧1分钟;拿五经、肩井各5～10次;擦背部督脉和背部膀胱经第1侧线及肾俞、命门穴,以透热为度。

（二）辨证治疗

肝肾阴虚者,加按揉血海、三阴交、太溪、太冲,每穴约1分钟。

心肾不交者,加按揉心俞、血海、三阴交、太溪,每穴约1分钟;擦涌泉,以透热为度。

脾肾阳虚者,加按揉天枢、足三里、悬钟、承山、昆仑,每穴约1分钟;掌振关元约1分钟;横擦八髎,以透热为度。

心脾两虚者,加按揉心俞、脾俞、足三里、悬钟、三阴交,每穴约1分钟。

阴阳俱虚者,加按揉足三里、阳陵泉、血海、三阴交、太溪、太冲,每穴约1分钟;横擦八髎,搓擦涌泉,以透热为度。

阴血亏虚者,加按揉心俞、脾俞、血海、足三里、悬钟、三阴交、太冲,每穴约1分钟。

肝郁脾虚者,加按揉肝俞、脾俞、期门、足三里,每穴约1分钟;搓擦涌泉,横擦八髎,以透热为度。

冲任不固者,加按揉气海、关元、足三里、三阴交、太溪、太冲,每穴约1分钟;掌振关元穴约1分钟。

气郁痰结者,加按揉肺俞、肝俞、期门、支沟、天突,每穴约1分钟;横擦八髎,搓擦涌泉,以透热为度。

【临证结语】

推拿治疗本病的疗效肯定,适合各种症状。围绝经期是妇女一生必然度过的一个过程,也是不以人的意志为转移的生理过程。因此,围绝经期妇女应建立良好的心态对待这一生理过程,掌握必要的围绝经期保健知识,保持心情舒畅,注意劳逸结合,使阴阳气血平和。需注意饮食有节,加强营养,增加蛋白质、维生素、钙等的摄入。维持适度的性生活。定期咨询妇女围绝经期门诊和进行必要的妇科检查,以便及时治疗和预防器质性病变。

临床上可配合针灸、耳穴、皮肤针、贴敷等其他疗法治疗。

产后身痛

产后身痛,又称产后关节痛、产后痛风,是指妇女产褥期间,出现肢体酸痛、麻木、重着的病证,为分娩后的常见症状之一。由于产后体质发生变化,使本症具有多虚夹瘀的特点。

【诊断要点】

主症 以妇女产褥期间,出现肢体酸痛、麻木、重着等为主要表现。

血虚身痛:全身酸痛,关节屈伸不利,肢体酸楚、麻木,面色苍白,头晕眼花,心悸怔忡,体倦乏力,恶露量多,色淡质稀,舌淡红,少苔,脉细无力。

血瘀身痛:遍身疼痛,呈胀痛或掣痛或针刺样疼痛,面紫唇暗,恶露量少,色暗,质黏有块,或伴少腹痛、拒按,舌边略青,苔薄腻,脉弦涩。

风寒身痛:遍身疼痛,关节屈伸不利,项背不舒,恶寒拘急,或痛无定处,或疼痛剧烈,宛如锥刺,或肢体肿胀、麻木重着,步履艰难,得热则舒,纳少,时有咳嗽咯痰,恶露减少,少腹时痛,舌淡苔薄白,脉细缓。

肾虚身痛:产后腰背酸痛,腿脚乏力,或足跟痛,舌淡红苔薄,脉沉细。

【鉴别诊断】

应与风湿性、类风湿关节炎等疾病相鉴别。

【推拿治疗】

(一) 基本治法

1. 治则 调理气血,舒筋止痛。

2. 取穴 大椎、风门、肺俞、肩井、曲池、合谷、中脘、气海、关元、血海、足三里、三阴交、膈俞、肝俞、脾俞、肾俞、胞肓、命门、八髎等。

3. 手法 按揉法、拿法、擦法、一指禅推法、摩法等。

4. 操作步骤

(1) 患者坐位,医者拿风池和按揉大椎、风门、肺俞、曲池、合谷,每穴约1分钟;拿肩井3～5遍;横擦大椎微热为宜。

(2) 患者仰卧位,两下肢微屈。医者用一指禅推法或按揉法沿中脘、气海、关元操作,点按血海、足三里、三阴交,每穴约1分钟,配合屈伸活动四肢各关节。

(3) 患者俯卧位,医者用一指禅推法或按揉法施于膈俞、肝俞、脾俞、肾俞、胞肓,每穴约1分钟;由下至上捏脊7～10次。

(4) 接上势,直擦督脉,横擦命门、八髎,透热为度。

(二) 辨证治疗

血虚身痛者,加点按百会、神庭、内关、劳宫、太冲,每穴约1分钟。

血瘀身痛者,加按揉归来、阴陵泉、地机、丘墟、气冲,每穴约1分钟;掌振下腹部约1分钟。

风寒身痛者,加按揉百会、府舍、归来、气冲,每穴约1分钟。

肾虚身痛者,加按揉府舍、归来、气冲、太溪,每穴约1分钟;擦涌泉以透热为度。

【临证结语】

产后身痛在临床并不少见,因有自愈倾向,故未引起足够的重视。但因其在产褥期间发病,多影响婴儿的喂养及母亲的身体恢复,迁延日久引起身体素质下降,引发其他疾病。近年来,已开始得到重视,但主要以对症治疗为主,药物疗效不确切,副作用较大。而推拿治疗以其疗效肯定、治疗方便,被越来越多的妇女所接受。

临床上可配合针灸、耳穴、皮肤针、贴敷等其他疗法治疗。

产后缺乳

产后缺乳又称产后乳少、乳汁不行,是指产后乳汁分泌不足,不能满足婴儿生长发育的需要,或产后乳汁分泌甚少,乃至全无。有关本病的记载,最早见于隋代《诸病源候论》。缺乳不仅出现在产后二三日至半个月内,整个哺乳期均可出现,临床上以新产妇发生缺乳最常见。在产后1周内,由于分娩失血,气血耗损,出现暂时的乳汁缺少为正常生理现象,当机体气血恢复后,乳汁会很快充盈并泌出。

【诊断要点】

主症 以产后乳汁分泌量少或全无,不能满足喂养婴儿的营养需要为主要表现。

气血亏虚:产后乳少,甚或全无,乳汁清稀,乳房柔软,无胀感,面色少华或苍黄,皮肤干燥,畏寒神疲,食少便溏,头晕耳鸣,心悸气短,腰酸腿软,或溲频便干,舌淡少苔,脉虚细。

肝郁气滞:产后乳少,或突然不行,乳汁浓稠,乳房胀硬,甚则胀痛引及胸胁,精神抑郁,胸胁不舒,胃脘胀满,纳少嗳气,苔薄黄,脉弦细或数。

痰气壅阻:身体肥胖,乳少而稀薄或点滴全无,乳房柔软无胀感,胸闷,食多便溏,面色少华,舌质淡或胖,苔薄白稍腻,脉沉细而弱。

【鉴别诊断】

应与乳痈等疾病相鉴别。

【推拿治疗】

(一)基本治法

1. **治则** 健脾益气,通络下乳。

2. **取穴** 乳根、天溪、食窦、屋翳、膺窗、膻中、中脘、气海、关元、肝俞、脾俞、胃俞及背部督脉和背部膀胱经第1、第2侧线等。

3. **手法** 揉法、摩法、按揉法、振法、擦法等。

4. **操作步骤**

(1)患者仰卧位,医者用揉、摩法施于乳房及周围的乳根、天溪、食窦、屋翳、膺窗、膻中穴,每穴约1分钟;掌振乳房上部及两侧约1分钟;顺时针方向揉摩法施于胃脘部及下腹部约3分钟。

(2)患者俯卧位,医者按揉肝俞、脾俞、胃俞穴,每穴约1分钟;擦背部督脉,膀胱经第1、第2侧线,以透热为度。

(二)辨证治疗

气血亏虚者,加揉按血海、足三里、悬钟、三阴交、太冲,每穴约1分钟;捏脊7~10遍。

肝郁气滞者,加揉按肝俞、悬钟、三阴交、行间、太冲,每穴约1分钟;斜擦两胁肋部,以微热为度。

痰气壅阻者,加按揉支沟、丰隆、解溪、太白,每穴约1分钟;横擦八髎,搓擦涌泉,均以透热为度。

【临证结语】

中医学认为乳汁由气血所化生,其分泌依赖肝气的疏散与调节,故缺乳多因气血亏虚、肝郁气滞或痰气壅阻所致。此外,精神紧张、睡眠不足、劳逸失常、营养不良、哺乳方法不善等,均可影响乳汁分泌。

临床上可配合针灸、耳穴、贴敷、食疗等其他疗法治疗。

乳痈

乳痈是指以乳房部焮红肿痛,并伴有发热、恶寒、头痛等全身症状,日久化脓溃烂为特征的乳房疾病。本病一般发生在妇女哺乳期,尤以初产妇最为多见。乳痈发于妊娠期称为内吹乳痈,发于哺乳期的称为外吹乳痈。

【诊断要点】

主症 以乳房结块、红肿疼痛、乳汁排泄不畅为主要表现。

肝郁气滞:乳房部肿胀疼痛,肿块或有或无,皮色不变或微红,乳汁排泄不畅,伴胸胁胀痛、口苦、情志不舒,舌淡红或红,苔薄黄,脉弦数。

胃热瘀滞:乳房部肿胀疼痛,可出现硬块,乳汁排出不畅,同时伴有发热、寒战、头痛、食欲不振等,舌红,苔黄腻,脉弦滑。

【鉴别诊断】

应与缺乳等疾病相鉴别。

【推拿治疗】

(一) 基本治法

1. 治则 疏肝清热,通乳消肿。

2. 取穴 乳根、天溪、食窦、屋翳、膺窗、膻中、中脘、天枢、气海、肝俞、脾俞、胃俞、风池、肩井、少泽、合谷等。

3. 手法 揉法、摩法、按法、拿法、㨰法、一指禅推法等。

4. 操作步骤

(1)患者坐位,医者轻轻用揉法、摩法施于红肿乳房及周围的乳根、天溪、食窦、屋翳、膺窗、膻中,每穴约1分钟;自乳根部向乳头方向推3～5次;用右手拇、示二指轻捻乳头,同时左手按压乳中穴,再以双手轮换轻按乳房,使乳汁流出,反复进行3～5次。

(2)患者仰卧位,医者按揉中脘、天枢、气海穴,每穴约1分钟;顺时针方向用揉摩法施于胃脘部及腹部约5分钟。

(3)患者俯卧位,医者用㨰法或一指禅推法沿背部膀胱经第1、第2侧线反复操作10遍;按揉肝俞、脾俞、胃俞穴,每穴约1分钟;推背部督脉及两侧膀胱经5～10遍,拿风池3～5遍。

(二) 辨证治疗

肝郁气滞者,加一指禅推阳陵泉、悬钟、太冲,每穴约1分钟;搓胁肋部,以透热为度。

胃热瘀滞者,加一指禅推法或按揉曲池、合谷、内庭,每穴约1分钟;自上而下推督脉及两侧膀胱经5～10次。

【临证结语】

推拿治疗本病时,手法宜轻快柔和,不可损伤皮肤,运用手法时宜先从乳痈周围着手,逐步移向肿块中央。妊娠期5个月后应经常用酒精棉球擦乳头。哺乳时宜避免露乳当风,注意胸部保暖,哺乳后应轻揉乳房。每日按时哺乳,养成良好习惯,注意婴儿口腔清洁,不可含乳而睡。哺乳前后应保持乳房清洁,若乳头破裂要及早治疗。断乳时应逐渐减少哺乳时间,再行断乳。保持心情舒畅,避免情志刺激。在饮食方面,既要注意有足够的营养,又要避免过食肥甘厚味之品,要多饮汤水,使乳源充足而不致乳汁浓稠难出。

临床上可配合针灸、耳穴、贴敷等其他疗法治疗。

乳癖

乳癖又称为乳房囊性增生症,是与内分泌相关的非炎症、非肿瘤的腺内组织增生。临床上以乳房部出现胀满疼痛,疼痛时轻时重,肿块隐结于乳房内部不容易被发现为特点。乳癖是青中年妇女的常见病和多发病,病程较长,少数病例可发生癌变。

【诊断要点】

主症 以一侧或双侧乳房出现单个或多个大小不等、形态不一的肿块,胀痛或压痛,表面光滑,边界清楚,推之可动,增长缓慢,质地坚韧或呈囊性感等为主要表现。

气滞痰凝:肿块和疼痛每因喜怒而消长,伴情志不舒,心烦易怒,舌红,脉弦。

冲任失调:乳房肿块和疼痛在月经期经前加重,经后缓减,或月经不调,经量减少,色淡,或经闭,伴怕冷,腰膝酸软,神疲乏力,耳鸣,舌淡苔薄白,脉濡细。

【鉴别诊断】

应与乳腺纤维腺瘤和乳腺癌相鉴别。

【推拿治疗】

(一)基本治法

1. 治则 疏肝解郁,调摄冲任,散结止痛。
2. 取穴 乳根、膻中、中脘、天枢、气海、肝俞、脾俞、胃俞、风池、肩井、天宗、曲池、内关等。
3. 手法 揉法、摩法、一指禅推法、按法、拿法等。
4. 操作步骤

(1)患者仰卧位,医者用揉、摩法施于乳房及周围的乳根、膻中穴,每穴约1分钟;按揉中脘、天枢、气海穴,每穴约1分钟;顺时针方向用揉摩胃脘部及腹部约5分钟。

(2)患者俯卧位,医者用一指禅推法沿背部膀胱经第1、第2侧线,反复操作5~10遍;按揉肝俞、脾俞、胃俞,每穴约1分钟。

(3)患者坐位,医者先按、揉其风池穴约1分钟,再沿颈椎两侧向下至大椎两侧,往返按揉5~10遍,拿风池、肩井各5~10遍。

(二)辨证治疗

气滞痰凝者,加按揉小腿内侧胫骨后缘(足三阴经)约5分钟;点按阴陵泉、蠡沟、太冲,每穴约1分钟。

冲任失调者,加按揉肾俞、丰隆、足三里、三阴交,每穴约1分钟;横擦腰骶,以透热为度。

【临证结语】

患有乳癖的妇女,发生乳腺癌的危险性较正常人群要大,特别是有乳腺癌家族史者。因此,可以说乳癖与乳腺癌之间存在着密切的联系。从中医防病治病的角度讲,患有乳癖者应积极治疗,以调整机体的气血阴阳,并注意改变生活中的一些环境行为因素,从根本上防止乳癖的进一步发展。如调整生活节奏,减轻各种压力,改善心理状态;注意建立低脂饮食、不吸烟、不喝酒、多活动等良好的生活习惯;注意防止乳房部的外伤等,防止疾病进一步发展而成乳腺癌。本病目前治疗无特效药,症状轻者经推拿治疗能够改善或治愈,应定期观察病情变化,出现增长快而变硬的肿块,应高度怀疑恶变的可能,立即手术切除。

临床上可配合针灸、耳穴、贴敷、食疗等其他疗法治疗。

第九章　儿科疾病

导学

　　本章介绍儿科病症的推拿治疗。通过本章的学习,应掌握常见儿科病证的推拿治疗方法,熟悉辨证要点,了解其他疗法。

感冒

　　感冒是小儿时期最常见的病证,发病率居儿科疾病的首位。多由外感六淫引起,以风邪为主,或感受时行疫毒,导致肺气失宣,卫表失和,发为感冒,包括普通感冒和时行感冒。

　　普通感冒相当于西医学的急性上呼吸道感染,简称上感。普通感冒90%以上由病毒引起,主要侵犯鼻及鼻咽部。时行感冒因具有流行性、传染性,故不在本章讨论范围。

【诊断要点】

　　主症:局部症状有鼻塞、流涕、喷嚏、轻咳、咽部不适、咽痛等,全身症状包括发热、恶寒、烦躁、头痛、乏力等,部分患儿有食欲不振、呕吐、腹泻、腹痛等消化道症状。

　　风寒感冒:发热,恶寒,无汗,鼻流清涕,喷嚏,喉痒咳嗽,或痰多稀薄,甚则头痛,口不渴,咽不红,舌淡苔薄白,脉浮紧。

　　风热感冒:发热,微恶风寒,或有汗出,鼻塞,流黄涕,咳嗽声重,痰黏白或稠黄,咽红或痛,舌红苔薄白,脉浮数。

　　暑湿感冒:发热,无汗或有汗热不解,身重肢倦,胸闷泛恶,食欲不振,或有呕吐、腹泻,舌红苔薄黄或黄腻,脉濡数。

【鉴别诊断】

　　应与肺炎、流感,以及某些些急性传染病的早期如麻疹、流脑、百日咳、猩红热、水痘等疾病相鉴别。

【推拿治疗】

(一)基本治法

1. 治则　祛邪解表。
2. 取穴　天门、坎宫、太阳、耳后高骨、印堂、迎香、风池、合谷、肺经、内劳宫、天河水、脊等。
3. 手法　推法、揉法、拿法、按揉法、捏法等。

4. 操作步骤

(1) 患儿仰卧位,医者开天门、推坎宫、揉太阳、揉耳后高骨,各 30~50 次;按揉印堂、迎香,各 30~50 次;拿风池、按揉合谷,各 30~50 次;清肺经、揉内劳宫、清天河水,各 200~300 次。

(2) 患儿俯卧位,医者推脊 200~300 次,捏脊 3~5 遍。

(二) 辨证治疗

风寒感冒者:加掐揉二扇门 200~300 次,按揉列缺 30~50 次,推三关 100~300 次。

风热感冒者:加退六腑、按揉列缺 30~50 次。

暑湿感冒者:加清脾经、清胃经、清大肠各 200~300 次,揉中脘 50~100 次,揉天枢 50~100 次,摩腹 5 分钟,清小肠 200~300 次。

【临证结语】

推拿治疗普通感冒疗效很好。平时应注意加强锻炼,多在户外活动,多晒太阳,以增强机体抵抗力。患病期间注意休息,多饮开水。保持良好的周围环境,房间也要注意适当通风换气。饮食以清淡、易消化为宜,防止引起感冒挟滞,也可补充大量维生素 C 或吃富含维生素 C 的水果和蔬菜。感冒挟惊的患儿应密切观察其体温、脉搏、呼吸和有无惊惕之症,惊厥发作时按惊风处理。

临床上可配合中药、针灸、刮痧、拔罐、敷贴等其他疗法治疗。

发热

发热是指体温异常升高,是小儿常见的一种病证。小儿发热有外感和内伤之分,外感发热由感受六淫或疫毒所致,内伤发热由脏腑、气血虚损而致。

西医学认为发热可见于多种非感染性疾病和感染性疾病中,感染性疾病中由细菌、病毒、寄生虫、螺旋体等引起的发热较为常见,细菌感染最多见。

【诊断要点】

主症   以体温异常升高为主要表现。

外感发热:若发热,恶寒,无汗,头痛,鼻塞,流涕,咳嗽,口不渴,苔薄白,脉浮紧,为风寒;若发热,汗出,头痛,鼻流黄涕,咽喉红肿疼痛,口干而渴,苔薄黄,脉浮数,指纹红紫,为风热。

阴虚内热:午后或夜间潮热,或手足心热,颧红,形瘦,盗汗,心烦少寐,口干唇燥,食欲减退,舌质红或有裂纹,无苔或少苔,脉细数,指纹淡紫。

肺胃实热:高热,面红,气促,纳呆,便秘,口渴,脉滑数,舌红苔燥,指纹深紫。

【鉴别诊断】

应与感冒或其他疾病引起的发热相鉴别。

【推拿治疗】

(一) 基本治法

1. 治则   清热为主。

2. 取穴   天门、坎宫、太阳、耳后高骨、肺经、内劳宫、合谷、曲池、天河水、六腑、风池、肩井、脊。

3. 手法   推法、揉法、拿法等。

4.操作步骤

(1)患儿仰卧位,医者开天门、推坎宫、揉太阳、揉耳后高骨,各30～50次;清肺经、揉内劳宫,揉合谷、揉曲池各,300～500次;清天河水、退六腑,各200～300次。

(2)患儿俯卧位,医者按揉风池、拿揉肩井,各30～50次;推脊200～300次。

(二)辨证治疗

外感发热者,若风寒加推三关、揉二扇门各200～300次;风热加清大肠200～300次,掐总筋3～5次;兼咳嗽痰鸣者,加推揉膻中、揉肺俞、揉丰隆、运内八卦;兼见腹胀、纳呆、呕吐者,加揉中脘、推揉板门、分腹阴阳、推天柱骨;兼见烦躁不安、睡卧不宁者,加清肝经、掐揉小天心、掐揉五指节;兼见咽喉不利者,加掐少商、清板门。

阴虚内热者,加补肾经、补肺经、补脾经各300～500次;揉上马、清心经、揉肾顶各200～300次;按揉足三里50～100次;擦涌泉50～100次。

肺胃实热者,加清胃经配合清肺经各200～300次;揉板门、清大肠、运内八卦各200～300次;揉天枢50～100次;摩腹5分钟;推下七节骨200～300次。

【临证结语】

发热的病因非常复杂,故必须望闻问切,明确诊断。发热严重者可发生脱水及酸碱平衡紊乱、热性惊厥、脑水肿等并发症,更要及时有效处理。

推拿退热有一定疗效,疗效显著时1～2次即可退热,但对于严重的或不明原因的发热,还是要注意观察病情变化。发热高且不退者,可一日进行多次推拿治疗,也可配合物理降温。患儿平时应注意饮食有节,适当运动,增强体质。发热期间,多饮水,多食用有营养、易消化的食物。

临床上可配合西药、中药、针灸、刮痧、拔罐等其他疗法治疗。

咳嗽

咳嗽是小儿常见的肺系病证之一,以咳嗽为主要表现。可独立出现,也可为其他疾病的一个症状。有声无痰谓之咳,有痰无声谓之嗽,有声有痰即为咳嗽,咳与嗽在临床上常两者并见,故称咳嗽。好发于冬春两季,常因气候变化而诱发。有外感、内伤之分,外感咳嗽最为常见。中医学认为,感受外邪,或脏腑虚弱,聚湿生痰,肺失宣肃,肺气上逆,而致咳嗽。病位主要在肺,但与心肝脾肾都有关系,多见于3岁以下的婴幼儿。

本文所述的咳嗽相当于西医学的气管炎、支气管炎等。

【诊断要点】

主症 以咳嗽、咯痰为主要表现。

外感咳嗽:若咳嗽,痰清稀色白,鼻塞流清涕,恶寒无汗,头痛身痛,苔薄白,脉浮紧,为风寒;若咳嗽痰稠,鼻流浊涕,微恶风寒而汗出,发热、口渴、咽痛,小便黄,舌尖红,苔薄黄,脉浮数,为风热。

内伤咳嗽:久咳,身微热,或干咳少痰,或咳嗽痰多,食欲不振,神疲乏力,形体消瘦,舌红少苔,脉细数,指纹淡紫。

【鉴别诊断】

应与支气管肺炎、百日咳、原发性肺结核等疾病相鉴别。

【推拿治疗】

(一) 基本治法

1. 治则　宣肺止咳。

2. 取穴　攒竹、坎宫、太阳、耳后高骨、膻中、乳根、乳旁、内八卦、肺俞等。

3. 手法　推法、揉法、运法、按揉法、击法等。

4. 操作步骤

(1) 患儿坐位或仰卧位,医者推攒竹、推坎宫、揉太阳、揉耳后高骨,各 30~50 次;推膻中 50~100 次;揉乳根、乳旁,各 30~50 次;运内八卦 200~300 次。

(2) 患儿俯卧位,医者按揉肺俞 100~300 次,分推肩胛骨 100~200 次。

(二) 辨证治疗

外感咳嗽者,若风寒宜加清肺经 300~500 次,推三关 50~100 次,掐揉二扇门,拿风池 3~5 次,揉迎香 50~100 次;风热宜加清肺经 300~500 次,清天河水 50~100 次。痰多喘咳者,加揉丰隆 50~100 次;肺内有干、湿啰音,加推小横纹、揉掌小横纹各 300~500 次。

内伤咳嗽者,加补脾经、补肺经各 300~500 次,揉中脘 100~300 次,按揉足三里 50~100 次;揉肺俞、脾俞、肾俞各 50~100 次。久咳体虚喘促者,加补肾经、推三关各 100~300 次,捏脊 3~5 遍;阴虚甚者,加揉二马 100~300 次;痰涎壅盛者,加揉小横纹、揉丰隆、揉天突 100~300 次,搓摩胁肋 50~100 次。

【临证结语】

咳嗽是一种自身保护性、防御性反应,但剧烈咳嗽或咳嗽反复发作,必耗气伤阴,伤及脏腑,发为哮喘等严重疾患,因此需尽早诊治。咳嗽可能是许多疾病的一个症状,应认真查找原因,以便综合治疗。推拿治疗小儿咳嗽效果显著,可有效改善患儿咳嗽症状,促其康复。患儿平时应注意保暖,防止感冒,少食肥甘厚味,以防内伤乳食。患病期间忌食油腻及过咸过酸食物。

临床上可配合中药、针灸、拔罐、刮痧、中药贴敷等其他疗法治疗。

哮喘

哮喘是小儿常见的肺部疾患,临床上常以阵发性呼吸困难,呼气延长,喉间有哮鸣音,严重时张口抬肩,口唇青紫,不能平卧为特征。"哮"指声响言,"喘"指气息言,因哮必兼喘,故通称哮喘。好发于冬春季节。

小儿哮喘的形成有内因和外因两个方面。外因是感受外邪,接触异物等;内因是素体肺、脾、肾不足,痰饮内伏。素有特异体质的小儿感受外邪或饮食不当,触动了伏痰,痰浊随气上逆,痰气相搏,阻塞气道,肺气升降不利,导致哮喘发作。

本病相当于西医学的喘息性支气管炎和支气管哮喘。

【诊断要点】

主症　喘促,气急,喉间痰鸣,呼气延长。

寒性哮喘:咳嗽气促,喉间有哮鸣音,甚则张口抬肩,不能平卧,痰清稀,色白多沫,形寒无汗,面色苍白或青紫,口不渴或渴喜热饮,小便清长,舌淡红,苔薄白或白滑,脉浮紧或浮滑,指纹淡红。

热性哮喘:咳嗽气促,呼吸憋气,不能平卧,喘息时有哮鸣音,痰稠色黄,发热,面红,胸膈满闷,渴喜冷饮,小便黄赤,大便干燥,舌红苔黄,脉滑数,指纹紫红。

缓解期:若见气短多汗,活动时加重,易感冒,面色苍白,易便溏,舌淡苔薄白,脉细弱,指纹淡红,为气虚;若见形寒肢冷面白,脚软无力,动则心悸,舌淡苔薄白,脉细弱,指纹淡,为阳虚;若见消瘦盗汗、面色潮红、手足心热,舌红苔花剥,脉细数,指纹淡紫,为阴虚;若见体胖少动,面色少华,多汗,舌体胖大有齿痕,苔腻,脉滑,指纹滞,为痰湿。

【鉴别诊断】

应与肺炎、喘嗽等疾病相鉴别。

【推拿治疗】

(一)基本治法

1. 治则　降逆平喘。

2. 取穴　脾经、肺经、板门、掌小横纹、天突、膻中、乳根、乳旁、肺俞、丰隆、足三里等。

3. 手法　推法、揉法、按揉法等。

4. 操作步骤(以发作期为例)

(1)患儿坐位或半仰卧位,医者补脾经、清肺经、揉板门、揉掌小横纹,各300～500次;揉天突、揉膻中、分推膻中、直推膻中、揉乳根、乳旁,各200～300次。

(2)患儿俯卧位,推肺俞300～500次;按揉丰隆、足三里,各100～300次。

(二)辨证治疗

寒性哮喘者,加推三关、揉外劳宫各200～300次;久病阳虚者,加补肾经、揉中脘、揉丹田各200～300次,清肺经改为补肺经。

热性哮喘者,加清大肠、推下七节骨各200～300次,运内八卦200～300次。

哮喘缓解期者,加补脾经、补肺经、补肾经各300～500次,运土入水、揉外劳宫各200～300次,按揉定喘穴和揉肺俞、脾俞、肾俞、三焦俞各50～100次,捏脊6遍。偏气虚者,加推三关200～300次,摩腹5分钟,揉中脘300～500次;偏阳虚者,加推三关200～300次,摩丹田5分钟,擦肾俞、推上七节骨各50～100次;偏阴虚者,加揉上马、清天河水各100～300次;偏痰湿者,加搓摩胁肋、运内八卦各50～100次。

【临证结语】

大多数患儿可经治疗缓解或自行缓解,在正确的治疗和调护下,随年龄的增长,大多可以治愈。小儿推拿治疗哮喘因其手法轻柔灵活,更能缓解哮喘发作时的紧张,因此患儿易于接受。若经推拿治疗后,症状不能缓解或呈哮喘持续状态时,应立即配合其他治疗。发作时注意心率、脉象变化,防止哮喘大发作。对于过敏体质的患儿,应注意避免接触过敏原(如花粉、油漆、鱼虾、煤气、细菌等)。

临床上可配合西药、中药、针灸、拔罐、贴敷等其他疗法治疗。

厌食

厌食是小儿常见病证,指小儿较长时间食欲不振,不喜饮食,甚则拒食的一种脾胃病证。多见于1～6岁儿童。中医学认为,小儿脏腑娇嫩,脾常不足,再因喂养不当,乳食不节,或过食滋补,或偏好饮食,或因环境变化,忧思过度,或长期患病,耗津伤阴,而致脾胃不和,脾失健运,受纳运化失司,从而不思乳食。

本病相当于西医学的饮食失调症。

【诊断要点】

主症 以小儿较长时间食欲不振,不喜饮食,甚则拒食为主要表现。可见面色少华,形体偏瘦,但精神尚好,活动如常。

脾胃气虚:不欲纳食,甚至拒食,面色少华,形体消瘦,乏力倦怠,懒言,易汗出,大便夹有未消化的食物残渣,舌淡,苔薄白,脉虚弱。

脾失健运:厌恶进食,食不知味,偶尔多食则脘腹饱胀,形体尚可,精神如常,舌质淡红,苔薄白或薄白腻,脉有力。

肝脾不和:食欲不振,口淡无味,神色忧郁,或焦躁易怒,舌红,苔薄白,脉弦。

胃阴不足:食少,口干多饮,面色萎黄,手足心热,大便秘结,小便短赤,皮肤干燥,舌红或尖红少津,无苔或少苔,脉细或细数。

【鉴别诊断】

应与疳积、积滞等疾病相鉴别。

【推拿治疗】

(一)基本治法

1. 治则 益气健脾和胃。

2. 取穴 脾经、板门、四横纹、内八卦、腹、中脘、脐、足三里、脾俞、胃俞、三焦俞、脊等。

3. 手法 推法、揉法、掐法、运法、摩法、捏法等。

4. 操作步骤

(1)患儿坐位,医者补脾经、揉板门、掐揉四横纹、运内八卦,每穴各300~500次。

(2)患儿仰卧位,医者摩腹5分钟;揉中脘、揉脐、分推腹阴阳,各50~100次;按揉足三里50~100次。

(3)患儿俯卧位,医者按揉脾俞、胃俞、三焦俞,各50~100次;捏脊8~10次。

(二)辨证治疗

脾胃气虚者,加揉膻中、水分、天枢各1分钟,补肺经、肾经各300~500次。

脾失健运者:加揉中脘、下脘、天枢各1分钟,运内八卦300~500次。

肝脾不和者:加清肝经、清心经各300~500次,搓摩胁肋50~100次。

胃阴不足者:加清大肠300~500次,揉上马、清天河水100~300次。

【临证结语】

本病一般预后良好,但也需给予足够的重视,因为长期厌食可发展成为"积滞"或"疳积",从而影响儿童的生长发育,或抵抗力下降,引发其他疾病。小儿厌食症发病率也有逐年上升的趋势,对于本病的治疗,要循序渐进,结合药物、饮食、生活、教育等方面同步进行,不可急于求成。平时注意培养良好的饮食习惯。

临床上可配合中药、针灸、贴敷、热敷等其他疗法治疗。

呕吐

呕吐是小儿临床常见的一种症状,多由于胃失和降、气逆于上所致。古人有呕、吐、哕概念之分:有声有物谓之呕,有物无声谓之吐,有声无物谓之哕。因呕与吐常同时出现,故多称呕吐。呕吐可独立发生,也可为原发病的伴随症状。中医学认为,呕吐多由寒、热、积滞等引发。小儿乳后有少量乳汁从口角溢出者,此称为溢乳,不属于病态。

西医学认为,呕吐是机体的一种本能反射,可将食入胃内的有害物质排出,而对机体起保护作用。但频繁而剧烈的呕吐,可导致脱水、电解质紊乱、酸碱平衡失调、营养障碍等,对机体有很大的危害。

本篇所述的呕吐以消化道功能紊乱为主,不包括其他疾病中出现的呕吐症状。

【诊断要点】

主症 以呕吐为主要表现。呕吐前面色苍白、腹痛、厌食,呕吐严重者可有口渴尿少,精神萎靡,口唇红,呼吸深长等脱水酸中毒的表现。

寒吐:食久方吐,或朝食暮吐,吐物多清稀或有不消化乳食残渣,酸臭不甚,面色苍白,四肢欠温,腹痛喜暖喜按,大便溏薄,舌淡苔白,脉迟缓无力。

热吐:食入即吐,呕吐频繁,吐物酸臭,身热口渴,烦躁不安,大便秘结,小便黄赤,舌红苔黄,脉滑数。

伤食吐:呕吐酸馊频繁,口气臭秽,胸闷厌食,腹满胀痛,吐后觉舒,大便秘结或泻下酸臭,舌红苔厚腻,脉滑数。

惊恐吐:受惊后呕吐暴作,或频吐清涎,神态紧张,睡卧不安,山根青,指纹青。

【鉴别诊断】

应与其他疾病中出现的呕吐症状相鉴别,如消化道梗阻性呕吐、呼吸道胃肠道感染性呕吐、中枢神经性呕吐、营养及代谢紊乱性呕吐、前庭功能障碍性呕吐、药物或毒物刺激性呕吐等,还要与小儿溢乳相鉴别。

【推拿治疗】

(一)基本治法

1. 治则 和胃降逆止呕。

2. 取穴 脾经、板门、右端正、天柱骨、脊、膻中、中脘、腹阴阳、足三里等。

3. 手法 推法、揉法、按法等。

4. 操作步骤

(1)患儿坐位或侧卧位,医者补脾经、揉板门,各300~500次;揉右端正300~500次,横纹推向板门200~300次,直推膻中100~200次,揉中脘300~500次,分推腹阴阳100~200次,按揉足三里1分钟。

(2)患儿俯卧位,医者推下天柱骨200~300次,从上至下推脊100~200次。

(二)辨证治疗

寒吐者,加揉外劳宫、推三关各200~300次。

热吐者,加清胃经 300~500 次,清大肠、退六腑、运内八卦各 200~300 次,推下七节骨 200~300 次。

伤食吐者,加运内八卦 200~300 次,掐揉四横纹 5 次,推下七节骨 200~300 次。

惊恐吐者,加清肝经、清心经各 300~500 次,运内八卦、揉小天心各 200~300 次,分手阴阳 30~50 次,掐揉五指节 3~5 次。

【临证结语】

临证时要强调辨证与辨病相结合,先天性消化道畸形、感染、虫证、颅脑疾患、中毒、急腹症和肝肾疾病等,往往也表现有明显的呕吐,故要结合四诊仔细辨病。这类病证引发的呕吐,不属于推拿治疗适应证范围。患儿平时要注意饮食节制、冷热适度,避免感受外邪。患病期间更要重视饮食调护,尤其是呕吐剧烈者,要适当控制其乳食的量或暂时禁食。呕吐严重者致脱水、酸中毒等,应配合中西医疗法综合治疗。

临床上可配合中药、针灸、刮痧、贴敷等其他疗法治疗。

泄泻

泄泻是小儿最常见的消化系统疾病之一,以大便次数明显增多、粪质稀薄或如水样为主要临床特征。尤以 2 岁以下的婴幼儿多见,年龄愈小发病率愈高。泄泻的病因多为感受外邪、内伤乳食、脾胃虚弱,而致脾胃受纳运化失常,升降失司。四季皆可发生,但以夏秋两季为多。

本病相当于西医学的小儿腹泻,按病因可分为感染性和非感染性两类。感染性腹泻多由病毒、细菌引起,非感染性腹泻多由饮食不当、肠功能紊乱引起。

【诊断要点】

主症 大便次数比平时明显增多,粪质稀薄或如水样。腹部压痛或有振水声,肠鸣音增强。泄泻轻症,体重不增或稍降;重症可出现脱水、酸中毒、低血钾等症状,患儿消瘦、皮肤弹性差、眼眶凹陷、精神萎靡、呼吸深长等。

寒湿泻:大便次数增多,清稀多沫,色淡不臭,肠鸣腹痛,小便清长,食欲减退,面色淡白,口不渴,四肢欠温,舌淡苔白腻,脉濡,指纹色红。

湿热泻:大便黄褐热臭,或如水样,或夹黏液,或夹脓血,量多次频,每日数次或数十次,泻势急迫,腹痛时作,肛门灼热,小便短赤,或伴呕恶,或发热口渴,舌红苔黄腻,脉滑数,指纹色紫。

伤食泻:大便酸臭,或如败卵,夹有不消化食物残渣,脘腹胀满,腹痛拒按,泻前哭闹,泻后痛减,口臭纳呆,或伴呕吐,夜卧不安,舌苔厚腻或微黄,脉滑实。

脾虚泻:大便稀溏,夹有奶块及食物残渣,色淡不臭,多于食后作泻,久泻不愈,时轻时重,面色苍白,食欲不振,形体消瘦,神疲倦怠,舌淡苔白,脉濡或缓弱。

【鉴别诊断】

应与痢疾、生理性腹泻、过敏性腹泻等疾病相鉴别。

【推拿治疗】

(一)基本治法

1. 治则 运脾化湿。

2. 取穴　脾经、板门、腹、中脘、脐、天枢、足三里、龟尾、七节骨、脊等。

3. 手法　推法、揉法、摩法、按法、捏法等。

4. 操作步骤

（1）患儿仰卧位，医者补脾经、揉板门，各 300～500 次；摩腹 5～10 分钟；揉中脘、脐、天枢、按揉足三里，各 300～500 次。

（2）患儿俯卧位，医者操作揉龟尾 300～500 次，捏脊 3～5 遍。

（二）辨证治疗

寒湿泻者，加清或清补大肠 300～500 次，揉外劳宫、推三关各 200～300 次；推上七节骨 200～300 次，脘腹部振法操作 10 分钟；腹痛、肠鸣重者，加揉一窝风 200～300 次，拿肚角 5～10 次；惊惕不安者，加清肝经 200～300 次，掐揉五指节 50～100 次。

湿热泻者，加清胃经、清大肠、清小肠、退六腑，各 200～300 次，推下七节骨 200～300 次；呕吐者加推下天柱骨 300 次；腹痛肠鸣重者加揉一窝风 100 次，拿肚角 3～5 次。

伤食泻者，加清胃经、清大肠、运内八卦各 200～300 次，搓摩胁肋 10～30 次。

脾虚泻者，加补大肠、推三关各 200～300 次，推上七节骨 200～300 次，按揉脾俞、胃俞、大肠俞，各 1 分钟；肾阳虚者，加补肾经、揉外劳宫 200～300 次；腹胀者，加运内八卦 200～300 次；久泻不止者，加按揉百会 200～300 次。

【临证结语】

小儿泄泻临床有轻症、重症之分。重症患儿可见脱水、酸中毒等一系列严重症状，甚至危及生命，故在临床中必须密切观察病情变化。如治疗不及时，迁延日久可导致营养不良，影响小儿的生长发育。对无明显脱水、酸中毒的腹泻患儿，可用推拿手法进行治疗，每日 1 次，较重者可每日 2 次或多次，一般 3～10 次便可治愈。对由肠道感染而引起的重症腹泻，应给予综合治疗。对蛋白质过敏性患儿，要切断过敏原，哺乳喂养的患儿母亲注意不要食用鸡蛋等，奶粉喂养的患儿可选用低蛋白质的奶粉。

临床上可配合中西药物、针灸、刮痧、贴敷等其他疗法治疗。

便秘

小儿便秘是指大便秘结不通，排便次数减少或排便间隔时间延长，或周期不长，但大便干结或粪质不硬但艰涩不畅的一种病证。

便秘即可单独出现，也可以是多种疾病的一个伴随症状。中医学认为，可因乳食积滞，或燥热内结，或气滞不行，抑或气血亏虚所致，故小儿便秘总以虚实论治。

临床上分为功能性便秘和器质性便秘，而功能性便秘占 90% 以上。因环境的改变出现一时性便秘，不属病态。

【诊断要点】

主症　患儿大便干燥、坚硬，便量不多，或呈粟子状，排便艰难，或排便时间间隔过长，或虽有便意而排出困难。左下腹部可触到结块。

实秘：大便闭结，舌红苔黄或黄燥，脉滑数，指纹色紫。乳食积滞者可见脘腹胀满，不思饮食，恶心呕吐，曾有伤食史；燥热内结者可见口干口臭，面红身热，小便短赤；气滞不行者可见胸胁痞满，腹部胀痛,纳呆食少,舌苔薄腻,脉弦或如常。

虚秘:气虚便秘可见临厕努挣乏力或大便不畅,面白神疲,气短懒言,舌淡苔白,脉弱无力;血虚便秘可见大便干,面色㿠白无华,形体消瘦,口唇色淡,舌淡苔薄白,脉细弱。

【鉴别诊断】

应与肠道畸形、肛周炎症、肠道外肿瘤等疾病所致的便秘相鉴别。

【推拿治疗】

(一) 基本治法

1. 治则　行滞通便。

2. 取穴　大肠、六腑、内八卦、膊阳池、腹、脐、天枢、大横、足三里、七节骨、龟尾、脊等。

3. 手法　推法、运法、按法、揉法、摩法、捏法。

4. 操作步骤

(1) 患儿仰卧位,医者清大肠、退六腑、运内八卦、按揉膊阳池,每穴各200～300次;摩腹5分钟;揉脐,按揉天枢、大横、足三里,每穴各300～500次。

(2) 患儿俯卧位,医者推下七节骨200～300次,揉龟尾300～500次,捏脊3～5遍。

(二) 辨证治疗

实秘者,若乳食积滞加清胃经、推四横纹、揉板门,每穴各200～300次;燥热内结加清天河水、揉内劳宫、揉上马,各200～300次,分推腹阴阳50～100次;气滞便秘加清肝经300～500次,搓摩胁肋10～30次。

虚秘者,加补脾经、补肾经,各300～500次;推三关200～300次;按揉血海、三阴交,每穴约1分钟;按揉脾俞、胃俞、三焦、肾俞,每穴约1分钟。

【临证结语】

推拿治疗小儿便秘效果显著,操作手法很多,因不同流派而有所不同,但均离不开总的治疗原则。推拿手法操作的次数也仅供参考,需根据临床具体情况,实时变化,不可拘泥。患儿平时应注意合理饮食,多吃富含纤维素的蔬菜和水果,并养成按时排便的习惯,适当进行体育锻炼也有助于改善肠胃功能。若因器质性病变引起的便秘,需及时查出原发病,采取针对性治疗。

临床上可配合中药、针灸、贴敷等其他疗法治疗。

腹痛

腹痛为小儿常见病证之一,是指胃脘以下、脐周和耻骨以上部位发生的疼痛。中医学认为,小儿腹痛多是由于脾胃虚弱乳食积滞;或外感寒邪,或过食寒凉,导致寒凝经脉而痛;或因蛔虫而致虫积腹痛;脾气不足,脾阳虚亦可引发腹痛。

西医学认为,本病的发病原因很多,可能是内科疾病引起,也可能是外科急症。包括功能性腹痛和器质性腹痛。对于各种器质性疾病引起的腹痛,应明确诊断,在相关治疗基础上,结合推拿手法以综合治疗。

【诊断要点】

主症　以上腹部、脐周,或下腹部疼痛为主要表现。

实寒痛：腹痛暴作,哭闹不安,得温痛减,遇寒加重,面色苍白,唇色紫暗,双拳紧握,两腿屈曲,痛甚则汗出,肢冷,或呕吐,腹泻,小便清长,舌淡苔白滑,脉紧,指纹色红。

伤食痛：腹部胀满疼痛,拒按,不思乳食,口气酸臭,时转矢气,腹泻或便秘,粪便臭秽,腹痛欲泻,泻后痛减,时有恶心呕吐,夜卧不安,苔多厚腻,脉滑,指纹淡滞。

虫积痛：以脐周突然疼痛者多见,时发时止,有时可摸到块状隐物,时隐时现,有便虫病史,小儿消瘦,食欲欠佳,或嗜食异物,甚则蛔虫上窜胆道则痛如钻顶,伴见呕吐。

虚寒痛：腹痛绵绵,时作时止,喜温喜按,面黄肌瘦,食欲不振或食后作胀,大便稀溏,精神倦怠乏力,舌淡薄白,脉细弱,指纹色淡。

【鉴别诊断】

应与肠梗阻、肠套叠等器质性疾病相鉴别。

【推拿治疗】

(一) 基本治法

1. 治则　理气止痛。

2. 取穴　脾经、板门、大肠、内八卦、腹、脐、肚角、中脘、天枢、足三里等。

3. 手法　推法、揉法、运法、摩法、拿法等。

4. 操作步骤

(1) 患儿坐位,医者补脾经、揉板门、清补大肠各 300～500 次,运内八卦 50～100 次。

(2) 患儿仰卧位,医者摩腹 5 分钟,揉中脘、揉脐、按揉天枢各 300 次,拿肚角 3～5 次,按揉足三里约 1 分钟。

(二) 辨证治疗

实寒痛者,加揉外劳宫、推三关、掐揉一窝风各 50～100 次。

伤食痛者,加摩胃脘 100 次,分推腹阴阳 100～200 次。

虫积痛者,加揉一窝风、揉外劳宫、推三关各 50～100 次,抖脐 3～5 下。

虚寒痛者,加补肾经 300～500 次,推三关、揉外劳宫各 50～100 次。

【临证结语】

由于引起小儿腹痛的原因比较复杂,故需及时明确诊断,在无法确定其病因且病情较重者,必须及时就医,以免发生更严重的后果。推拿治疗本病时,也需排除急性感染性疾病和外科急症引起的腹痛。平时合理喂养,定时定量,勿暴饮暴食及过食生冷、寒凉性食品,并注意腹部保暖。

临床上可配合针灸、热敷、贴敷等其他疗法治疗。

惊风

惊风又称惊厥,俗名抽风,是小儿时期较常见的一种以抽搐伴昏迷为特征的病证。一般 1～5 岁小儿多见,年龄越小,发病率越高。其病情比较凶险、变化迅速,甚可危及生命。

临床上有急惊风和慢惊风两种。起病急暴,属阳属实者为急惊风;病久中虚,属阴属虚者称为慢惊风。急惊风的产生主要是感受外邪后,从阳化热,化热生风,风热相煽;或因小儿过食肥甘厚味,乳食积滞,痰热蕴结胃肠,气机逆乱,扰动神明而发。慢惊风多因急惊风失治转为慢性;或大病后正气亏损,或久泻伤及中焦,脾虚肝旺,肝亢化风;或误服寒凉,损及阳气,脾阳受损,不能温煦筋脉而致。

西医学认为,小儿神经发育不全,高热或某种刺激导致中枢神经紊乱,故发惊风。

【诊断要点】

主症   突然发病,神志昏迷,目睛上视,四肢强直或抽搐,可持续数秒或数分钟。

急惊风:高热(39℃以上)、面红唇赤、气急鼻煽、烦躁不安,继而出现神志昏迷、两目上视、牙关紧闭、项背强直、四肢抽搐、大小便失禁、口吐白沫,舌红,脉弦数。

慢惊风:面色苍白、乳食量少、嗜睡无神、两手握拳、抽搐无力、时发时止,或在沉睡中突发痉挛、四肢厥冷,舌淡苔薄,脉弦。

【鉴别诊断】

应与癫痫等疾病相鉴别。

【推拿治疗】

(一) 急惊风

1. 治则   清热豁痰,镇惊息风。

2. 取穴   水沟、十宣、端正、老龙、天柱骨、脊、风池、肩井、曲池、合谷、膻中、六腑、天河水、板门、大肠、中脘、天枢、足三里;肺经、脾经、肝经、心经、肾经、丰隆、阳陵泉等。

3. 手法   掐法、拿法、推法、揉法等。

4. 操作步骤

(1) 患儿仰卧位,医者掐水沟、掐十宣、掐端正、掐老龙、拿合谷,次数不限,至小儿苏醒为止;退六腑、清天河水、清肺经各 100~300 次,拿风池、肩井、曲池各 50~100 次,推膻中 100~300 次。

(2) 患儿仰卧位,医者揉板门、清大肠、揉中脘、天枢、百虫窝、阳陵泉、丰隆、足三里各 100~300 次,旋推脾经、肾经各 200~300 次,清心经、肝经各 100~300 次。

(二) 慢惊风

1. 治则   培补元气,息风止痉。

2. 取穴   脾经、肝经、心经、肾经、百会、三关、曲池、腹、足三里、脊等。

3. 手法   推法、拿法、按法、揉法、摩法、捏法等。

4. 操作步骤

(1) 患儿坐位,医者补脾经、清肝经、清心经、补肾经各 300~500 次。

(2) 患儿仰卧位,医者推三关 300 次,拿曲池 50~100 次,摩腹约 5 分钟,按揉足三里 50~100 次。

(3) 患儿俯卧位,医者按揉百会 50~100 次,捏脊 3~5 遍。

【临证结语】

惊风发作时,患儿需侧卧,宽衣松领,以免气道阻塞;将纱布或毛巾包裹压舌板或筷子、勺柄等垫放在上下齿之间,以防咬舌。患儿体温很高时,可用 30％乙醇擦拭四肢,以利散热。平时患儿应加强体育锻炼,增强体质,尽量避免出现高热,有惊风病史者,尤其要注意。推拿治疗惊风时,要注意保持安静,避免嘈杂,要密切观察病情,必要时及时采取抢救措施。

临床上可配合针灸疗法治疗。

夜啼

夜啼俗称"哭夜郎",是指 1 岁以内的哺乳婴儿,因寒、热、受惊等而致的入夜啼哭不安,时哭时止,或每夜定时啼哭,甚则可通宵达旦的一种病证。

本病病因尚不明确,中医学认为多因脾寒、心热、惊恐、食积所致。脾阳虚寒,气机不利,寒则痛而啼;心经积热,心神不宁,热则烦而啼;惊恐伤神,惊则乱而啼;乳食积滞,内伤脾胃,胃不和则卧不安,积则滞而啼等。本病以实证多见。

【诊断要点】

主症 以患儿常在夜间无明显诱因而哭闹不止为特点,有的阵阵哭啼,哭后仍能入睡;有的通宵达旦,彻夜不眠,白天如常,入夜则啼哭。

脾脏虚寒:啼哭时哭声低弱绵长,时缓时急,面色青白,睡喜蜷曲,四肢欠温,吮乳无力,大便溏薄,舌淡红,苔薄白,指纹淡红。

心经积热:啼哭时哭声较响,见灯火甚则更剧,哭时面赤唇红,烦躁不安,大便秘结,小便短赤,舌尖红,苔黄,指纹红紫。

惊恐伤神:夜间突然啼哭,似见异物状,哭声不已,精神不安,睡中时作惊惕,面色青灰,脉急数。紧偎母怀,哭则缓解,指纹色青。

乳食积滞:夜间阵阵啼哭,厌食吐乳,脘腹胀满,嗳腐泛酸,大便臭秽,苔厚,指纹紫。

【鉴别诊断】

应与发热、口疮、疖肿、肠套叠、疝气、外伤等疾病相鉴别。

【推拿治疗】

(一) 基本治法

1. 治则　镇惊安神。

2. 取穴　囟门(或百会)、风府、天门、坎宫、太阳、耳后高骨、肩井、脾经、肝经、心经、内劳宫、小天心、神门等。

3. 手法　摩法、按法、揉法、振法、推法、拿法、掐法、擦法等。

4. 操作步骤

(1) 患儿坐位,医者摩囟门(囟门已闭者按揉百会)300~500 次,揉、振风府穴 1 分钟,开天门、推坎宫、揉太阳、揉耳后高骨各 100~300 次,拿肩井 5~10 遍。

(2) 接上势,补脾经、清肝经、清心经、揉内劳宫、捣小天心、按揉神门、掐揉五指节、掐揉威灵和精宁各 100~300 次,擦涌泉 50~100 次,捏脊 3~5 遍。

(二) 辨证治疗

脾脏虚寒者,加揉摩腹 5 分钟;揉外劳宫、推三关、揉中脘、按揉足三里,各 100~300 次。

心经积热者,加清心经、清天河水、揉内劳宫、清小肠、揉总筋各 100~300 次。

惊恐伤神者,加清肝经、揉小天心、揉五指节各 100~300 次。

乳食积滞者,加摩腹约 5 分钟;补脾经、清大肠、揉中脘、揉天枢、揉脐、推下七节骨,各 100~300 次。

【临证结语】

在推拿治疗本病时,应排除因急腹症和一些其他感染性疾病而引起的啼哭。预防本病应注意保暖,乳食有节,睡眠有度,晚上睡前避免兴奋活动。哺乳的母亲也需注意自身的饮食习惯,不可食用过寒过热和刺激性强的食物。

临床上可配合针灸、贴敷等其他疗法治疗。

遗尿

遗尿又称尿床,是指5岁以上小儿每月至少发生1次夜间睡眠不自主漏尿的症状,并持续3个月以上时间的病证。中医学认为,小儿遗尿与膀胱、肺、脾、肾、三焦有关。小儿禀赋不足,脏腑未坚,气血未充,膀胱气化功能失调,故发生遗尿。西医学则认为,本病与遗传、发育迟缓、睡眠觉醒障碍、膀胱尿道功能发育异常、内分泌异常、精神等因素有关。

小儿遗尿分为原发性遗尿和继发性遗尿。

【诊断要点】

主症 睡眠中不自主排尿,如白天疲劳、阴雨天气更易发生,轻则数夜一次,重则每夜遗尿数次。

脾肺气虚:夜间遗尿,日间尿频量多,尿色淡,伴少气懒言,面色少华,自汗,胃纳欠佳,四肢疲倦,大便溏薄,舌淡红,苔薄白,脉弱。

肾气不足:面色㿠白,智力迟钝,腰膝酸软,畏寒肢冷,小便清长,舌淡,苔白滑,脉细无力。

心肾不交:烦躁,白天多动,夜寐不宁,五心烦热,多梦,梦中遗尿,尿色黄,形体消瘦,舌红,苔薄少津,脉沉细数。

肝经湿热:性情急躁,睡眠不宁,面赤唇红,口苦喜叹息,小便黄臊,舌红,苔薄黄,脉弦数。

【鉴别诊断】

应与隐性脊柱裂引起的遗尿、智力低下等相鉴别。

【推拿治疗】

(一)基本治法

1. 治则　培元益气,固涩止遗。

2. 取穴　百会、丹田、关元、通里、外劳宫、三关、肺俞、脾俞、肾俞、阴陵泉、脾经、肺经、肾经、三阴交等。

3. 手法　按揉法、推法、擦法等。

4. 操作步骤

(1)患儿坐位,医者按揉百会50~100次,旋推脾经、肺经、肾经各300~500次,按揉通里穴1分钟,推三关、揉外劳宫各300次。

(2)患儿仰卧位,医者按揉丹田、关元、阴陵泉、三阴交,各50~100次。

(3)患儿俯卧位,按揉肺俞、脾俞、肾俞各50~100次,横擦腰骶部以透热为度。

(二)辨证治疗

脾肺气虚者,加揉膻中、中脘、神阙,每穴300次。

肾气不足者,加揉气海1分钟;重点操作丹田、关元、肾俞等穴位,每穴300次。

心肾不交者,加按揉阴郄、太溪、涌泉,每穴300次。

肝经湿热者,加清肝经300次,揉涌泉50次。

【临证结语】

遗尿虽大多属于无结构及神经异常的功能性遗尿,但对儿童身心健康和生长发育影响较大,医护人员和患儿家属均要重视。应耐心教育小儿,鼓励其建立自信心,避免患儿产生恐惧紧张感;注意培养按时排尿的习惯;避免白天过度疲劳,睡前不过度兴奋及饮水;也可夜间唤醒使其排尿。

临床上可配合中药、耳穴、艾灸、拔罐、贴敷等其他疗法治疗。

儿童单纯性肥胖症

儿童单纯性肥胖症是由于能量的摄入和消耗之间不平衡,能量代谢障碍,引起体内尤其是皮下脂肪积聚过多所致。中医学认为,其病位在脾胃,病机多为痰湿。

儿童单纯性肥胖症可见于小儿的任何年龄,尤以婴儿期、学龄前期及青春期为发病高峰。

【诊断要点】

主症　患儿食欲佳,食量大,喜食甘肥,活动量少。体重超过同性别同年龄儿童,患儿皮下脂肪甚厚、分布均匀,面颊、肩部、胸乳部及腹壁脂肪积聚显著,四肢以大腿、上臂粗壮而肢端较细多见。患儿的智力正常。身体质量指数BMI≥25(WHO的标准),中国的标准稍低,为BMI≥24。

脾虚痰湿:形体丰满,脘腹痞闷,少动懒言,神疲乏力,嗜睡,时有便溏,舌淡胖,苔薄白或白腻,脉濡缓。

脾胃湿热:体胖,面赤,口干喜饮,消谷善饥,脘腹胀满,大便干结或胃脘灼痛,舌质红,苔黄腻或厚腻,脉弦滑或滑数。

气滞血瘀:肥胖,脘痞胀满,嗳气口苦,胁肋胀痛,脾气急躁或性情抑郁,舌质暗或有瘀斑,苔白或薄白腻,脉弦或涩。

【鉴别诊断】

应与疾病或药物等引起的继发性肥胖症相鉴别。

【推拿治疗】

(一) 基本治法

1. 治则　健脾祛湿,行气化瘀。

2. 取穴　腹、中脘、天枢、大横、气海、足三里、巨虚、丰隆、解溪、脊等。

3. 手法　摩法、按揉法、一指禅推法、推法、拿法、擦法、振法、抖法、拍击法、捏法等。

4. 操作步骤

(1) 患儿仰卧位,医者摩腹5~10分钟,以顺时针方向操作为主,透热为度;按揉或一指禅推中脘、天枢、大横、气海等穴,每穴各1分钟;医者双手左右推揉腹部,约30次;提拿腹部肌肉,约10次;腹部擦法,透热为度;腹部分层振法1~3分钟。

(2) 患儿仰卧位,医者按揉足三里、巨虚、丰隆、解溪等穴,每穴各1分钟;拿揉上肢和下肢肌肉丰厚处10~30遍。

(3) 患儿俯卧位,医者拍击患儿肩背部、下肢部肌肉,从上到下,反复 6 遍;捏脊,从下到上共 6 遍。

(二) 辨证治疗

脾虚痰湿者,6 岁以下小儿加旋推脾经、揉胃经、揉板门,每穴各 1 分钟;年龄偏大小儿,加脾俞、胃俞、三焦俞,每穴各 1 分钟。

脾胃湿热者,6 岁以下小儿加退六腑,1~3 分钟;年龄偏大小儿,加揉曲池、内庭,各 1 分钟。

气滞血瘀者,加搓摩胁肋,从上到下 30 遍;按揉血海、行间,每穴各 1 分钟。

【临证结语】

儿童单纯性肥胖症应该受到医疗工作者和家庭的共同关注,因为肥胖可能会导致高血脂、高胰岛素、高血糖等的一系列后续反应,并影响心理健康。推拿治疗儿童单纯性肥胖症疗效确切,易于推广应用。患儿平时应注意合理饮食,养成健康饮食习惯,多食用蔬菜等粗纤维食物,少食用高脂、高热量食物;每日坚持有氧运动,如徒步、慢跑、跳绳、游泳等。

临床上可配合针灸、耳穴压籽、拔罐、中药敷贴、中药等方法综合治疗。

腺样体肥大

腺样体肥大是小儿常见病,是由于鼻咽顶部和咽后壁的腺样体在反复炎症刺激下产生病理性增生,从而引起鼻塞、张口呼吸、打鼾、睡眠不安、听力减退等症状,严重者可出现呼吸暂停和腺样体面容。本病常与慢性扁桃体炎,扁桃体肥大并存。影像学检查,如喉镜、鼻咽 X 线和 CT 可明确诊断。

中医学认为,本病与肺、脾关系最为密切,病久及肾;病机在于痰壅清窍。

【诊断要点】

主症 鼻塞,张口呼吸,睡眠打鼾,听力减退,耳鸣,严重者可出现呼吸暂停和腺样体面容等症状。

风袭痰郁:鼻塞,流涕,咽痛,咳嗽,鼾声响亮,纳差,二便尚可,舌质红、苔白或黄,脉浮滑。

肺脾气虚:张口呼吸,眠时鼾声低微,易于感冒,伴咳痰,食少,腹胀,便溏,面部虚浮无华,舌淡,苔白滑,脉弱。

肺肾阴虚:鼻塞,张口呼吸,眠时鼾声低沉,干咳,少痰,腰酸,盗汗,舌红少苔,脉细数。

痰结血瘀:张口呼吸,睡时打鼾,辗转反侧,伴胸闷,痰多黏稠,纳呆,口唇发绀,舌质暗或紫,苔薄白,脉涩或弦。

【鉴别诊断】

应与扁桃体肿大等疾病相鉴别。

【推拿治疗】

(一) 基本治法

1. 治则 补肺健脾,祛瘀化痰。

2. 取穴 迎香、鼻通、风池、风府、天突、人迎、廉泉、上廉泉;腹、关元、气海、肺俞、脾俞、肾俞、脊、足三里、三阴交、丰隆等。

3. 手法 按法、揉法、摩法、擦法、捏法等。

4. 操作步骤

(1) 头面鼻咽部操作：按揉迎香、鼻通、风池、风府，每穴各1分钟；中指揉天突、人迎、廉泉、上廉泉，每穴各1分钟。

(2) 腹部操作：摩揉腹部5分钟；按揉关元、气海，每穴各1分钟。

(3) 背部操作：擦肺俞、脾俞、肾俞，透热为度；捏脊6遍。

(4) 下肢操作：按揉足三里、三阴交、丰隆，每穴各1分钟。

（二）辨证治疗

风袭痰郁者，加开天门、推坎宫、揉太阳、揉耳后高骨各300~500次；清肺经、补脾经各100~300次；按揉合谷、太渊、列缺、曲池、肩井，每穴各1分钟；掐揉四横纹30~50次。急性发作可重推清肺经300~500次，掐揉少商、一窝风、黄蜂入洞各100~300次。

肺脾气虚者，加补肺经、补脾经、揉外劳宫、运内八卦，各300次。

肺肾阴虚者，加补肺经、补肾经、揉二马、揉涌泉，各300次。

痰结血瘀者，加揉血海、膈俞，每穴各1分钟。

【临证结语】

腺样体肥大多发生于2~6岁儿童，可影响鼻、耳、咽、气管等多器官的功能，严重者还可影响生长发育和智力。本病宜早发现、早治疗。西医治疗本病以手术为主，中医推拿则从扶正祛邪的角度治疗，疗效显著。本病的家庭护理也很重要，尽可能预防感冒，积极治疗鼻炎，过敏体质的儿童要注意避开致敏原。饮食上注意合理膳食，多样饮食。

临床上可配合针灸、耳穴、穴位贴敷、中药雾化，鼻腔灌洗等其他疗法治疗。

假性近视

近视，中医学又称"能近怯远症"，可分为真性近视和假性近视。假性近视是由于患儿用眼过度导致睫状肌持续收缩痉挛，晶状体厚度增加，视物模糊不清，是一种功能性近视，经过休息或有效治疗可以恢复。久视伤血，肝藏血且开窍于目，故本病病位主要在肝，与脾肾亦密切相关。

【诊断要点】

主症 看远处事物不清楚，双目干涩、经常眯眼、频繁眨眼、经常揉眼和皱眉，或歪头看物体。

脾胃虚弱：视物模糊，双目疲劳，视力下降快速，神疲乏力，手足欠温、纳食减少，大便溏薄，舌质淡，脉弱。

肝肾亏虚：目视昏暗，视眼易疲劳，视力减退明显，常伴头晕，舌质红，脉沉细。

【鉴别诊断】

应与真性近视和其他眼疾等疾病相鉴别。

【推拿治疗】

（一）基本治法

1. 治则 调理气血，疏肝明目。

2. 取穴 眼周穴位及风池、合谷、足三里、三阴交、光明，肝俞、肾俞等。

3. 手法　按揉、抹法、拿法、推法等。

4. 操作步骤

(1) 患儿仰卧位,闭上眼睛,医者用两手中指同时在患儿左右眼周进行按揉的手法操作。顺序可以从内眼角上方的穴位开始,依次向外为上睛明、攒竹、健明、鱼上、鱼腰、健明、丝竹空;然后再从内眼角下方开始,依次向外为睛明、下睛明、健明、承泣、球后、瞳子髎、四白。按揉以上穴位,轻重适中,每穴可按揉30次;医者分抹上下眼眶10～30遍,开天门30遍;医者将手搓热熨眼眶。

(2) 接上势,医者按揉足三里、三阴交、光明,每穴约1分钟。

(3) 患儿俯卧位或坐位,医者拿揉风池、合谷各5～10次;按揉肝俞、肾俞,每穴约1分钟。

(二) 辨证治疗

脾胃虚弱者,加按揉脾俞、胃俞、中脘穴各1分钟。

肝肾亏虚者,加清肝经、补肾经、揉肾俞穴各100～300次。

【临证结语】

推拿治疗假性近视疗效显著。在推拿治疗操作中要注意取穴准确,渗透力要强但不可用蛮力,操作时间可根据患儿情况适当延长或缩短。嘱患儿注意用眼卫生,预防近视的发生,不可在光线太强或太弱的环境下看书,眼睛距离读物25～30 cm,严禁长时间注视电子产品。也可通过运动、远眺、鉴草赏花等活动缓解眼肌疲劳。

临床上可配合针灸、耳穴、中药贴敷等综合治疗。

第十章 五官科疾病

导学　　　通过本章的学习,应掌握常见五官科疾病的推拿治疗方法,熟悉辨证要点,了解其他疗法。

干眼症

干眼症是指由多种因素所致的以眼睛干涩为主症的泪液分泌障碍性眼病,临床常伴随双眼痒感、异物感、烧灼感,或畏光、视物模糊、视力波动等症状。严重干眼症者可引起视力明显下降,从而影响正常的工作和生活,甚至导致失明。根据发病原因不同,可分为环境性干眼、性激素失衡性干眼、干眼综合征、神经传导障碍性干眼、混合型干眼等多种类型。本病属中医眼科"神水将枯""白涩症"范畴。

【诊断要点】

主症　眼部干涩、异物感,眼疲劳感,其他可有眼睛烧灼感、酸胀、畏光、对光线敏感和眼睛发红、眼睛里有黏液,晨起上下眼睑粘连而难以睁开等。

肝肾亏虚: 双眼干涩疼痛,或伴眼睛异物感、烧灼感,畏光,头晕,耳鸣,腰膝酸软,少寐多梦,舌质淡,脉细弱或弦细。

肺脾两虚: 双眼干涩,视物易疲劳,畏光,伴神疲乏力,面色少华,大便秘结或溏薄,舌淡,苔薄白,脉细弱无力。

【鉴别诊断】

应与慢性结膜炎、角膜炎等疾病相鉴别。

【推拿治疗】

(一) 基本治法

1. **治则**　滋阴养血,益精明目。

2. **取穴**　廉泉、承浆、百会、太阳、水沟、睛明、攒竹、鱼腰、瞳子髎、球后等。

3. **手法**　按揉法、一指禅推法、点按法等。

4. **操作步骤**

(1) 患者仰卧位,双目微闭。医者用拇指或中指点按或按揉廉泉、承浆、百会、太阳、水沟,每穴约 1 分钟。

（2）患者正坐位或仰卧位，医者用一指禅推法呈"∞"字形推眼眶，反复 3～5 遍；一指禅推法推印堂至神庭穴 3～5 遍；分推前额正中至两侧太阳穴 3～5 遍；按揉睛明、攒竹、鱼腰、瞳子髎、球后、太阳，每穴约 1 分钟；掌熨双眼约 2 分钟。

（二）辨证治疗

肝肾亏虚者，加摩腹 2 分钟；揉脐及丹田 2 分钟；捏脊 3～5 遍；擦肝俞、肾俞、命门、八髎，以透热为度。

肺脾两虚者，加摩腹 2 分钟；振腹 3 分钟；按揉膻中、中脘、足三里、三阴交，每穴约 1 分钟；按揉肺俞、脾俞，每穴约 1 分钟；横擦腰骶部以透热为度。

【临证结语】

推拿治疗中应注意用眼卫生，不共用洗脸毛巾等日常生活用品，避免交叉感染，注意劳逸结合，避免过度用眼；戒烟，避免烟尘和污染的环境；多喝水，多吃动物肝脏、胡萝卜、鱼、坚果等；推拿治疗后可配合中药热敷。对积极治疗无效者，应及时到眼科就诊。

临床上可配合针刺、穴位注射、理疗等其他疗法治疗。

鼻渊

鼻渊是指以鼻流浊涕、量多不止为主要特征的鼻病，常伴头痛、鼻塞、嗅觉减退、鼻窦区疼痛，久则虚眩不已，是鼻科常见病、多发病之一，男女老幼均可患病，以青少年多见。亦有脑漏、脑砂、脑崩、脑渊之称。

中医学认为本病多因外感风热邪毒或风寒侵袭，久而化热，邪热循经上蒸，犯及鼻窍；或胆腑郁热，邪热上犯，蒸灼鼻窍；或脾胃湿热，循胃经上扰等引起；或因肺脾气虚，鼻失温养而发。相当于西医学的急、慢性鼻窦炎。

【诊断要点】

主症 以大量黏性或脓性鼻涕、鼻塞、嗅觉减退、头痛或头昏为主要表现。急性鼻渊发病迅速，病程较短，有发热及全身不适。若治疗不彻底，则迁延为慢性鼻渊，慢性鼻渊病程较长。

肺经风热：多见于发病初期，或慢性鼻渊因外感而急性发作。鼻塞，涕多色白或微黄，头痛，咳嗽，咯痰，鼻黏膜充血，鼻甲肿大，舌质红，苔薄白，脉浮数。

胆经郁热：多见于急性鼻渊或慢性鼻渊急性发作。鼻塞、头痛较甚，涕多色黄而浊，身热，口渴，大便干燥，鼻黏膜充血明显且肿胀，鼻腔内可见较多脓性分泌物，舌红，苔黄腻，脉弦数。

脾胃湿热：多见于急性鼻渊后期。鼻塞，流涕缠绵不愈，伴头昏，食欲不振，大便溏薄，鼻黏膜充血肿胀，鼻腔内有较多黄浊分泌物，舌红，苔黄腻，脉濡数。

肺脾气虚：多见于慢性鼻渊。鼻塞，并有黏性或脓性分泌物，时多时少，经久不愈，鼻黏膜不充血但肿胀，可伴头昏，面色萎黄或白，少气乏力，大便溏薄，舌淡，苔白，脉细弱。

【鉴别诊断】

应与鼻窒（鼻炎）等疾病相鉴别。

【推拿治疗】

（一）基本治法

1. 治则　通利鼻窍。
2. 取穴　睛明、迎香、印堂、太阳、风池、合谷、曲池等。
3. 手法　一指禅推法、点法、按法、揉法等。
4. 操作步骤

（1）患者坐位,医者用一指禅推法从睛明穴沿鼻旁至迎香穴,时间约2分钟;按揉面部迎香、印堂、太阳,每穴约1分钟。

（2）接上势,用按揉、点法或振法施术于百会、上星、通天、风池等穴位,每穴1～2分钟;按揉合谷、曲池,每穴1～2分钟。

（二）辨证治疗

肺经风热者,加按揉风池、曲池,每穴约2分钟。

胆经郁热者,加按揉肝俞、胆俞,每穴约2分钟;搓摩胁肋部,从腋下直至第12肋间隙。

脾胃湿热者,加按揉足三里、脾俞、胃俞,每穴约2分钟。

肺脾气虚者,加按揉肺俞、脾俞、足三里,每穴约2分钟。

【临证结语】

对鼻渊的诊断,必须注意区别急性与慢性的关系,为确立更有价值的治疗方法提供科学的依据。推拿主要用于慢性鼻渊的治疗,对改善鼻塞、流涕的症状尤为显著。对过敏性鼻窦炎应及早查找过敏原,有针对性的治疗。嘱患者经常坚持体育锻炼,适应外界环境对黏膜的刺激,增强机体的抵抗力,防止感冒等。

临床上可配合针刺、艾灸、穴位注射等其他疗法治疗。

耳鸣

耳鸣是指患者自觉耳内鸣响,如闻蝉声,或如潮声,而周围并无相应的声源存在,是听觉异常、听力下降的病症。耳鸣可单独存在,亦可同时伴有耳聋,耳聋亦可由耳鸣发展而来。两者临床表现和伴发症状虽有不同,但在病因病机上却有许多相似之处,均与肾有密切的关系。相当于西医学外的耳道炎、鼓膜穿孔、中耳炎等病。

【诊断要点】

主症　以耳鸣、耳聋为主要表现。

风邪外袭：卒然耳鸣、耳聋,耳鸣声大,如吹风、雷鸣样,呈持续性,听力下降,伴有耳胀鸣感,头痛恶风或有发热,骨节酸痛,或耳内作痒,舌质红,苔薄白或薄黄,脉浮数。

肝胆火盛：素体阳盛,性情急躁易怒,卒然耳鸣、耳聋,耳鸣如潮水声或风雷声,时轻时重,多于郁怒或情志抑郁之后突发或加重,伴头痛面赤,口苦咽干,心烦易怒,或夜寐不安,大便秘结,舌红苔黄脉弦数。

痰火郁结：耳鸣声洪亮,持续不断,伴耳胀,有时闭塞如聋,头重头昏,或头晕目眩,胸闷,痰多,舌红苔黄腻,脉弦滑或弦数。

瘀阻宗脉：耳鸣、耳聋如塞,面色黧黑,耳流陈血,舌质暗,脉涩。

中气不足：耳鸣,或如蝉噪,或如钟鼓,或如水激,久则耳聋,面色黄白,倦怠乏力,神疲纳少,大便易溏,舌淡红苔薄白,脉细弱。

阴血亏损：耳鸣嘈嘈,甚则耳聋,面色无华,唇甲苍白,舌淡苔白,脉细无力。

肝肾亏损：耳鸣、耳聋,兼有头晕目眩,腰酸,遗精,或有肢软腰冷,阳痿早泄,舌淡苔白,脉沉细无力,尺部尤甚。

【鉴别诊断】

应与耳胀、耳闭、脓耳、听神经瘤等疾病相鉴别。

【推拿治疗】

(一) 基本治法

1. 治则   补虚泻实。

2. 取穴   风池、颈夹脊穴、耳门、听宫、听会、翳风、外关等。

3. 手法   一指禅推法、按法、揉法、抖法、擦法等。

4. 操作步骤

(1) 患者坐位,医者站于患者侧后方,用一指禅推法在颈部两侧操作,反复3～5遍,重点以风池、颈夹脊穴为主。

(2) 患者仰卧位,医者坐于患者一侧,用拇、示、中指按、揉耳周围及后项部约5分钟,然后点按耳门、听宫、听会、翳风、外关,每穴约1分钟。

(3) 接上势,用拇指和示指捏住耳郭做牵抖法3～5次,然后用中指插入耳内做快速震颤法约1分钟。与此同时,患者可配合用手捏住鼻子,向外鼓气,可反复做2～3次。

(4) 患者俯卧位,医者用手掌擦腰骶部,至皮肤微红发热为宜;重点按揉肾俞、大肠俞穴,每穴约1分钟。

(二) 辨证治疗

风邪外袭者,加指按揉大椎、合谷,每穴约1分钟。

肝胆火盛者,加指按揉肝俞、足窍阴,每穴约1分钟。

痰火郁结者,加指按揉丰隆、足三里,每穴约1分钟。

瘀阻宗脉者,加指按揉足三里、翳风,每穴约1分钟。

中气不足者,加指按揉脾俞、胃俞,每穴约1分钟。

阴血亏损者,加指按揉脾俞、血海,每穴约1分钟。

肝肾亏损者,加指按揉肝俞、肾俞穴,每穴约1分钟。

【临证结语】

一旦有耳鸣,不要过度紧张,应及时接受医者的诊治。在诊治过程中,听从医者指导,积极配合治疗,有乐观豁达的生活态度,调整自己的生活节奏,多培养一些兴趣点。避免在强噪声环境下长时间逗留或过多地接触噪声,避免或谨慎地使用耳毒性药物,少吸烟、少饮酒,生活作息有规律,节制房事,睡眠不宜过长(中青年7～8小时,老年人6小时睡眠即可)。由于耳鸣起病较慢,非短期内发生,故治疗一般也需要较长时间,如推拿疗法、耳鸣掩蔽疗法、松弛疗法等至少要完成为期1个月的疗程,才能评估治疗效果。因此,患者在配合治疗过程中要有恒心,不要轻易放弃。

临床上可配合针灸、掩蔽疗法、心理学治疗等其他疗法治疗。

〔附〕耳鸣患者自我按摩法

梳头抹耳法　双手十指由前发际向后梳头,梳到头后部时两掌心往耳郭后部,两手分别向左右两侧抹耳郭至面颊为 1 次,连续梳抹 108 次。

掩耳鸣鼓法　两掌心分别掩住左右耳,手指托住后脑部,示指压在中指上滑下,以此弹击后颈发际处,可听到咚咚之声,如击天鼓,也称鸣天鼓,共击 108 次。

掌心震耳法　双掌心分别贴紧双耳,再突然松开,听到叭的一声,起到震耳的作用,共 108 次。

过顶提耳法　先右臂弯曲过头顶,用右手拇指、示指和中指捏住左耳耳尖向上提拉 108 次。再换左手提拉右耳,也拉 108 次。此动作对肩周炎也有防治作用。

双手拉耳目法　双手握空拳,用拇指、示指捏住耳垂向下拉。拇指在后、示指弯曲在前,共拉 108 次。然后两手示指、中指叉开,中指在前、示指在后搓耳根,一上一下为 1 次,共搓 108 次。

按摩时,根据自己的耐受力,适当掌握速度和压力。每节做完后以局部有发热感为最好。若耳郭有红肿或炎症时,不可做耳部按摩。

喉痹

喉痹有急喉痹、慢喉痹之分,是指以因外邪侵袭,壅遏肺系,邪滞于咽,或脏腑虚损,咽喉失养,或虚火上灼所致的以咽部红肿疼痛,吞咽不适,或干燥、异物感、咽痒不适等为主要临床表现的咽部疾病,可伴有发热、头痛、咳嗽等症状。

喉痹一词,最早见于帛书《五十二病方》,《内经》认为喉痹的病因病机是阴阳气血郁结、瘀滞痹阻所致。本病一年四季皆可发病,各年龄均可发生。急性发作者多为实证,若病久不愈、反复发作者多为正气耗伤的虚证。病位在咽喉,涉及肺、胃、肝、肾等脏腑。

西医学中的急、慢性咽炎及某些全身性疾病在咽部的表现同本病者可参考本篇进行辨证施治。

【诊断要点】

急喉痹

主症　发病较急,以咽痛、吞咽困难及恶寒、发热等症为主要表现。

风寒外袭:咽痛,口不渴,恶寒,不发热或微发热,咽黏膜水肿,不充血或轻度充血,舌质淡红,苔薄白,脉浮紧。

风热外侵:咽痛而口微渴,发热,微恶寒,咽部轻度充血、水肿,舌边尖红,苔薄白,脉浮数。

肺胃实热:咽痛较剧,口渴多饮,咳嗽,痰黏稠,发热,大便偏干,小便短黄,咽部充血较甚,舌红苔黄,脉数有力。

慢喉痹

主症　以咽部干燥,或痒、痛、异物感、胀紧感等为主要表现。

阴虚肺燥:咽喉干痛、灼热,多言之后症状加重,呛咳无痰,频频求饮,而饮量不多,午后及黄昏时症状明显,咽部充血呈暗红色,黏膜干燥或有萎缩,或有淋巴滤泡增生,舌红,苔薄,脉细数。

肺脾气虚:咽喉干燥,但不欲饮,咳嗽,有痰易咯,平时畏寒,易感冒,神倦乏力,语声低微,大便溏薄,咽部充血较轻,苔白润,脉细弱。

痰热蕴结：咽喉不适,因受凉、疲劳、多言之后症状较重,咳嗽、咯痰黏稠,口渴喜饮,咽黏膜充血呈深红色、肥厚,有黄白色分泌物附着,舌红苔黄腻,脉滑数。

【鉴别诊断】

急喉痹应与乳蛾、急喉风等疾病相鉴别;慢喉痹应与咽喉部、食管肿瘤等疾病相鉴别。

【推拿治疗】

急喉痹

(一) 基本治法

1. 治则　祛邪,利咽,散结。
2. 取穴　人迎、天突、水突、少商、商阳和第3颈椎两侧颈夹脊穴等。
3. 手法　一指禅推法、拿法、点法、按法、揉法。
4. 操作步骤

(1) 患者仰卧位,医者坐于患者一侧,先在患者咽喉局部做一指禅推法和拇、示二指捏拿法,各往返12次;然后用轻快柔和的点按手法在人迎、天突、水突、少商、商阳及咽喉部敏感压痛点处,每穴约1分钟。

(2) 患者坐位,医者按揉颈项部,以第3颈椎两侧颈夹脊穴为主,2～3分钟。

(二) 辨证治疗

风寒外袭者,加重按风池、风府,每穴约1分钟。

风热外侵者,加点按曲池、合谷,每穴约1分钟。

肺胃实热者,加拿肩井;点按关冲、丰隆,每穴约1分钟。

慢喉痹

(一) 基本治法

1. 治则　滋阴降火,清利咽喉。
2. 取穴　水突、天突、人迎、承浆和第3颈椎两侧颈夹脊等。
3. 手法　点法、按法、揉法、按揉法等。
4. 操作步骤

(1) 患者仰卧位,医者点按水突、天突、人迎、承浆及咽喉部敏感压痛点处,每穴约1分钟。

(2) 患者坐位,医者按揉颈项部,以第3颈椎两侧颈夹脊穴为主。

(3) 患者坐位或仰卧位,充分暴露廉泉穴。医者手指稍斜向上方按揉廉泉穴,反复操作2～3分钟。

(二) 辨证治疗

阴虚肺燥者,加按揉鱼际、照海、太溪,每穴约1分钟。

肺脾气虚者,加按揉足三里、三阴交,每穴约1分钟。

痰热蕴结者,加按揉丰隆、曲池、液门,每穴约1分钟。

【临证结语】

积极治疗邻近器官的疾病以防诱发本病,如伤风鼻塞、鼻渊、龋齿等。嘱患者注意休息,避免过度讲话,合理发音。忌过食辛辣肥甘厚味,避免烟酒过度和环境空气干燥、粉尘异气刺激等。起病急者,若及时推拿治疗,多可痊愈。反复发作者,症状顽固,较难治愈,需坚持治疗。积极锻炼身体,增强体质,提高机体免疫力。

临床上可配合针灸、理疗、导引等其他疗法治疗。

失瘖

失瘖在临床上有急、慢性之分。急性失瘖是因邪犯于喉所致,以声音嘶哑、声带水肿为特征的急性喉病,发病急、病程短,相当于西医学的急性喉炎。慢性失瘖是因脏腑虚弱,声门失养,或气血瘀滞,痰浊凝聚于声门所致,以长期声音嘶哑,发声易倦,不耐久言为特征的慢性喉病,病程长,相当于西医学的慢性喉炎,亦包括声带小结、声带息肉。

【诊断要点】

急性失瘖

主症 以声音嘶哑,喉内干燥或疼痛为主要表现。

风寒袭肺:声音嘶哑,发音低沉,咽喉胀紧,吞咽不利,鼻塞、流清涕,咳嗽,咯痰清稀,声带肿胀而不充血,苔薄白,脉浮紧。

风热犯肺:若声音粗糙、嘶哑,咽喉干燥、疼痛,咳嗽,咯痰黏白或微黄,咽喉黏膜充血,肿胀,舌边尖红,苔薄白,脉浮数。

肺热壅盛:声嘶,咽痛,口渴,咳嗽,咯痰色黄,身热,便秘,咽喉黏膜充血深红、肿胀,有黄白色分泌物黏附于表面,舌红,苔黄,脉数。

慢性失瘖

主症 以长期声音嘶哑、喉部干燥不适为主要表现。

肺肾阴虚:声音低沉费力,言语不能持久,甚至嘶哑,咽喉干燥、灼热微痛,口干,干咳无痰,或痰少而黏,声带微红,舌红少苔,脉细数。

肺脾气虚:语声低沉,气短懒言,咳嗽咯痰,色白略稀,体倦乏力,纳少便溏,声带肿而不红,声门关闭不密,舌淡苔白,脉细弱。

气滞血瘀:声音嘶哑,咳嗽痰少,多言后喉中觉痛,痛处不移,胸胁胀闷,声带暗红、增厚,或有声带小结、声带息肉,或室带肥厚、超越,舌质紫暗或有瘀点,脉涩。

痰浊凝聚:声音粗浊,喉中痰多,痰白而黏,声带水肿,或有声带小结、声带息肉,色灰白,苔白腻,脉滑。

【鉴别诊断】

应与喉癌等疾病相鉴别。

【推拿治疗】

急性失瘖

(一) 基本治法

1. 治则 祛邪,利喉,开音。

2. 取穴 风池、哑门、人迎、水突、扶突等。

3. 手法 一指禅推法、点法、按法、揉法、拿法等。

4. 操作步骤

(1) 患者坐位,医者用一指禅推法或指按揉法施于风池、哑门、人迎、水突、扶突穴,每穴约 1 分钟。

(2) 拿风池穴约 2 分钟,点按阿是穴 2 分钟。

(二) 辨证治疗

风寒袭肺者,加点、按、揉法于合谷、尺泽、列缺、风池,每穴约 1 分钟。

风热犯肺者,加点、按、揉法于合谷、尺泽、天突、大椎,每穴约 1 分钟。

肺热壅盛者,加点、按、揉法于合谷、风池、大椎、曲池,每穴约 1 分钟。

慢性失瘖

(一) 基本治法

1. 治则 补虚,润喉,开音。

2. 取穴 人迎、水突、扶突、肩井、阿是穴等。

3. 手法 一指禅推法、按揉法、拿法、点法等。

4. 操作步骤 患者坐位,医者用一指禅推法或指按揉法施于人迎、水突、扶突穴,每穴约 1 分钟,拿肩井穴 3~5 遍。

(二) 辨证治疗

肺肾阴虚或气滞血瘀者,加点、按、揉、振法于合谷、曲池、足三里、天突、肺俞、肝俞、肾俞,每穴约 1 分钟。

肺脾气虚或痰浊凝聚者,加点、按、揉、振法于足三里、丰隆、合谷,每穴约 1 分钟。

【临证结语】

嘱患者科学用嗓,减少言语,切忌大声呼叫,注意声带休息,积极防治感冒及鼻腔、鼻窦、鼻咽、口腔疾病。治疗期间调理情志,保持心情舒畅,戒烟戒酒,忌食辛辣等刺激性食物。推拿治疗常可收效,若疗效不佳者,应嘱患者进一步做喉科检查,以排除局部肿瘤、息肉等。

临床上可配合针刺、刮痧等其他疗法治疗。

附　篇

附1 推拿流派研究

中医推拿在其漫长而曲折的发展过程中,由于推拿之术多为师徒相传,疏于交流,加之地域广阔,习惯相异,因而逐渐形成了各具特色的推拿流派。当今中医推拿的主要流派有一指禅推拿、滚法推拿、内功推拿、腹诊推拿、脏腑推拿、点穴推拿、正骨推拿、小儿推拿等流派。本章仅将影响较大的几种推拿流派简介如下。

一、一指禅推拿流派

"一指禅"意为万物归一,是佛教禅宗用语。该流派可上溯到清同治年间(1862—1874年)河南的李鉴臣,李氏以一指禅推拿术行医于扬州、江都一带,约于1861年传授丁凤山(1843—1916年)。丁氏长期行医于沪、杭间,并在上海开设一指禅推拿诊所,广收门徒。知名者有丁树山、王松山、钱福卿、朱春霆等10余人,为近代中医推拿最有影响的流派之一。

一指禅推拿流派主要手法是一指禅推法,辅助手法有拿法、按法、摩法、滚法、捻法、抄法、搓法、缠法、揉法、摇法、抖法,共计12法。其特点是:① 强调手法柔和、深透,柔中寓刚,刚柔相济,以柔和为贵,其主要手法和辅助手法配合默契,动作细腻。② 非常重视推拿功法锻炼,要求学习者首先锻炼"易筋经",并结合在米(沙)袋上苦练基本功,达到体魄强壮和手法轻而不浮、重而不滞的基本要求后,再进行人体操作训练,使手法技术日趋成熟。③ 临床治疗遵守"循经络,推穴道"的原则,要求取穴准确,操作灵活,手法深透力强。④ 以阴阳五行、脏腑经络和营卫气血等中医基本理论为指导,以四诊八纲为诊察手段,强调审证求因,因人而治,因病而治,因部位而治。⑤ 适合于头面、颈项、肩背、胸胁、脘腹及四肢等部位操作,无副反应,安全性高。

一指禅推拿流派尤其擅长治疗内科杂病,如头痛、失眠、眩晕、劳倦内伤、高血压和月经不调等;胃肠道疾病,如胃脘痛、胃下垂、久泄、便秘、肠粘连等;骨伤科疾病,如肩关节周围炎、颈椎病、腰痛、膝痛、关节酸痛等;也适用于小儿疾病,如婴儿泄泻、遗尿,小儿肌性斜颈,近视、小儿麻痹后遗症等。

一指禅推拿流派的代表著作有《一指阳春》《一指定禅》《一指禅推拿说明书》《黄氏医话》等。

二、滚法推拿流派

滚法推拿流派因以滚法为其代表手法而得名。其创始人丁季峰(1914—1998年),出生于一指禅推拿世家,原为一指禅推拿门人,伯祖父丁凤山、父丁树山均为一指禅推拿大家。丁季峰于20世纪40年代变法图新,将原一指禅推拿流派的滚法加以改进,把手背尺侧作为主要接触面,并增加了腕关节的屈伸运动,既增加了刺激量,又富有柔和感,为与一指禅原来的滚法相区别,故取名滚法。后来又将该法与关节被动运动相结合,并辅以揉法和按、拿、捻、搓等法,形成了风格独特的滚法推拿流派。该流派手法既保持了一指禅推拿法对人体柔和的节律性刺激这一特点,又有施术面积大和作用力强等优点,临床上多用于治疗运动系统与神经系统等疾病。

三、内功推拿流派

内功推拿流派因主张医者、患者在治疗过程中都必须有选择性练习少林内功而得名。内功推拿的师承脉络,可追溯到清末山东济宁的李嘉树。李氏擅长武艺,且精于手法疗伤。后传于同乡马万起(1884—1941年)。马氏于20世纪从山东来到上海,以拳术和内功推拿饮誉沪上。其子马德隆、弟马万龙得其衣钵。内功推拿流派以传统中医学理论为指导,强调整体观念,遵循扶正祛邪、正邪兼顾的原则。要求施术者须有坚实的少林内功基础,施术时要运功于内,发力于外,手法要刚劲有力,刚中含柔。在临床治疗时,注重"外治内练",即要求患者在接受手法治疗时与自我锻炼少林内功相结合。

内功推拿流派的特色手法有擦法、拿法(五指抓、捏拿)、揉点法(包括肘压法)、分法、合法、扫散法、理法、劈法、抖法、搓法、运法、牵伸法、击法(掌击、拳击、小鱼际击法和棒击法)等。并有一套从头面到腰骶,涉及十二经和奇经八脉的全身推拿常规操作方法,具有疏通经络、调和气血、调整脏腑的功效。临床应用时可根据不同疾病适当改变,治疗范围不仅包括骨伤科疾病,还广泛应用于内科的虚劳杂病和妇科经、带诸症。

四、腹诊推拿流派

腹诊推拿流派因其将腹部诊断与推拿手法治疗紧密结合而得名。该流派创始人是河北武邑人骆俊昌(1881—1965年),早年随父骆化南习摄生之道及推拿治病之法,后受教于当地名医李常,并遍访东北、京津推拿名流,博采众家手法之长,结合独特的手法,通过长期临床实践,创立了腹诊推拿流派,在重庆和西南地区颇有影响。

腹诊推拿流派的特点是在诊法上重视腹诊,先以望、闻、问、切的方法在腹部进行诊断,查明气、血、食、水在人体分布的状况,然后用相应的手法进行治疗。常用手法有推、拿、按、摩、捏、揉、搓、摇、引、重等,治法上突出补、温、和、通、消、汗、吐、下八法。临床多用于治疗内科、儿科、五官科、骨伤科等疾病。

五、脏腑推拿流派

脏腑推拿流派可上溯到清同治年间,其创始人王文(约1840—1930年),河北雄县人。王氏中年患咯血之症,多方医治无效。幸遇一游方道人,以手法为其治愈顽疾,并以《推按精义》一书相授。王氏遂因病成医,以手法为人治病,名闻河北塘沽一带。1910年后收王雅儒为单传弟子,王雅儒从师10余年,并据王文所授的经验,口授《脏腑图点穴法》一书。该流派以推按、点穴为主要手法,以腹部操作为主,重视脾胃,以调理阑门穴及腹部各穴为主,贯通上下气机,对一些内科杂症确有奇效。

六、点穴推拿流派

点穴推拿流派与其他推拿流派的显著区别是非常重视一些特殊穴位与特殊手法的结合运用。一般认为,点穴推拿流派起源于武术家的治伤经验,多年来一直在民间流传,如山东崂山点穴推拿、福建闽南地区点穴推拿等,但因疏于文字记载,其确切起源及师承关系尚有待考证。

点穴推拿流派的手法有点、按、压、掐、叩、打、拍等,其中又以点法为主。点法操作通常以中指指腹着力,点在某一穴位上,示指和环指搭于中指背侧,拇指抵于中指桡侧,利用腕、肘、肩关节富有弹性的活动,使中指快速而有节奏地叩点治疗部位。根据刺激量的轻重可分为轻点、中点、重点三种操作方法。轻点法刺激量小,以补为主;中点法刺激量适中,具有补泻兼施、调和营卫、疏经通络的作用;重点法刺激量大,可作用于深部组织,以泻为主。

点穴推拿流派是以中医学理论为指导,要求施术者和患者均要练功,以助内气之运行,临床上可用于治疗内、妇、儿、外、五官等科的一些疾病,如头痛、耳鸣、牙痛、咽喉痛、胃痛、痛病、月经不调、痛经、闭经、小儿发热、吐泻、惊风、颈椎病、腰腿痛、肩关节周围炎、软组织损伤、落枕、半身不遂、口眼歪斜等。

七、正骨推拿流派

正骨推拿流派因其主要通过手法矫正骨关节错位,以达到治疗疾病的目的而得名。成书于清代的《医宗金鉴》在正骨推拿流派的发展过程中,起到了承上启下的作用。该书对正骨手法做了全面总结,将其概括为摸、接、端、提、推、拿、按、摩八种方法。其中,摸法主要用于诊断;接法、端法、提法主要用于骨折的整复;而推法、拿法、按法、摩法则主要作用于软组织。

《医宗金鉴》明确提出了"骨缝开错"理论,对正骨推拿具有极大的指导意义:"背者,自后身大椎骨以下,腰以上之通称也。其骨一名脊骨,一名膂骨,俗呼脊梁骨。其形一条居中,共二十一节,下尽尻骨之端,上载两肩,内系脏腑,其两旁诸骨,附接横叠,而弯合于前,则为胸胁也。先受风寒,后被跌打损伤,瘀聚凝结,若脊筋陇起,骨缝必错,则成伛偻之形。"对脊柱骨错缝治疗,主张先手法放松软组织,再行按脊复位手法,并配合药物内服外敷:"当先揉筋,令其和软;再按其骨,徐徐合缝,背膂始直。内服正骨紫金丹,再敷定痛散,以烧红铁器烙之,觉热去敷药,再贴混元膏。"

后世对正骨推拿流派又有了较大的发展,从而形成各自不同的特色。

八、小儿推拿流派

推拿手法应用于儿科疾病的治疗,逐步形成了独具特色的小儿推拿流派。《小儿按摩经》的问世和一批小儿推拿专著的诞生标志着小儿推拿流派的形成。其他主要代表著作还有《补要袖珍小儿方论》《小儿推拿方脉活婴秘旨全书》《推拿秘旨》《推拿广意》《幼科推拿秘书》《幼科铁镜》《保赤推拿法》《推拿小儿全书》《厘正按摩要术》等。

小儿推拿常用的单式手法有推、拿、按、摩、揉、掐、捏、捣、擦、搓、捻、刮、摇等10余种。其显著特点是将单式手法与特定部位相结合而形成的复式操作法,共有30余种。每一操作法的动作、部位相对固定,作用主治明确,命名形象生动,如黄蜂入洞、双凤展翅、二龙戏珠、乌龙摆尾等。由于小儿脏腑娇嫩,形气未充,肌肤柔嫩,因此手法操作总的要求是"轻快柔和,平稳着实"。具体应注意以下几点:① 操作顺序先上后下,从前到后。即先头面,次上肢,三胸腹,四腰背,五下肢。② 刺激量先轻后重,先弱后强。如推法、揉法、摩法操作的次数多,时间长,可以先操作;而掐法、拿法、捏法等手法,因刺激强、手法频率快,故应操作次数少、时间短,一般放在最后进行操作。③ 注重手法的补泻作用,如顺经操作为补,逆经操作为泻;轻刺激为补,重刺激为泻;缓摩为补,急摩为泻;旋推为补,直推为泻;左揉为补,右揉为泻;手法操作时间短为补,操作时间长为泻。④ 较多运用介质,可根据病情、季节之异,选用不同的介质。如春夏用薄荷,秋冬用术香,四季常用滑石粉、凡士林、麻油、水等;寒证用葱姜汁,热证用蛋清入麻油加雄黄,虚证用吴茱萸泡汁,咳嗽痰证入葱姜等。

小儿推拿的穴位除一般十四经穴、经外奇穴外,还有一些是小儿推拿本身所特有的"穴位",它具有以下特点:① 呈线状分布,如三关、六腑、天河水等。② 呈面状分布,如腹、板门、五指节等。

③ 绝大多数特定穴分布在头面和四肢(特别是在双肘、膝关节以下)裸露部位,因此便于取穴和手法操作。④ 穴位的归属和属性则是初步的、部分的、朴素的,尚未连贯成系统。⑤ 不分男女,上肢部穴位以左侧为多用,必要时才选用右侧穴位。

小儿推拿的对象一般指 12 岁以下,年龄越小则疗效越好。目前应用推拿治疗的儿科病证主要有感冒、发热、咳嗽、哮喘、惊风、夜啼、腹泻、便秘、伤食、疳积、遗尿、肌性斜颈等。

附2 推拿保健

推拿保健是推拿治疗学的重要组成部分,主要是指将推拿用于保健、防病或者治未病,涉及内容广泛。本篇主要介绍人体不同部位的常用推拿保健方法、全身保健按摩操作程序和常见不适症状推拿保健。

一、眼部保健

眼睛是心灵的窗户,平时很多人长时间使用电脑和手机,久而久之眼睛难免疲劳和饱受辐射的伤害,导致视力受到了影响。通过按摩保健,刺激穴位和眼周皮肤,可加速眼部血液循环,通畅气血,加快代谢,加上选用介质的渗透滋润等作用,可以有效缓解眼疲劳,去除眼睛周围皱纹,抚平眼睛旁边的鱼尾纹,防止眼袋的发生。眼部肌肤得到了滋养,眼疲劳得到改善,利于视力的修复。具体操作方法如下。

(1) 清洁脸部、眼部,涂上眼霜或是眼部专用的按摩精油、按摩液等润肤性好的介质。

(2) 眼周开穴,舒缓放松眼部。用双手中指指腹,依次按压睛明、攒竹、鱼腰、丝竹空、太阳、瞳子髎、承泣、四白这八个穴位。即从双眼内眼角开始,依次向上、向外、向下点按穴位。点穴时力量要适中,以穴位稍稍有酸胀感为宜,每个穴位点按3次。

(3) 用双手中指、环指,从双眼内侧眼角开始,向上、向外再向下,顺时针方向圈摩眼部皮肤,促进眼霜吸收,左右各摩9圈。

(4) 用一手的中指,从睛明穴开始,按顺时针方向行"∞"字摩至另一只眼睛,再用另一手从另一只眼睛开始做同样的动作。左右各摩9圈。

(5) 用双手中指、环指,从内眼角开始,往眼部上方,沿着眉骨,提拉按摩至太阳穴,在太阳穴处稍作停留,轻轻按压。再用同样的方法,从内眼角开始,往眼部下方提拉按摩至太阳穴,在太阳穴处稍作停留,轻轻按压。上下提拉按摩各9次。这样做可以防止眼尾下垂,消除眼袋,令眼部轮廓更紧致。

二、面部美容保健

面部美容推拿保健是指以手法为主的面部美容法。中医推拿用于面部美容保健是通过手法作用的刺激,调整人体生理功能,起到美容效果,并使保健与美容融为一体。其不仅安全无副作用,而且疗效可靠。中医美容推拿要求手法轻柔灵活,常用手法有揉法、点法、按法、压法、摩法、抹法、推法、拍法、击法、弹法、扫散法等。操作常采用仰卧位。

1. 面部美容推拿注意事项

(1) 术者要勤修指甲,以免过长的指甲划伤受术者皮肤。

(2) 清洁双手,并使手的温度与人体体温相近。

(3) 术者的头发要整齐,不可披头散发,或长发触及受术者的面部。

(4) 术者应注意个人的清洁卫生,有不宜体味和口味者不适合从事此项工作。

(5) 术者应戴口罩,避免呼吸气流喷到受术者脸上。

(6) 面部皮肤及皮下组织较为松软,易于伸展移动,故按摩手法应轻柔。

(7) 面部按摩时方向沿螺旋或向外向上按摩,注意不可将眼角或嘴角向下拉,以防止皮肤松弛。

(8) 术者应熟悉面部肌肉排列方向,沿肌纤维排列方向按摩,有助于消除皱纹。

(9) 皮肤表面发炎或创面未愈合者,不宜按摩。

(10) 患有各种传染性皮肤病者(如各种癣、扁平疣、传染性软疣等)不宜按摩。

2. 面部按摩前的准备

(1) 清洁皮肤:保证面部皮肤无任何化妆品及清洗剂残留。

(2) 喷雾蒸面:按摩前应先喷雾蒸面,根据皮肤性质的不同,喷雾的时间应在5~12分钟,以增加皮肤的水分,加速血液循环,并增加按摩膏的润滑度。

(3) 受术者闭目休息:受术者应闭眼,不要讲话,全身肌肉放松,进入半睡眠的休息状态,有利于提高按摩的效果。

(4) 术者调整好姿态:术者端坐于可调节高度的圆凳上,腰挺直,两肘关节贴紧身体,并自然下垂,通过腕关节的活动来控制双手手法的变换。

3. 经穴美容推拿的要点

(1) 定穴要准:熟记头面部常用穴位的解剖位置,并在操作中能迅速准确定位。

(2) 用力要稳:经穴按摩手法要平稳,应遵循轻-重-轻的原则,即轻按、重点、轻提,也可按揉结合。用力要善于借助身体重心,切忌用爆发力。

(3) 方向善变:经穴按摩的用力方向原则上应与受术体表相垂直,尽管穴位的理论定位是相对固定的,但实际上随着操作时受力方向的不同,穴位有一个空间的变化或变形,要善于随时变换手法用力方向,在动态变化中更好地刺激穴位。

(4) 得气为佳:得气就是有气感,即受术者在接受经穴刺激时产生的酸、胀、麻、重、传感等感觉,这是气血流通或气至病所的效应。强调气感,是中医穴位刺激疗法的特点,也是中医面部保健推拿的特色。

4. 经穴美容推拿操作程序

(1) 指揉印堂→鱼际揉印堂→开天门,用双手拇指交替直推前额,从印堂直推至前发际→分推前额→分抹眼眶(双拇指分抹上、下眼眶)→滑推鼻翼(双中指从睛明沿鼻翼两侧滑推至迎香)→分推口唇(双拇指沿口唇周围分推水沟、承浆)→指揉太阳(以双手拇指或中指同时按揉两侧太阳)→一指禅偏峰推前额(以一手拇指偏峰推前额,从印堂至上星、前额中央至两侧太阳各往返3~5次)→一指禅偏峰推眼眶→拇指偏峰推从一侧睛明,依次经同侧迎香、地仓、颊车、下关、太阳、鱼腰至印堂,再至对侧睛明、迎香、地仓、颊车、下关、太阳、鱼腰回至印堂,反复3~5次→鱼际揉前额→鱼际揉面颊→指按眼眶。

(2) 双拇指分别按两侧眼眶攒竹、鱼腰、丝竹空、瞳子髎、承泣,以有酸胀感为佳→二指揉睛明。

(3) 单手示、中二指指揉两侧睛明穴,以酸胀为佳→指揉穴位,以两手中指分别按揉两侧迎香、下关、颊车、听宫、听会→指按头顶中线,双手拇指交替按压神庭至百会→指按前发际,双手拇指按压上星至头维→指按颞部。

（4）以双手四指分别按揉头面两侧→指摩额面，以双手四指轻摩前额及面颊→分抹额面，双手鱼际分抹前额、面颊→掌拍面部，以双手四指掌面轻轻交替拍打颈前部、面颊部→指叩面部，以双手四指轻叩前额、颞部及面颊部→揉捻双耳，以两手拇、示二指揉捻双耳→勾揉翳风，以双手中指勾揉两侧翳风→勾揉风池，以双手中指勾揉两侧风池→托揉项部，以双手四指托揉项部→双手同时拿两侧肩井。

5. 一般面部美容按摩　先在脸部涂抹适量按摩霜，但眼皮、眼眶及口唇不宜涂抹。

（1）以两手中指、环指交替从前额中央直抹至前发际，再分抹至左右两侧太阳穴，最后再回到前额中央。重复3～5次。

（2）以两中指从眉间沿眉毛上缘呈环形抹至两侧太阳穴，并稍加按揉，继而以同样手法按摩到眉间，如此往返3～5次。

（3）以两手中指、环指沿眉毛上下缘分抹至眼角外侧，并将眉毛向上拉起，继而用中指环形从眼角外侧经眼眶下缘推至睛明、攒竹、丝竹空。重复6～8次。

（4）以两手中指、环指指腹轻轻击打眼睛周围，然后向两侧太阳穴、眼眶下缘、鼻、眉毛移动，最后再向外到达太阳穴，注意要避免碰及眼球。

（5）以两手中指沿鼻翼两侧经面颊至太阳穴，再经眼眶下缘回到鼻翼两侧做环形推抹。重复5～6次。

（6）以两手中指、环指从鼻翼两侧向上经过眉毛上缘、太阳穴抹至面颊及颏部，在颏部处用两拇指做环形按摩，到嘴角处则用中指按揉片刻，然后沿鼻翼两侧、眉毛上缘至太阳穴，按揉或按压数秒，再向下至颏部，如此重复5～6次。

（7）以两手中指、环指指腹轻轻击打面颊部。

（8）以两手中指分别从颏部中央→嘴角、耳垂→耳屏前、鼻翼两侧→耳朵上方做环形按摩。重复3～5次。

（9）以两手示指、中指从口唇上下缘呈"剪刀"样抹至颧弓，单侧按摩，右侧用右手，左侧用左手，左右交换按摩。重复8～10次。

（10）用两手中指环绕口唇做弧形推抹。重复8～10次。

（11）以示指和中指、环指、小指从颏部上下缘呈"剪刀"样抹至耳垂，单侧进行，左右手交替按摩，重复6～8次。

（12）以两手中指、环指指腹由颈部正前方，直线向上按摩至颏下，然后在颈侧顺着淋巴液流动方向向下稍用力按摩。重复8～10次。

（13）以两手四指指面托揉项部，并沿脊柱从颈项根部直抹至枕骨下缘。

（14）拇指在上，四指在下，两手同时按揉肩背部及上臂部肌肉。

（15）两手掌从胸上部抹向两肩，然后绕过肩部至背部及项部。反复3～5次。

（16）以两拇指从胸上部呈环形按摩至肩部，并按揉数秒，然后行至背部及项部。反复3～5次。

（17）在颈前部，两手从颈根部向上交替按摩。反复16次。

（18）两手交替从对侧面颊经颏部抹至同侧面颊。反复16次。

（19）以双手中指、环指交替按摩一侧面颊部。两侧各反复16次。

（20）以双手中指、环指交替按摩一侧嘴角。两侧各反复16次。

（21）以两手示指、中指从口唇上下缘呈"剪刀"样抹至颧弓，单侧按摩，右侧用右手，左侧用左手,左右交换按摩。重复 8～10 次。

(22) 以双手中指、环指交替按摩一侧眼角外侧。两侧各反复 16 次。

(23) 以双手四指掌面交替从印堂向上直线按摩至前发际。反复 16 次。

6.面部美容按摩的时间　面部皮肤的按摩以 30 分钟左右为宜。按摩操作应在饭后 30 分钟后进行,过饱和过饥均不宜马上按摩。

三、胸腹部保健

胸腹部是五脏等重要脏器的所在地,中医推拿保健比较重视胸腹部的操作,历史上著名的摩腹运气法、腹诊按摩法、脏腑按摩法等都是主要在胸腹部操作,主要的胸腹部推拿操作如下。

中指勾揉天突→中指振天突→分推云门(双手拇指沿锁骨下缘分推)→横擦上胸部(掌擦)→分推上胸部(掌推)→中指按揉膻中→双手拇指分推肋间(下胸部)→三指拍胸骨部→分推肋弓下缘(双手鱼际)→摩腹(顺时针、逆时针方向)→掌揉腹部→推摩脘腹(一指禅偏峰推加四指摩,右手拇指在剑突至肚脐间移动)→掌振脘腹→掌振丹田。

四、腰背部保健

背为五脏所系,正中的脊柱沟通中枢与四肢百骸,因此腰背部是推拿保健最重要的部位,腰背部常用的推拿保健操作如下。

指压肩胛上部→掌根揉冈上窝→掌压冈下窝→斜压肩臀(按压左肩右臀、右肩左臀)→撑压脊柱(两掌分置项部和骶部,向上下撑开按压)→滚腰背部→掌揉腰背部(连续揉法或揉压法)→指压背部(以双手拇指同时按压背部两侧膀胱经第 1 侧线和第 2 侧线、肩胛骨内缘线、背正中线)→叠掌按脊柱→双手拇指按揉肾俞(如欲加强刺激,可双手叠指按揉单侧肾俞)→双手拇指指按八髎→压胸扳肩(一手按压胸椎,另一手扳对侧肩部)→双手拿腰部(先拿一侧,再拿对侧)→擦背部两侧膀胱经→擦肾俞→横擦八髎→搓腰背部→叩击背部→掌拍腰背部→分推两侧斜方肌→拿两侧斜方肌。

五、肢体保健

肢体保健主要是指四肢部位的推拿保健。四肢的推拿要注意方向性,多采取自上而下的方向。但是在下列情况下应采用自下而上的向心性操作:① 用于淋巴引流按摩时。② 四肢有瘀血水肿时。③ 运动竞赛结束后的恢复性推拿。④ 希望促进静脉血回流时。⑤ 某些特殊流派的保健按摩,如泰国式古典按摩和欧洲某些油性按摩往往在下肢采用自下而上的操作路线。四肢部常用的推拿保健操作如下:

1.仰卧位上肢部推拿操作(以推拿右侧上肢为例)　掌揉肩前部→托揉肩后部→托揉展肩法(以左手拇指为支点,其余四指用力屈曲,使受术者肩关节做有节律的外展动作)→托揉肱三头肌→弹拨小海→拿肱二头肌→按揉曲池→一指禅推前臂伸肌群(受术者肘关节伸直,术者右手拇指做一指禅推法)→指压前臂中线(双手拇指操作)→滚前臂前侧(左手滚前臂前面)→ 拿前臂伸肌群(双手拿前臂上段伸肌群)→擦前臂伸肌群(右手)→拿内外关、合谷(右手操作)→捏揉指缝→捻手指→拔伸手指→捋(理)手指(以屈曲的示、中二指中节夹紧手指两侧,向指尖方向捋动)→勒手指(以屈曲的右手示、中二指中节夹住手指的末节上下面,略做屈曲后向外突然滑出,此时可听到清脆的弹响)→指压鱼际(以双手拇指按压大、小鱼际)→指压劳宫→分抹掌心→分抹手背(双手鱼际抹)→旋后摇肘法(向外摇 3 次)→旋前摇肘法(左手托住受术者肘部,右手扣住其腕部桡侧,向内摇

3次)→摇腕关节(右手五指与受术者五指相叉而摇其腕关节)→拔伸腕关节→抖上肢→抖腕关节(双手拇示指发力)→叩击上肢。

2. 俯卧位上肢部推拿操作　双手拿单侧三角肌→双手拿单侧肱三头肌→掌根揉冈下窝→叩击肩部(拳或虚掌)。

3. 坐位上肢部按摩操作　摇肩关节(托肘摇法,大幅度摇法)→抱揉肩部→搓上肢→上下抖上肢→横抖肱三头肌→抖腕关节→拳叩肩部→拍肩部。

4. 俯卧位下肢部推拿操作(以左下肢为例)　掌根揉臀部→指压环跳→弹拨股外侧部(胆经)→指压股后膀胱经→掌压股后膀胱经→掌根揉股后部→拿股后部→弹拨委中(屈膝)→指压小腿后部(踝部垫毛巾)→指压跟腱(先用两拇指对称挤压跟腱两侧,再一上一下"S"形压)→拿小腿后部→掌推下肢后部(从臀部推至小腿)→撑压下肢后部(一手压臀,另一手压足跟内侧,使髋内旋)→指压脚掌(单脚、双脚)→拇指本节推脚掌(直推)→撤脚掌→擦涌泉→拔伸下肢(膝部顶住另一腿足底)→拔伸腰部→屈膝伸髋(一手按于髋部,另一手在同侧膝关节屈曲后托住膝部将髋关节后伸扳动)→扳踝关节→拳叩脚掌(屈膝)→搓小腿(屈膝)→拍下肢。

5. 仰卧位下肢部推拿操作(以左下肢为例)　捏揉趾缝(拇、示二指)→指推趾缝→捏揉蹈趾根部→扳跖趾关节(术者五指握住受术者五个脚趾,同时向下振动;或扳单趾)→摇脚趾→拔脚趾(逐个拔伸)→扳踝关节(向上扳踝关节使跟腱拉长)→摇踝关节→掌根推足跟两侧(涂油)→分推足背(双手鱼际)→按揉解溪→按揉足三里(术者左侧立位)→弹拨阳陵泉→掌推小腿(十指外扣,以掌根和鱼际向上推)→推摇髌骨(上下左右)→撤股内侧下部(髋略外旋,左手撤左大腿近膝部)→拿股前部(双手)→拿股外侧部→弹拨髀枢→摇髋关节(内外双向摇)→屈伸髋膝(在摇髋关节的同时操作)→伸挺膝部→抖下肢→拳击足跟。同法再按摩右腿。

六、全身保健操作程序

(一) 俯卧位

1. 项肩部(5~6分钟)　按揉项部→拿项部(右手操作)→勾揉风池→拿肩井→拿三角肌→叩击肩井部(双手侧拳叩击)。

2. 腰背部(15~16分钟)　掌揉腰背部(叠掌按揉,右、左侧各3遍)→撤腰背部(术者左侧立位,从上往下操作,双侧,约5分钟)→指压腰背部两侧膀胱经(双手拇指操作,从上往下压至八髎,3遍)→掌按腰背部(按压2遍)→掌按脊柱→双手拇指按揉肾俞→横擦腰部,叩击腰背部→掌拍腰背部。

3. 下肢后部(5~6分钟)　术者左侧立位,先按摩左腿。掌根按揉臀部→掌按股后部(双掌按压,从上往下2遍)→撤股后部→弹拨股外侧部(双手拇指并指弹拨)→拿下肢后部→扳踝关节(屈膝90°,以前臂向下按压脚掌,3秒)→叩击脚掌(屈膝90°,一手扶脚,另一手侧拳叩击,5次)→搓小腿。同法按摩右腿。

(二) 仰卧位

1. 下肢前部(5~6分钟)　先按摩左腿。捏揉趾缝→分推足背→摇踝关节→按揉三阴交、足三里、阳陵泉→掌按股前部(双掌,从上往下,2遍)→拿股前部→抖下肢。同法再按摩右腿。

2. 腹部(2~3分钟)　摩腹(术者右侧立位以右掌顺时针方向摩腹)→分推上腹部(双手鱼际分推)。

3.上肢部(5～6分钟) 术者右侧立位,先按摩右上肢。掌揉肩前部→托揉肱三头肌→弹拨小海→拿肱二头肌→按揉曲池→拿前臂→捏揉内关、外关和合谷→捏揉指缝→分推手掌→分推手背(双手鱼际分推)→抖上肢(双手握住手腕,上下抖动并结合肩部外展、内收)→抖腕关节→叩击上肢(双手侧拳叩击)。同法再按摩左上肢。

4.头面部(5～6分钟) 术者头顶坐位,开天门(双手拇指交替直推前额中线)→分抹前额(双手拇指分抹)→鱼际揉前额→分抹眼眶(双手拇指分抹上下眼眶)→按揉攒竹→按揉迎香→ 按揉太阳→指按头顶(双手拇指并指按压头顶中线及中线两侧)→扫散颞部。

(三)坐位

先托肩起坐,拿肩井→叩击肩井(双手侧拳叩击),约1分钟。

(四)操作流程

1.俯卧位(约25分钟) 项肩部→腰背部→左下肢→右下肢。

2.仰卧位(约20分钟) 左下肢→右下肢→腹部→右上肢→左上肢→头面部。

3.坐位(约1分钟) 结束手法。

共操作约45分钟。

七、其他保健方法

(一)安神法

推拿保健有较好的安神作用,可用于失眠、头痛和烦躁不安、急躁易怒等的防治,操作法组合举例如下。

1.俯卧位 手法放松背部及四肢。

2.仰卧位 放松四肢。

3.头面部操作 拔伸颈椎→双手四指托揉项部→开天门(双拇指直推前额)→分抹前额→分推眼眶→按揉神庭、印堂、上睛明、太阳、翳风→鱼际揉前额→一指禅偏峰推眼眶(拇指偏峰推从印堂始,"∞"字路线推两眼眶,反复5次)→二指揉上睛明→指振印堂→指压头顶中线→双手拇指轻压太阳。

(二)健胃法

推拿健胃法主要用于脾胃保健。通过手法作用于特定的穴位或部位,起到健脾和胃的作用,以防治胃脘不舒、便秘、腹泻、消化不良等症。操作法组合举例如下:按揉足三里、三阴交→按揉脾俞、胃俞、肝俞、胆俞→横擦左侧背部第8～12胸椎→推摩上腹部→顺时针方向摩腹→掌振腹部→分推上腹部。

(三)补肾法

推拿补肾法是通过手法作用于特定的穴位或部位,起到补益肾气作用,以防治因肾虚引起耳鸣、腰膝酸软、下肢水肿、小便清长、遗尿、遗精等病证,也常用于某些慢性病的调理。操作法组合举例如下:按揉涌泉、太溪、三阴交→按揉肾俞、命门、八髎→横擦腰部、腰骶部→按揉关元、气海、中极→顺时针方向摩腹→掌振丹田。

操作时注意,如为肾阳虚,涌泉、八髎改用擦法。

（四）疏肝理气法

推拿疏肝理气法是通过手法作用于特定的穴位或部位，以防治因肝气郁结、肝郁气滞引起的抑郁不适、精神萎靡、胸胁胀满、嗳气吞酸、食欲不振等症状。操作法组合举例如下：按揉太冲、内关→按揉肝俞、胆俞、期门、章门→指按背部两侧膀胱经→搓胁肋(俯卧位或坐位)→分推肋间→顺时针方向摩腹→拍背部。

（五）减肥法

肥胖是一个症状，一般可分为单纯性肥胖症和继发性肥胖症。单纯性肥症胖又可分为体质性肥胖症和获得性肥胖症。体质性肥胖症一般认为主要与遗传有关。获得性肥胖症者采用饮食控制、按摩、药物等各种减肥方法，效果较理想。减肥的方法有许多，目前被广泛使用的有中药减肥、耳穴减肥、推拿减肥、体操减肥、饮食减肥、物理减肥等。这些减肥方法效果均较理想，尤其是推拿减肥，疗效显著，无副作用，符合减肥不节食、不腹泻、不乏力三大原则，深受大众的欢迎。推拿减肥以中医基础理论、经络学说为基础，针对脂肪容易堆积的局部，分别采用㨰、摩、捏、拨、按、揉、推、拿、挤、拍、擦等手法刺激经穴，以促进新陈代谢，使多余脂肪加快分解、转化，从而达到减少局部脂肪堆积的目的。现就常用的治疗单纯性肥胖症的推拿减肥操作法举例如下。

1. 俯卧位

(1) 㨰背部足太阳膀胱经，至皮肤微红→按揉或弹拨脾俞、胃俞、肝俞、胆俞、肾俞、三焦俞、大肠俞，每穴1～3分钟。

(2) 拇指按压背部脊柱两侧华佗夹脊穴及足太阳膀胱经穴位→四指拿项部→两拇指分推、点按两侧冈上肌、肩井穴处，以酸胀为度→手掌按揉两肩后部及上臂后侧，并可施以拿法、摩法→手掌按揉背部足太阳膀胱经，重点按揉脾俞、胃俞、肝俞、胆俞、肾俞、三焦俞、大肠俞，至局部产生酸胀或热感。

(3) 掌擦背部肩胛间区，横擦肾俞及腰骶部，至产生热感。

(4) 㨰臀部，再用拇指或肘尖点按环跳、居髎，以酸胀为度。

(5) 掌揉或掌摩臀部。

(6) 以手掌按揉大腿后侧肌群，并以拇指沿膀胱经由上至下逐点按压，反复5～6遍。

(7) 同样手法施于小腿后侧肌群，然后拿揉两下肢内、外及后侧肌肉。

(8) 搓揉两下肢。

2. 仰卧位

(1) 一指禅推中脘，继以中脘、神阙、关元为中心摩腹，以顺时针方向为主，至腹中产生温热感，或腹内肠鸣辘辘，有矢气排出为佳。

(2) 拿抖腹部膨隆的肌肤及其皮下组织，搓摩腹部。

以上推拿手法在肩臂部、腰部、臀部、下肢、腹部等脂肪较易堆积的部位配以少量减肥用的各种按摩膏，则效果更好。临床应用时可根据患者不同肥胖部位和程度，进行适当调整，有所侧重。

附 3 推拿专科病例书写

一、病历书写的基本规则和要求

1. 病历是指医务人员在医疗活动过程中形成的文字、符号、图表、影像、切片等资料的总和,包括门(急)诊病历和住院病历。

2. 中医病历书写是指医务人员通过望、闻、问、切及查体、辅助检查、诊断、治疗、护理等医疗活动获得有关资料,并进行归纳、分析、整理形成医疗活动记录的行为。

3. 病历书写应当客观、真实、准确、及时、完整、规范。

4. 病历书写应当使用蓝黑墨水、碳素墨水,需复写的病历资料可以使用蓝或黑色油水的圆珠笔。计算机打印的病历应当符合病历保存的要求。

5. 病历书写应当使用中文,通用的外文缩写和无正式中文译名的症状、体征、疾病名称等可以使用外文。

6. 病历书写应规范使用医学术语,中医术语的使用依照相关标准、规范执行。要求文字工整,字迹清晰,表述准确,语句通顺,标点正确。

7. 病历书写过程中出现错字时,应当用双线划在错字上,保留原记录清楚、可辨,并注明修改时间,修改人签名。不得采用刮、粘、涂等方法掩盖或去除原来的字迹。

上级医务人员有审查修改下级医务人员书写的病历的责任。

8. 病历应当按照规定的内容书写,并由相应医务人员签名。

实习医务人员、试用期医务人员书写的病历,应当经过本医疗机构注册的医务人员审阅、修改并签名。

进修医务人员由医疗机构根据其胜任本专业工作实际情况认定后书写病历。

9. 病历书写一律使用阿拉伯数字书写日期和时间,采用 24 小时制记录。

10. 病历书写中涉及的诊断,包括中医诊断和西医诊断,其中中医诊断包括疾病诊断与证候诊断。

中医治疗应当遵循辨证论治的原则。

11. 对需取得患者书面同意方可进行的医疗活动,应当由患者本人签署知情同意书。患者不具备完全民事行为能力时,应当由其法定代理人签字;患者因病无法签字时,应当由其授权的人员签字;为抢救患者,在法定代理人或被授权人无法及时签字的情况下,可由医疗机构负责人或者授权的负责人签字。

因实施保护性医疗措施不宜向患者说明情况的,应当将有关情况告知患者近亲属,由患者近亲属签署知情同意书,并及时记录。患者无近亲属的或者患者近亲属无法签署同意书的,由患者的法定代理人或者关系人签署同意书。

二、门(急)诊病历书写内容及要求

随着城镇职工基本医疗保险制度改革的逐步深化,门诊病历日显重要,医者应认真记录,进修、实习医师书写的门诊病历需由带教医师签名负责。

(一) 初诊记录

年　月　日　时　　科别

姓名　　性别　　年龄　　职业

主诉:患者最痛苦的主要症状(或体征),发病的部位、性质及持续时间或慢性病的加重、复发时间。

现病史:主症发生的时间、病情的发展变化、诊治经过及重要既往病史、个人史和过敏史等。

体格检查:记录生命体征、中西医检查阳性体征及具有鉴别意义的阴性体征,特别要注意舌象、脉象。

实验室检查:记录就诊时已获得的有关检查结果。

诊断:

中医诊断:包括疾病诊断与证候诊断。

西医诊断:包括主要疾病和其他疾病。

处理:

1. 中医论治:记录治法、方药、用法等。

2. 西医治疗:记录具体用药、剂量、用法等。

3. 进一步的检查项目。

4. 饮食起居宜忌、随诊要求、注意事项。

医师签名:

(二) 复诊记录

年　月　日　时　　科别

记录以下内容:

1. 前次诊疗后的病情变化,简要的辨证分析,补充诊断,更正诊断。

2. 各种诊疗措施的改变及其原因。

3. 同一医师守方超过3次后需要重新誊写处方。

4. 三次没有确诊或疗效不佳者必须有上级医师的会诊意见,上级医师的诊疗意见应详细记录,并经上级医师签字负责。

医师签名:

三、住院病历格式及书写要求

1. 住院病历内容包括住院病案首页、入院记录、病程记录、手术同意书、麻醉同意书、输血治疗知情同意书、特殊检查(特殊治疗)同意书、病危(重)通知书、医嘱单、辅助检查报告单、体温单、医学影像检查资料、病理资料等。

2. 入院记录是指患者入院后,由经治医师通过望、闻、问、切及查体、辅助检查获得有关资料,并对这些资料归纳分析书写而成的记录。可分为入院记录、再次或多次入院记录、24小时内入出院记录、24 小时内入院死亡记录。

3. 入院记录、再次或多次入院记录应当于患者入院后 24 小时内完成;24 小时内入出院记录应当于患者出院后 24 小时内完成,24 小时内入院死亡记录应当于患者死亡后 24 小时内完成。

4. 再次或多次入院记录,是指患者因同一种疾病再次或多次住入同一医疗机构时书写的记录。要求及内容基本同入院记录。主诉是记录患者本次入院的主要症状(或体征)及持续时间;现病史中要求首先对本次住院前历次有关住院诊疗经过进行小结,然后再书写本次入院的现病史。

5. 患者入院不足 24 小时出院的,可以书写 24 小时内入出院记录。内容包括患者姓名、性别、年龄、职业、入院时间、出院时间、主诉、入院情况、入院诊断、诊疗经过、出院情况、出院诊断、出院医嘱,医师签名等。

6. 患者入院不足 24 小时死亡的,可以书写 24 小时内入院死亡记录。内容包括患者姓名、性别、年龄、职业、入院时间、死亡时间、主诉、入院情况、入院诊断、诊疗经过(抢救经过)、死亡原因、死亡诊断,医师签名等。

住院病历

姓名:	出生地:
性别:	常住地址:
年龄:	单位:
民族:	入院时间:　年　月　日　时
婚况:	病史采集时间:　年　月　日　时
职业:	病史陈述者:
发病节气:	可靠程度:

主诉:患者就诊的主要症状、体征及持续时间。要求重点突出,高度概括,简明扼要。

现病史:围绕主诉系统记录患者从发病到就诊前疾病的发生、发展、变化和诊治经过。记录的内容要求准确具体,避免流水账式的记录,具有鉴别意义的阴性症状亦应列入。内容包括以下方面。① 发病情况:发病的时间地点、起病缓急、前驱症状、可能的病因或诱因。② 主要症状、特点及演变情况:要准确具体地描述每一个症状的发生、发展及其变化。③ 伴随症状:描述伴随症状的有关情况。④ 结合中医"十问",记录目前情况。⑤ 诊治情况:如果入院前经过诊治,应按时间顺序记录与本病有关的重要检查结果及所接受过的主要治疗方法(药物治疗应记录药物名称、用量、用法等)及其使用时间、效果。诊断名称应加引号。⑥ 如果两种或两种以上疾病同时发病,应分段记录。⑦ 如果怀疑自杀、被杀、被打或其他意外情况者,应注意真实记录,不得加以主观推断、评论或猜测。

既往史:系统全面记录既往健康状况,防止遗漏,包括以下内容。① 既往健康情况:虚弱还是健康。② 患过哪些疾病:传染病、地方病、职业病及其他疾病应按时间顺序记录诊断、治疗情况。③ 手术、外伤、中毒及输血史等。

个人史:① 患者的出生地及经历地区,特别要注意自然疫源地及地方病流行区,说明迁徙年月。② 居住环境和条件。③ 生活及饮食习惯,烟酒嗜好程度,性格特点。④ 过去及目前的职业及其工作情况,粉尘、毒物、放射性物质、传染病接触史等。⑤ 其他重要个人史。

过敏史:记录致敏药物、食物等名称及其表现。

婚育史：结婚年龄、配偶健康情况等。女性患者要记录经带胎产情况。

家族史：记录直系亲属及与本人生活有密切关系亲属的健康状况与患病情况。

体格检查

体温(T)　　脉搏(P)　　呼吸(R)　　血压(BP)

整体状况：望神、望色、望形、望态、声音、气味、舌象、脉象。

头面部：头颅、眼、耳、鼻、口腔。

颈项：形、态、气管、甲状腺、颈脉。

胸部：胸廓、乳房、肺脏、心脏、血管。

腹部：肝脏、胆囊、脾脏、肾脏、膀胱。

二阴及排泄物：

脊柱四肢：脊柱、四肢、指(趾)甲。

神经系统：感觉、运动、浅反射、深反射、病理反射。

专科检查：按各专科特点进行书写。

实验室检查：采集病史时已获得的本院及外院的重要检查结果。

辨病辨证依据：汇集四诊资料,运用中医临床辨证思维方法,得出中医辨病辨证依据。

西医诊断依据：从病史、症状、体征和实验室检查等几个方面总结出主要疾病的诊断依据。

入院诊断：

中医诊断：疾病诊断(包括主要疾病和其他疾病)。

证候诊断(包括相兼证候)。

西医诊断：包括主要疾病和其他疾病。

实习医师(签名)

住院医师(签名)

如有修正诊断、确定诊断、补充诊断时,应书写在原诊断的左下方,并签上姓名和诊断时间。

〔附〕中医推拿科专科病历书写要点及病案举例

1. 中医推拿科专科情况书写要点

(1) 病变的主要临床表现,如疼痛的部位、性质、有无放射性疼痛、伴随症状等。

(2) 本科功能检查,如功能活动度,有无肿胀、肌紧张、压痛、结节或条索状物等,特殊功能检查的阳性体征及必要的阴性特征。

(3) 实验室检查情况,如对诊断有帮助的 X 线、CT 及 MRI 等影像学的检查结果。

2. 推拿科病案举例

科别：推拿科

姓名：×××　　　性别：女　　　年龄：48 岁

婚况：已婚　　职业：工人　　民族：汉族

出生地：××省××市　　　国籍：中国　　邮编：430000

家庭住址：××省××市××号楼×单元×号

入院时间：2019 年 03 月 16 日 10 时 30 分

病史采集时间：2019 年 03 月 16 日 11 时 00 分

病史陈述者：患者本人　　　可靠程度：可靠　　　发病节气：惊蛰

问诊：

主诉：腰部疼痛 3 日。

现病史：患者诉 3 日前因动作不慎扭伤后出现腰骶部疼痛，发病后来院就诊，予以药物(尼美舒利胶囊 1 粒，每日 2 次，口服)治疗，患者症状稍改善。现患者腰骶部疼痛，伴各方位活动受限，弯腰翻身困难，不耐久行久立，偶有双下肢乏力，无明显双下肢麻木，无间歇性跛行。为求系统诊治，至我院门诊就医，门诊以"腰痹病"收治入院。

现在症：患者腰骶部疼痛，疼痛性质为酸胀痛，伴各方位活动受限，弯腰翻身困难，不耐久行久立，偶有双下肢乏力，无口干，无口苦，纳食正常，大便正常，小便正常，夜寐差。

既往史：1999 年于某医院行剖宫产手术。否认"高血压病""心脏病""糖尿病""肾病"等病史，否认"肝炎""结核"等传染病病史，否认其他手术及外伤史。

婚育史：14 岁月经初潮，月经周期 30 天，经期 7 天，末次月经时间：2019 年 3 月 10 日，量色质均正常。23 岁结婚，孕 1 产 1 存 1，育有 0 子 1 女。

个人史：出生生活于某市，现居住于某市；无疫水疫区接触史；无烟酒不良嗜好；无职业病史；无冶游史。

过敏史：无药物过敏史；无食物过敏史。

家族史：父母健在，兄妹四人身体均健康，否认有遗传病及传染病家族史可载。

望、闻、切诊：

神色形态：神志清楚，精神一般，面色微黄，双目有神，形体适中，腰部运动受限。

声息气味：语音清晰，语声有力，呼吸均匀，未闻咳喘、呕恶、太息、呻吟、腹鸣及异常气味。

皮肤毛发：毛发色黑润泽，分布均匀，疏密适中；皮肤温湿度适中，弹性良好；肤色无异常，未见斑疹、白痦、疮疡、肿块、浮肿、瘰疬。

舌象：舌体大小适中，舌质暗红，苔白，舌底脉络紫暗，未见明显迂曲。

脉象：六脉皆弦细。

头面五官颈项：头颅大小正常无畸形，目窠无浮肿，白睛无黄染，双侧瞳仁等大等圆，鼻腔通畅，鼻翼无煽动，双耳道无疖肿，口腔正常，咽部淡红，未见乳蛾。颈强，运动欠灵活，未触及瘿瘤、瘰疬及异常搏动。

胸腹：胸廓对称，无鸡胸等畸形，虚里搏动应手，腹软，未触及癥瘕痞块，未见腹壁青筋显露。

腰背四肢及爪甲：腰背双侧对称无畸形，四肢运动尚灵活，爪甲淡红润泽。

前后二阴及排泄物：二阴未查，未见异常排泄物。

体格检查：

生命体征：体温：36.1℃　脉搏：70 次／分　呼吸：20 次／分　血压：112／79 mmHg

一般情况：发育正常，营养中等，神志清楚，精神可，步入病房，急性面容，表情痛苦，自动体位，步态正常，查体合作。

舌脉：舌暗红，苔薄白，脉弦。

皮肤黏膜：皮肤黏膜无黄染，皮肤黏膜无瘀点瘀斑，无肝掌，无蜘蛛痣。

淋巴结：全身浅表淋巴结未触及肿大。

头部：眼：结膜正常，巩膜无黄染，双侧瞳孔等大等圆，对光反射正常。

　　　　耳：耳郭正常，乳突无压痛。

　　　　鼻：鼻外观正常，无鼻翼煽动，嗅觉正常，无副鼻窦压痛。

口腔：口唇红润,伸舌居中,齿列齐,扁桃体无充血,咽部无充血。

颈部：颈软,无抵抗感,颈动脉搏动正常,颈静脉正常,气管居中,肝颈静脉回流征阴性,甲状腺正常。

胸部：望诊：胸廓活动对称,乳房正常对称,呼吸运动正常。

　　　触诊：触觉语颤正常,无胸膜摩擦感,肺下界正常。

　　　叩诊：双肺叩诊呈正常清音。

　　　听诊：双肺呼吸音正常,双肺未闻及干湿性啰音。

心脏：无心前区隆起,心尖搏动正常,心尖搏动位于第5肋间,左锁骨中线内0.5 cm,叩诊心界正常,听诊70次/分,律齐,各瓣膜听诊区未闻及病理性杂音,各瓣膜听诊区未闻及心包摩擦音。

腹部：望诊：腹部外形正常,无腹壁静脉曲张,未见蠕动波,无手术瘢痕。

　　　触诊：腹部柔软,腹部无压痛,腹部无反跳痛,腹部无包块,肝肋下未及,脾肋下未及,胆囊未触及,墨菲征阴性,各输尿管点无压痛。

　　　叩诊：肝浊音界存在,移动性浊音阴性,肝区无叩击痛,肾区无叩击痛。

　　　听诊：肠鸣音正常,无气过水声。

脊柱及四肢：脊柱正常,腰部活动受限,四肢活动度正常,无肌肉病变,无下肢静脉曲张,双下肢无水肿。

肛门及生殖器：肛门和直肠未查;生殖器未查。

神经系统：生理性反射存在,病理性反射未引出。

专科检查：

颅神经(一),四肢肌力、肌张力正常,生理反射存在,病理反射未引出。腰部肌肉僵硬,腰椎生理曲度变浅,第2～5腰椎左侧棘旁压痛(＋),环跳穴压痛(＋),双侧直腿抬高及加强试验(一),梨状肌紧张试验(一),左侧"4"字试验(＋),双侧屈膝屈髋试验(±),双侧跟臀试验(一)。

门诊及院外重要辅助检查(包括日期、医疗机构、检查项目、结果)：2019年3月15日我院腰部CT示：腰椎退行性改变;L3/4、L4/5椎间盘突出。

辨证分析：

患者以腰部疼痛3日为主诉,属中医学"腰痹"范畴,患者不慎扭伤,腰部气血瘀滞,经络运行不畅,气血不通,不通则痛,加之患者长期劳损,外邪易侵,导致气血运行不畅,故发本病,舌脉佐之。病位在腰部太阳经及督脉经,病性实证,病理机制为血瘀气滞,气血不通,不通则痛。辨证结论为血瘀气滞证。

西医诊断依据：

1. 患者,女性,48岁,腰部疼痛3日。

2. 症状：腰骶部疼痛,伴各方位活动受限,弯腰翻身困难,不耐久行久立,偶有双下肢乏力。

3. 体征：腰部肌肉僵硬,腰椎生理曲度变浅,第2～5腰椎左侧棘旁压痛(＋),环跳穴压痛(＋),双侧直腿抬高及加强试验(一),梨状肌紧张试验(一),左侧"4"字试验(＋),双侧屈膝屈髋试验(±),双侧跟臀试验(一)。

4. 辅助检查：查CT示：腰椎退行性改变;L3/4、L4/5椎间盘突出。

入院诊断：

中医诊断：

腰痛病

　　血瘀气滞证

西医诊断：

　1. 腰椎间盘突出症

　2. 腰肌劳损

住院医师：×××
主治医师：×××